W0260202

48

Ergebnisse der Inneren Medizin und Kinderheilkunde

Advances in Internal Medicine and Pediatrics

Neue Folge

Herausgegeben von

P. Frick G.-A. von Harnack K. Kochsiek
G. A. Martini A. Prader

Mit 28 Abbildungen und 72 Tabellen

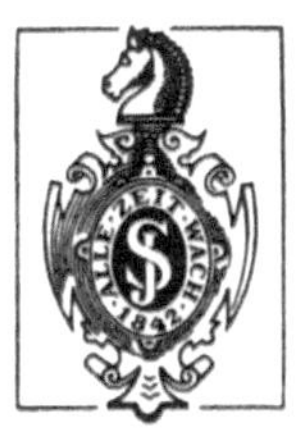

Springer-Verlag
Berlin Heidelberg New York 1982

ISBN-13: 978-3-642-68308-4 e-ISBN-13: 978-3-642-68307-7
DOI: 10.1007/978-3-642-68307-7

2121/3130-543210

Inhalt/Contents

Energie- und Nährstoffbedarf von Kindern im Alter von 1 - 14 Jahren*

H. STOLLEY, M. KERSTING und W. DROESE[1]

* Die Untersuchungen wurden mit Mitteln des Ministeriums für Wissenschaft und Forschung des Landes Nordrhein-Westfalen und des Bundesministeriums für Jugend, Familie und Gesundheit durchgeführt

1 Forschungsinstitut für Kinderernährung, Heinstück 11, D–4600 Dortmund 50

Key words: *Ernährungserhebungen an 1–14 Jahre alten Kindern – Lebensmittelverzehr – Energieversorgung – Protein-, Fett-, Kohlenhydratversorgung – Mineralien-, Spurenelement-, Schwermetallaufnahme – Vitaminaufnahme – Tagesmahlzeiten – Lebensmittelanteile an der Versorgung – Altersgruppenmittelwerte – Mehrwöchige Beobachtungen einzelner Kinder.*

1 Einleitung

Seit Bestehen einer wissenschaftlich begründeten Ernährungslehre hat man immer wieder versucht, den Nahrungs- und Nährstoffbedarf von Kindern für die einzelnen Altersstufen zahlenmäßig festzulegen. Die ersten Untersuchungen beschäftigten sich vorwiegend mit der Ermittlung des Energiebedarfs und des Bedarfs an den Hauptnährstoffen. Die an gesunden Kindern gemessene Nahrungsaufnahme wurde dabei meist dem Bedarf gleichgesetzt. Beispiele für diese Untersuchungsform sind in der Kinderheilkunde die Ernährungsbeobachtungen von *Camerer* und *Söldner* (9, 11), sowie von *Feer* (35), die an Säuglingen und Kindern schon Ende des letzten Jahrhunderts durchgeführt wurden. Die Untersuchungen von *Feer* über Trinkmengen an gestillten Säuglingen aus seinem eigenen Familienkreis sind heute noch als Grundlageuntersuchung gültig.

Der Begriff Nahrungsbedarf ist im Laufe der Zeit in verschiedener Weise definiert und angewendet worden. Nahrungsbedarf umfaßt den Bereich zwischen Minimumbedarf und optimalem Bedarf. Minimumbedarf bedeutet diejenige Menge an Energie und Nährstoffen, die einen Menschen oder eine Gruppe von Menschen über einen längeren Zeitraum im status quo ante zu erhalten vermag. Für Kinder bedeutet Minimumbedarf diejenige kleinste Menge an Energie und Nährstoffen, die noch ein befriedigendes Wachstum und Gesundheit gewährleistet. Für die Praxis, z.B. für die Aufstellung von Diätplänen bei Stoffwechselkrankheiten, ist die Kenntnis des Minimumbedarfs an Energie und an den einzelnen Nährstoffen wichtig. Die Schwierigkeit der Ermittlung des Minimumbedarfs besteht darin, daß der Bedarf an einem Nährstoff durch einen anderen Nährstoff entscheidend verändert werden kann.

Aufgabe der Ernährungsforschung für das Kind ist nicht die Ermittlung des Minimumbedarfs, sondern des optimalen Bedarfs an Energie und an den verschiedenen Nährstoffen. Die Natur bietet dem Menschen nur für die ersten Lebensmonate mit der Muttermilch die optimale Nahrung. Muttermilch ist für den jungen Säugling die optimale Ernährung, weil sie für diese Altersstufe alle Bau-, Betriebs- und Wirkstoffe in notwendiger Menge enthält, die sich noch in Entwicklung befindenden Funktionen – die sog. werdenden Funktionen – des Magens und des Darms, des Stoffwechsels und der Nieren nur minimal belastet und damit ein Optimum an körperlicher Entwicklung, Leistungsfähigkeit und Widerstandskraft erzielt.

Optimale Ernährung ist nicht, wie fälschlicherweise oft angenommen wird, gleichbedeutend mit einem überreichlichen Angebot an Nähr- und Wirkstoffen. Außerdem ist der optimale Bedarf an Energie und an Nährstoffen je nach Alter, Geschlecht und Tätigkeit verschieden groß. Für manche Nährstoffe ist das Überschreiten der Optimalmenge genauso gesundheitsschädigend wie ein ungenügendes Angebot (z.B. Retinol, Vitamin D_3). Da der Optimalbedarf an Energie und Nährstoffen für einzelne Altersstufen im Kindesalter und auch für das einzelne Kind nicht ohne weiteres bestimmt oder vorausberechnet werden kann, ist man mehr oder weniger auf Schätzungen angewiesen. Der Begriff „optimaler" Nahrungsbedarf erhält damit einen großen Unsicherheitsfaktor.

Die Ernährungsforschung verwendet deshalb als Richtmaß für den Nahrungsbedarf Empfehlungen über die wünschenswerte Höhe der Energie- und Nährstoffaufnahme. Solche Empfehlungen werden von unabhängigen wissenschaftlichen Gremien nach dem jeweiligen Stand der Forschung und aufgrund der persönlichen Erfahrungen der einzelnen Mitglieder erarbeitet. Die Empfehlungen geben weder den Minimal- noch den Optimalbedarf an Energie und Nährstoffen an. Nach den vorliegenden Erfahrungen bleiben gesunde Personen bei Ernährung mit den empfohlenen Energie- und Nährstoffmengen in einem guten Ernährungs- und Gesundheitszustand. Bei den Empfehlungen handelt es sich nicht um endgültige Werte. Die Angaben werden, sofern neue Erkenntnisse vorliegen, einer Revision unterzogen.

Einer der Wege, den Energie- und Nährstoffbedarf im Kindesalter zu ermitteln, sind Ernährungsbeobachtungen an einer größeren Zahl von Kindern unter häuslichen Bedingungen. Man kann davon ausgehen, daß der Energieverbrauch dem Bedarf entspricht und die Versorgung mit den einzelnen Nährstoffen befriedigend ist, wenn bei den beobachteten Kindern der Gesundheitszustand, die staturelle Entwicklung, die körperliche Leistungsfähigkeit gut sind. Man erhält auf diesem Wege nur den Gesamtenergieverbrauch bzw. Gesamtenergiebedarf und den gesamten Verbrauch an einzelnen Nährstoffen. Der Verbrauch für die einzelnen Komponenten, wie Grundumsatz, spezifisch-dynamische Wirkung der Nahrung, Wachstum, Muskelarbeit, Verluste über den Stuhl, kann damit nicht ermittelt werden (100a).

In unserem Lande liegen Messungen des Nahrungsverzehrs durch Wägung nur aus den Jahren 1880–1920 in wenigen Untersuchungsreihen an einzelnen Kindern vor (11, 49, 50, 63, 65).

Es war unsere Absicht, den Nahrungsverzehr einer möglichst großen Zahl einzelner, altersgemäß entwickelter Kinder verschiedener Altersstufen im häuslichen Milieu über einen längeren Zeitraum zu wiegen, um kennenzulernen:

1. die Energie- und Nährstoffversorgung der einzelnen Kinder verschiedener Altersstufen,
2. die durchschnittliche Energie- und Nährstoffversorgung verschiedener Altersstufen,
3. die Verteilung der Energie- und Nährstoffversorgung auf die verschiedenen Mahlzeiten des Tages und
4. den Anteil der Lebensmittel an der Energie- und Nährstoffversorgung.

2 Methodik

Die Ernährungsbeobachtungen wurden von 1965 bis 1979 an 310 1–14 Jahre alten Kindern in Familien verschiedener sozialer Stellung und in familienähnlichen Einrichtungen im Raume Dortmund durchgeführt. Die Kinder waren nach Körpergewicht und Körperlänge entsprechend dem von uns aufgestellten Somatogramm (79) altersgemäß entwickelt und klinisch gesund.

Der Nahrungsverzehr jedes Kindes wurde an mindestens 7 aufeinanderfolgenden Tagen, Sonn- und Feiertage eingeschlossen, längstens über 100 Tage, im Durchschnitt über 21–42 Tage, gemessen; insgesamt 7300 Beobachtungstage. Die familiären Eßgewohnheiten wurden nicht beeinflußt.

Die Messungen des Nahrungsverzehrs wurden mit der genauen Wägemethode durchgeführt (55):

1. Wägung aller für die Zubereitung des Essens verwendeten Lebensmittel, einzeln und für jede Mahlzeit getrennt,
2. Wägung der zubereiteten Speisen vor dem Essen und der nicht verzehrten Reste nach dem Essen,
3. Wägung aller Lebensmittel, die ohne Zubereitung verzehrt werden können, vor dem Essen, und der nicht verzehrten Reste nach dem Essen,
4. Wägung aller Lebensmittel und Speisen, die zwischen den Mahlzeiten und außer Haus verzehrt werden,
5. Wägung der Getränke und der in kleinen Mengen vorkommenden Lebens- und Genußmittel,
6. Wägung des Nahrungsverzehrs für jede einzelne Mahlzeit des Tages getrennt,
7. Mengenangabe aller Lebensmittel als verzehrte Menge,
8. sorgfältige Protokollierung der Qualität der verwendeten Lebensmittel.

Die Untersuchungen wurden von für die Aufgabe besonders geschulten diplomierten Ernährungswissenschaftlerinnen, Diätassistentinnen und Kinderkrankenschwestern durchgeführt.

Mütter, die sich freiwillig für die Ernährungsbeobachtungen in ihrer Familie gemeldet hatten, wurden in die Untersuchungsmethodik eingewiesen. Während der Wägeperiode wurde die Mutter regelmäßig aufgesucht, um ungenaue oder unvollständige Protokolle und Fragen über Art und Qualität der verwendeten Lebensmittel zu klären. Bei den Wägungen in den Familien mußte in Kauf genommen werden, daß z.B. beim Verzehr außer Haus gelegentlich Wägungen durch Schätzungen der Menge ersetzt wurden. Die Mutter wurde angehalten, solche Lebensmittel und Speisen möglichst genau zu beschreiben und die Verpackungen oder Proben mitzubringen.

Aus dem Lebensmittelverzehr wurde für jedes einzelne Kind und für jede einzelne Mahlzeit des Tages die Energie- und Nährstoffversorgung mit einer von uns zusammengestellten Nährwerttabelle (106) ermittelt.

Die Berechnungen wurden mit speziell entwickelten Rechenprogrammen auf Großcomputeranlagen durchgeführt.

Als Ergänzung der genauen Wägemethode wurde in den Jahren 1973–1974 in 475 Dortmunder Familien der Nahrungsverzehr von Kindern im Alter von 4–9 Jahren mit der 24-h-Befragungsmethode (55) ermittelt.

In 750 Tagesnahrungen wurden Energie-, Protein-, Fett-, Calcium-, Phosphor-, Magnesium-, Eisen-, Zink-, Kupfer-, Mangan- und Thiamingehalte analysiert.

3 Nahrungsverzehr und Nährstoffversorgung von 1–14 Jahre alten Kindern im Durchschnitt der Altersstufen

3.1 Lebensmittelverzehr

Tabelle 1 gibt einen Überblick über den durchschnittlichen täglichen Lebensmittelverzehr von 1–14 Jahre alten Kindern. Neben den Mengenangaben für Hauptlebensmittelgruppen, z.B. Milch und Milchprodukte, Fleisch und Fleischwaren, Getreideprodukte, wurden die Verzehrmengen innerhalb dieser Lebensmittelgruppen nochmals aufgeschlüsselt.

3.2 Energie- und Nährstoffversorgung; Lebensmittelanteile an der Versorgung

3.2.1 Nahrungsmenge und Energieversorgung

Einjährige Jungen verzehren, Koch- und Trinkwasser eingeschlossen, im Durchschnitt pro Tag 1000 g Nahrung, gleichaltrige Mädchen um 900 g. 2- bis 3jährige Jungen verzehren im Durchschnitt 1180–1270 g Nahrung/Tag, gleichaltrige Mädchen 1070–1130 g. Die durchschnittliche Nahrungsmenge steigt bei Jungen vom 5. bis zum 15. Lebensjahr von 1430 g/Tag bis auf 2240 g an. Die entsprechenden Werte bei den Mädchen liegen zwischen 1300–2080 g Nahrung/Tag (s. Tabelle 2).

Diesen Nahrungsmengen entspricht eine durchschnittliche tägliche Energieaufnahme bei den 1jährigen Jungen um 1000 kcal (4184 kJ), bei den 1jährigen Mädchen um 920 kcal (3850 kJ). 2- bis 3jährige Jungen haben eine tägliche Energieaufnahme zwischen 1250 kcal (5230 kJ) und 1440 kcal (6020 kJ) pro Tag, gleichaltrige Mädchen von 1100 kcal (4600 kJ) bis 1320 kcal (5520 kJ). Vom 5. bis 15. Lebensjahr steigt bei Jungen die durchschnittliche tägliche Energieaufnahme von 1640 kcal (6860 kJ) auf 2580 kcal (10790 kJ) an. Die entsprechenden Werte für Mädchen liegen zwischen 1530 kcal (6400 kJ) und 2390 kcal (10000 kJ) pro Tag.

Bezogen auf 1 kg KG nimmt die Energieaufnahme im Verlauf der Kindheit ab, von 96 kcal/kg KG und Tag bei den 1jährigen Jungen bis auf 66 kcal/kg und Tag bei den 12- bis 14jährigen Jungen. Die entsprechenden Werte bei Mädchen liegen bei den 1jährigen bei 86 kcal/kg und Tag, bei den 12- bis 14jährigen bei 56 kcal/kg und Tag.

Von den zahlreichen Methoden zur Erfassung des Nahrungsverzehrs ist die genaue Wägemethode zweifellos die exakteste, aber auch die aufwendigste. Wird mit dieser Methode der Nahrungsverzehr einzelner Kinder täglich über mehrere Wochen bestimmt, so stellt sich die Frage, ob der ermittelte durchschnittliche Nahrungsverzehr für die Altersgruppe repräsentativ ist. Unsere Ergebnisse mit der 24-h-Befragungsmethode haben gezeigt, daß mit der genauen Wägemethode der Nahrungsverzehr der Kinder im Alter von 1–14 Jahren im Dortmunder Raum repräsentativ erfaßt wurde (101).

Die Zahl der Beobachtungstage in den einzelnen Altersstufen liegt zwischen 100 bei den 1,0– bis 1,4jährigen Jungen und 1290 bei den 4- bis 5jährigen Jungen. Der Kolmogoroff-Smirnow-Test (82) zeigt, daß bereits Wägungen des Nahrungsverzehrs ab 100 Tagen bei Kindern einer Altersgruppe ausreichten, um die durchschnittliche Energieversorgung zu ermitteln. Durch eine größere Zahl von Beobachtungstagen wurde die durchschnittliche Energieversorgung einer Altersgruppe nicht verändert.

Tabelle 1. Durchschnittlicher Lebensmittelverzehr (g/Tag) von 1–14 Jahre alten Kindern

	Altersgruppen (Jahre)							
	1,0–1,9	2,0–2,9	3,0–3,9	4,0–5,9	6,0–7,9	8,0–9,9	10,0–11,9	12,0–14,9
Milch, Milchprodukte insgesamt	*339*	*287*	*298*	*339*	*436*	*483*	*513*	*528*
Trinkmilch, Joghurt, Milchkakao etc.	322	264	278	308	412	456	487	498
Käse (Frisch-, Hartkäse etc.)	17	23	20	31	24	27	26	30
Fleisch, Fleischwaren insgesamt	*27*	*38*	*48*	*61*	*73*	*76*	*64*	*98*
Rind-, Kalb-, Geflügelfleisch, -waren	15	20	28	37	46	54	42	65
Schweinefleisch, -waren	8	15	16	20	22	17	18	25
Leber, Leberwurst	4	3	4	4	5	5	4	8
Fisch, Fischprodukte insgesamt	*2*	*3*	*3*	*5*	*7*	*9*	*8*	*11*
Eier	*11*	*17*	*19*	*20*	*20*	*23*	*25*	*27*
„Sichtbare" Fette insgesamt	*12*	*19*	*23*	*27*	*35*	*36*	*42*	*50*
Butter	9	13	16	15	15	9	16	20
Margarine	3	5	6	10	16	21	20	24
Öle	< 1	1	1	2	2	3	3	3
Kokosfett	< 1	< 1	< 1	< 1	2	2	2	2
Schmalz	< 1	< 1	< 1	< 1	< 1	1	1	1

Getreideprodukte insgesamt	*49*	*75*	*77*	*105*	*123*	*127*	*149*	*184*
Graubrot	24	45	46	61	70	71	85	110
Weißbrot	12	17	16	21	25	30	33	40
Mehle, Grieß, Flocken	11	11	12	16	18	18	21	21
Reis, Nudeln	2	2	3	7	10	8	10	13
Gemüse insgesamt	*52*	*40*	*49*	*62*	*71*	*76*	*72*	*95*
Frischgemüse	35	29	37	45	49	55	51	64
Gemüseprodukte	17	11	12	16	21	19	19	28
Hülsenfrüchte	< 1	< 1	< 1	1	1	2	2	3
Kartoffeln	*38*	*31*	*37*	*55*	*88*	*105*	*127*	*154*
Obst, Obstsäfte insgesamt	*141*	*286*	*351*	*360*	*262*	*209*	*168*	*209*
Frischobst	71	90	120	132	118	110	95	127
Obstkonserven	14	36	53	53	53	58	55	58
Obstsäfte	56	160	178	175	91	41	18	24
Kuchen, Süßigkeiten insgesamt	*49*	*55*	*76*	*76*	*86*	*105*	*112*	*140*
Kuchen, Gebäck	15	8	13	14	27	46	49	56
Süßigkeiten, Eiscreme	9	19	24	23	24	27	30	42
Marmelade, Honig	8	7	9	10	10	10	10	16
Zucker	17	21	30	29	25	22	23	26
Gesüßte Getränke	*11*	*13*	*27*	*27*	*33*	*31*	*30*	*75*
Trinkwasser, Mineralwasser	*ca. 175*	*ca. 200*	*ca. 200*	*ca. 225*	*ca. 275*	*ca. 350*	*ca. 400*	*ca. 500*

Tabelle 2. Durchschnittliche tägliche Nahrungsmenge und Energieversorgung von 1–14 Jahre alten Kindern

Altersgruppen (Jahre)		Beobachtungstage	Nahrungsmenge	Energieaufnahme pro Tag		pro kg KG und Tag	
			(g/Tag)	(kcal)	(kJ)	(kcal)	(kJ)
1,0– 1,4[a]	Jungen	97	980 ± 230	960 ± 265	4020 ± 1110	96 ± 26	400 ± 110
	Mädchen	260	940 ± 220	950 ± 220	3970 ± 920	92 ± 25	385 ± 105
1,5– 1,9[a]	Jungen	43	1000 ± 180	1060 ± 160	4440 ± 670	95 ± 15	395 ± 65
	Mädchen	219	870 ± 275	890 ± 250	3720 ± 1050	80 ± 20	335 ± 85
2,0– 2,4[b]	Jungen	114	1180 ± 205	1250 ± 265	5230 ± 1110	92 ± 17	385 ± 70
	Mädchen	246	1070 ± 230	1100 ± 225	4600 ± 940	87 ± 17	365 ± 70
2,5– 2,9[b]	Jungen	137	1160 ± 235	1250 ± 280	5230 ± 1170	81 ± 15	340 ± 65
	Mädchen	212	1070 ± 205	1180 ± 240	4940 ± 1000	88 ± 18	370 ± 75
3,0– 3,9[b]	Jungen	715	1270 ± 165	1440 ± 155	6020 ± 650	87 ± 11	365 ± 45
	Mädchen	600	1130 ± 175	1320 ± 180	5520 ± 750	89 ± 11	370 ± 45
4,0– 5,9[b]	Jungen	1291	1430 ± 240	1640 ± 215	6860 ± 900	85 ± 10	355 ± 40
	Mädchen	1193	1300 ± 195	1530 ± 190	6400 ± 800	76 ± 12	320 ± 50
6,0– 7,9[b]	Jungen	319	1570 ± 320	1800 ± 245	7530 ± 1030	80 ± 10	335 ± 40
	Mädchen	190	1460 ± 220	1680 ± 150	7030 ± 630	70 ± 10	290 ± 40
8,0– 9,9[b]	Jungen	116	1680 ± 150	1930 ± 255	8080 ± 1070	69 ± 7	290 ± 30
	Mädchen	252	1640 ± 220	1880 ± 225	7870 ± 940	69 ± 13	290 ± 55
10,0–11,9[b]	Jungen	391	1900 ± 240	2190 ± 275	9160 ± 1150	68 ± 10	285 ± 40
	Mädchen	364	1650 ± 350	1900 ± 330	7950 ± 1380	61 ± 10	255 ± 40
12,0–14,9[b]	Jungen	328	2240 ± 270	2580 ± 335	10790 ± 1400	66 ± 10	275 ± 40
	Mädchen	188	2080 ± 300	2390 ± 410	10000 ± 1720	56 ± 9	235 ± 40

[a] Standardabweichungen aus Tageswerten berechnet; [b] Standardabweichungen aus Wochenmittelwerten berechnet

Es war auch die Frage zu klären, ob durch Berechnung mit einer Nährwerttabelle der Energiegehalt der tatsächlich verzehrten Nahrung mit genügend großer Genauigkeit ermittelt werden kann. In einer früheren Arbeit konnten wir zeigen (90), daß Berechnung und Analyse des Energiegehalts von Tagesnahrungen übereinstimmen, wenn die Mittelwerte von mindestens 7 Tagen gegenübergestellt werden. Daraus ziehen wir den Schluß, daß in der vorliegenden Untersuchung die Energieversorgung des einzelnen Kindes, aber auch die im Durchschnitt einer Altersgruppe mit großer Genauigkeit erfaßt wurde.

Die Energieaufnahme pro Tag steigt im Verlauf der Kindheit vom 2. bis 15. Lebensjahr um etwa 150% an. Auf das kg Körpergewicht berechnet sind das für Vorschulkinder zwischen 95 und 80 kcal, bei den Schulkindern zwischen 75 und 60 kcal. Der Energieverbrauch der Jungen ist, absolut und auf das kg Körpergewicht bezogen, im Durchschnitt der Altersstufen knapp 10% größer als bei Mädchen. Nach unseren Beobachtungen beträgt die Abnahme des Energieverbrauchs im Verlauf der Kindheit zwischen 5–7 kcal/kg in jeweils 3 Jahren.

Bei den Kindern betrug der durchschnittliche Energiegehalt von 100 g Nahrung 115 kcal.

Die aus neuerer Zeit vorliegenden Untersuchungen über den Energieverbrauch von Kindern in hochindustrialisierten Staaten, England (14, 19, 62), Holland (51, 52), Schweden (83), USA (74), stimmen mit unseren Ergebnissen innerhalb einer Streubreite von nicht mehr als 10% überein. Eine ähnlich gute Übereinstimmung besteht auch mit der Zusammenstellung des Committee on Growth and Development der White House Conference on Child Health and Protection 1932 (12). Die Ergebnisse aus den Untersuchungen von *Widdowson* 1935–1939 (123), sowie von *Wait* 1940–1965 (119), liegen dagegen um mehr als 10% über unseren Werten. Die Übereinstimmung mit den neueren Untersuchungen zeigt, daß die Ergebnisse unserer Untersuchungen über den Energieverbrauch 1–14 Jahre alter Kinder über den Raum Dortmund hinaus für vergleichbare Altersstufen in hochindustrialisierten Staaten repräsentativ sind.

In Tabelle 3 sind die Anteile der Lebensmittel in Prozent an der Energieversorgung 1–14 Jahre alter Kinder zusammengestellt.

Im 2. Lebensjahr machen tierische Lebensmittel an der Energieversorgung 44%, pflanzliche Lebensmittel 56% aus. Im Verlauf der Kindheit nimmt der Anteil der tierischen Lebensmittel an der Energieversorgung bis auf 35% bei den 12- bis 14jährigen Kindern ab, während der Anteil der pflanzlichen Lebensmittel bis auf 65% ansteigt. Die Verschiebungen im Verhältnis von tierischen und pflanzlichen Lebensmitteln an der Energieversorgung beruhen im wesentlichen auf der Versorgung der Kinder mit Milch. Während der Anteil von Milch und Milchprodukten an der Energieversorgung im 2. Lebensjahr bei 26% liegt, nimmt dieser Anteil bis auf 15% bei den 12- bis 14jährigen Kindern ab.

Getreideprodukte, wie Brot, Mehl, Flocken, Grieß, haben bei den 1- bis 5jährigen Kindern einen Anteil von 17% an der Energieversorgung. Jenseits des 6. Lebensjahres liegt dieser Anteil bei 20%. Kinder zwischen 2 bis 5 Jahren erhalten mit 15% ihres Energieanteils aus Obst und Obstsäften relativ mehr als Schulkinder. Bei den 10- bis 14jährigen Kindern liegt dieser Anteil bei 6% der Energieversorgung. Der Anteil von Kartoffeln an der Energieversorgung steigt ab dem Schulkindesalter an. Kuchen, Süßigkeiten, Eiscreme, Zucker, süße Getränke etc. tragen in allen Altersstufen mit rund 20% zur Energieversorgung bei.

Tabelle 3. Anteile der Lebensmittel (in %) an der Energieversorgung von 1–14 Jahre alten Kindern

	Altersgruppen (Jahre)							
	1,0–1,9	2,0–2,9	3,0–3,9	4,0–5,9	6,0–7,9	8,0–9,9	10,0–11,9	12,0–14,9
Milch, Milchprodukte	26	19	17	18	17	18	18	15
Fleisch, Fleischwaren, Fisch	9	10	10	11	12	12	9	11
Eier	2	2	2	2	2	2	2	2
„Sichtbare" Fette (Butter, Margarine, Öle etc.)	10	13	14	14	15	15	16	15
Getreideprodukte	16	18	16	18	20	19	21	21
Obst, Obstsäfte	10	15	16	14	10	7	6	6
Gemüse	2	1	1	1	1	1	1	1
Kartoffeln	3	2	2	3	4	5	6	6
Kuchen, Süßigkeiten, süße Getränke	21	19	19	18	18	20	20	21
Anteile (%) tierische:pflanzliche Lebensmittel	44:56	40:60	38:62	38:62	38:62	37:63	36:64	35:65

Tabelle 4. Durchschnittliche tägliche Proteinversorgung von 1–14 Jahre alten Kindern

Altersgruppen (Jahre)		Proteinaufnahme (g/Tag)	Proteinaufnahme (g/kg KG u. Tag)	Anteil an der Energieversorgung (%)
1,0– 1,4	Jungen	30 ± 7	2,9 ± 0,8	13
	Mädchen	29 ± 8	2,9 ± 0,9	13
1,5– 1,9	Jungen	30 ± 7	2,7 ± 0,7	12
	Mädchen	27 ± 9	2,4 ± 0,8	12
2,0– 2,4	Jungen	34 ± 8	2,5 ± 0,6	11
	Mädchen	31 ± 7	2,5 ± 0,6	12
2,5– 2,9	Jungen	36 ± 9	2,3 ± 0,5	12
	Mädchen	32 ± 8	2,4 ± 0,6	11
3,0– 3,9	Jungen	38 ± 7	2,3 ± 0,4	11
	Mädchen	34 ± 6	2,3 ± 0,4	11
4,0– 5,9	Jungen	46 ± 7	2,4 ± 0,3	12
	Mädchen	41 ± 6	2,1 ± 0,3	11
6,0– 7,9	Jungen	49 ± 5	2,2 ± 0,4	11
	Mädchen	48 ± 6	2,0 ± 0,3	12
8,0– 9,9	Jungen	55 ± 8	2,0 ± 0,3	12
	Mädchen	54 ± 7	2,0 ± 0,4	12
10,0–11,9	Jungen	60 ± 9	1,9 ± 0,4	11
	Mädchen	53 ± 9	1,7 ± 0,3	12
12,0–14,9	Jungen	69 ± 10	1,8 ± 0,3	11
	Mädchen	65 ± 11	1,5 ± 0,2	11

Für England gibt das Department of Health (19) eine ähnliche Energieverteilung auf die Lebensmittelgruppen an wie in unserer Untersuchung. In anderen vergleichbaren Untersuchungen fehlen Angaben über die Energieanteile der Lebensmittel.

3.2.2 Proteinversorgung

Die durchschnittliche tägliche Proteinaufnahme (Tabelle 4) beträgt bei den 1jährigen Jungen 30 g, bei den Mädchen 28 g. Die Proteinaufnahme steigt auf 35 g/Tag bei den 2jährigen Jungen an und verdoppelt sich auf 69 g bei den 12- bis 14jährigen Jungen. Bei den Mädchen sind die entsprechenden Werte 32 g bzw. 65 g.

Die Proteinaufnahme pro kg Körpergewicht und Tag liegt bei den 1jährigen Kindern bei durchschnittlich 2,7 g. Sie nimmt im Verlauf der Kindheit gleichmäßig bis auf 1,8 g/kg Körpergewicht und Tag bei den 12- bis 14jährigen Jungen und bis auf 1,5 g bei den 12- bis 14jährigen Mädchen ab.

Tabelle 5. Anteile der Lebensmittel (in %) an der Proteinversorgung von 1–14 Jahre alten Kindern

	Altersgruppen (Jahre)							
	1,0–1,9	2,0–2,9	3,0–3,9	4,0–5,9	6,0–7,9	8,0–9,9	10,0–11,9	12,0–14,9
Milch, Milchprodukte	47	40	38	37	35	36	36	31
Fleisch, Fleischwaren, Fisch	17	20	23	23	24	23	19	24
Eier	5	7	7	6	5	5	6	5
Getreideprodukte	13	17	16	19	19	18	21	20
Obst, Obstsäfte	3	4	5	4	3	2	2	3
Gemüse	3	2	2	2	3	4	3	3
Kartoffeln	3	2	2	3	4	4	5	5
Kuchen, Süßigkeiten	7	6	6	5	6	8	8	8
Anteile (%) tierisches:pflanzliches Protein	71:29	69:31	71:29	69:31	67:33	67:33	64:36	64:36

Bei Jungen ab dem 5. Lebensjahr ist die Proteinaufnahme absolut und bezogen auf Kilo Körpergewicht und Tag im Durchschnitt etwa 10% größer als bei Mädchen.

Mit Ausnahme der 1,0- bis 1,4jährigen Jungen und Mädchen mit 13% ihrer Energieversorgung aus Protein, hat Protein im Durchschnitt der übrigen Altersstufen einen Energieanteil von 11–12%.

Berechnet man für jeden einzelnen der 7300 Beobachtungstage den Proteinanteil an der Energieversorgung, so liegt die Schwankungsbreite zwischen 7–22% (26). An 90% der Beobachtungstage hat Protein einen Energieanteil von 9–16%. Der Korrelationskoeffizient zwischen Energie- und Proteinaufnahme liegt bei Jungen und Mädchen deshalb nur zwischen r = + 0,5 und r = + 0,8 (Tabelle 32). Die Aufnahme von Protein geht also nicht an jedem Tag mit der Aufnahme von Energie parallel.

Tabelle 5 zeigt die Anteile der Lebensmittel in Prozent an der Proteinversorgung 1–14 Jahre alter Kinder.

Der Anteil von tierischem Protein an der Gesamtproteinversorgung beträgt bei den 1- bis 5jährigen Kindern 70%, der Anteil von pflanzlichem Protein 30%. Bei den Schulkindern ist das Verhältnis von tierischem zu pflanzlichem Protein 66:34%.

Bei den 1jährigen Kindern tragen Milch und Milchprodukte knapp zur Hälfte zur Gesamtproteinversorgung bei. Ab dem 3. Lebensjahr sinkt dieser Anteil kontinuierlich bis auf 31% bei den 12- bis 14jährigen Kindern ab. Demgegenüber ist der Anteil von Protein aus Fleisch und Fleischwaren mit 17% bei den 1jährigen Kindern niedriger als der Anteil von 23% bei den 3- bis 14jährigen Kindern. Der Anteil von Getreideprodukten an der Gesamtproteinversorgung steigt von 13% bei den 1jährigen Kindern auf rund 20% bei den Schulkindern an. Einen Anteil von 5% ihrer Proteinversorgung durch Kartoffeln erreichen nur die älteren Schulkinder.

Bei Wägungen des Nahrungsverzehrs stimmen Berechnungen des Proteingehalts mit Nährwerttabellen (106) und parallel durchgeführte chemische Analysen der Tagesnahrungen mit einer Genauigkeit von ± 5% überein, wenn Mittelwerte von 35–50 Tagesnahrungen einander gegenübergestellt werden (99). Bei Mittelwerten aus nur 7 Tagen ist die Abweichung zwischen Berechnung und Analyse weniger als ± 10%.

Ein Proteinanteil von 11–12% an der Energieversorgung der von uns untersuchten Kinder wird auch in der Ernährung von Kindern in anderen hochindustrialisierten Staaten, England (4, 6, 14, 19, 62, 123), Frankreich (17), Holland (51, 52) gefunden. Ein Proteinanteil zwischen 13–17% wird für Kinder in den Vereinigten Staaten von Nordamerika (2, 7, 39, 74, 117) und von *Samuelson* (83) für Kinder im nördlichen Schweden angegeben. Aus den Arbeiten ergibt sich, daß der höhere Proteinanteil an der Energieversorgung auf einen höheren Milchverzehr der beobachteten Kinder zurückzuführen ist.

Bei deutschen Kindern wurde von der Jahrhundertwende bis in die zwanziger Jahre ein Proteinanteil von 18% an der Energieversorgung gefunden (10, 49, 50, 115). Die Ergebnisse stützen sich allerdings nur auf wenige Kinder, überwiegend auf die aus wohlhabenden Familien. Man hielt damals 1 l Milch und mehr pro Tag für zweckmäßig. Erst die Beobachtungen von *Czerny*, *E. Müller* und anderen, daß durch zu reichlichen Milchgenuß die Ernährung einseitig wird und damit Anämien, Infektanfälligkeit und Obstipation gefördert werden, hat zu der Empfehlung von täglich 300–500 ml Milch für Kinder geführt.

Die Empfehlungen verschiedener Ernährungskommissionen (20, 21, 36) für die wünschenswerte Höhe der Nährstoffversorgung sehen für Kinder einen Proteinanteil an der Energieversorgung zwischen 8–11% vor. Empfehlungen für Nährstoffe schließen stets eine Sicherheitsbreite ein. Das bedeutet, daß die von uns beobachteten Kinder mit der in ihren Familien üblichen Gemischtkost mit im Durchschnitt 300–500 ml Milch und 50–100 g Fleisch oder Fleischwaren am Tag gut mit Protein versorgt sind. Voraussetzung ist, daß der Anteil an pflanzlichen Lebensmitteln mit hochwertigem Protein, wie Kartoffeln, Brot, Hülsenfrüchte, nicht zu gering ist.

In allen hochindustrialisierten Staaten ist die Tendenz zu beobachten, den Anteil an tierischem Protein, vor allem Fleisch, zu erhöhen, pflanzliche Lebensmittel mit hochwertigem Protein dagegen durch biologisch minderwertige, überwiegend kohlenhydrathaltige Lebensmittel, wie Süßigkeiten, Kuchen, Weißbrot etc., zu ersetzen. Diese Entwicklung halten wir für gefährlich. Der Anteil an biologisch minderwertigen kohlenhydrathaltigen Lebensmitteln ist bei unseren derzeitigen Ernährungsgewohnheiten bereits recht hoch, für die Nährstoffversorgung der Kinder im Durchschnitt nach unseren Erfahrungen aber noch nicht bedenklich.

3.2.3 Fett-, Linolsäure- und Cholesterinversorgung

Tabelle 6 zeigt die Aufnahme von Fett, Linolsäure und Cholesterin pro Tag und die Anteile von Fett und Linolsäure an der Energieversorgung von 1–14 Jahre alten Kindern.

Fett. Die Fettaufnahme beträgt bei 1jährigen Jungen und Mädchen im Durchschnitt 36 g/Tag. Im Alter von 2–14 Jahren steigt die tägliche Fettaufnahme um mehr als das Doppelte an, bei Jungen von 47 g auf 105 g, bei Mädchen von 43 g auf 98 g.

Die Fettaufnahme pro Kilo Körpergewicht und Tag nimmt im Verlauf der Kindheit von durchschnittlich 3,5 g bei den 1,0- bis 1,4jährigen Kindern auf 2,5 g bei 12- bis 14jährigen ab. Eine kontinuierliche Abnahme der Fettaufnahme pro kg Körpergewicht und Tag beobachteten wir nach dem 4. Lebensjahr. In diesem Zeitraum liegt die Fettaufnahme der Jungen pro Tag und pro kg Körpergewicht und Tag zwischen 5% bis 20%, im Durchschnitt 10% höher als die der Mädchen.

Bei den 1- bis 3jährigen Kindern hat Fett einen Anteil an der Energievorsorgung zwischen 33% und 37%, im Durchschnitt 35%. Nach dem 4. Lebensjahr liegt der Anteil von Fett an der Energieversorgung zwischen 36% und 40%, im Durchschnitt bei 38%. Berechnet man für jeden der 7300 Beobachtungstage den Fettanteil an der Energieversorgung, so beträgt die Schwankungsbreite 15–60%. An 75% der Beobachtungstage hat Fett einen Energieanteil zwischen 30 und 45% (102).

Zwischen Energie- und Fettaufnahme der Kinder besteht eine positive Beziehung ($r = +0{,}78$). Der Korrelationskoeffizient von Energie- und Fettaufnahme liegt bei den einzelnen Kindern zwischen $r = +0{,}63$ und $r = +0{,}91$. Demgegenüber beträgt der Korrelationskoeffizient von Fett- und Proteinaufnahme nur $r = +0{,}49$ (Tabelle 32).

Linolsäure. Einjährige Kinder erhalten mit ihrer Nahrung etwa 2,9 g Linolsäure pro Tag, 12- bis 14jährige 13,4 g. Linolsäure hat am Energieverbrauch von 1- bis 3jährigen Kindern einen Anteil von 3%, bei Schulkindern von 5%. Während sich der Fettver-

Tabelle 6. Durchschnittliche tägliche Fett-, Linolsäure- und Cholesterinaufnahme von 1–14 Jahre alten Kindern

Altersgruppen (Jahre)		Fettaufnahme (g/Tag)	(g/kg KG u. Tag)	Anteil an der Energierversorgung (%)	Linolsäureaufnahme (g/Tag)	Anteil an der Energieversorgung (%)	Cholesterinaufnahme (mg/Tag)
1,0– 1,4	Jungen	34 ± 12	3,4 ± 1,2	33	2,8	3	165
	Mädchen	37 ± 13	3,6 ± 1,3	36			
1,5– 1,9	Jungen	38 ± 9	3,4 ± 0,8	33	2,9	3	155
	Mädchen	36 ± 14	3,2 ± 1,2	37			
2,0– 2,4	Jungen	47 ± 14	3,5 ± 0,9	35	3,9	3	205
	Mädchen	43 ± 12	3,4 ± 0,9	36			
2,5– 2,9	Jungen	45 ± 15	2,9 ± 0,9	34	4,2	3	190
	Mädchen	46 ± 13	3,4 ± 1,0	36			
3,0– 3,9	Jungen	54 ± 9	3,3 ± 0,6	35	4,6	3	225
	Mädchen	51 ± 8	3,4 ± 0,5	36			
4,0– 5,9	Jungen	63 ± 11	3,3 ± 0,6	36	6,3	4	245
	Mädchen	60 ± 9	3,0 ± 0,5	37			
6,0– 7,9	Jungen	73 ± 12	3,2 ± 0,5	38	8,0	4	260
	Mädchen	65 ± 9	2,7 ± 0,4	37			
8,0– 9,9	Jungen	83 ± 12	3,0 ± 0,5	40	10,9	5	280
	Mädchen	76 ± 10	2,8 ± 0,5	39			
10,0–11,9	Jungen	87 ± 16	2,7 ± 0,4	38	10,9	5	295
	Mädchen	77 ± 13	2,5 ± 0,4	38			
12,0–14,9	Jungen	105 ± 16	2,7 ± 0,4	38	13,4	5	360
	Mädchen	98 ± 17	2,3 ± 0,4	38			

brauch im Verlauf der Kindheit annähernd verdreifacht, steigt der Linolsäureverbrauch annähernd um das 5fache an.

Cholesterin. Die durchschnittliche tägliche Cholesterinaufnahme nimmt von 160 mg bei den 1jährigen auf 360 mg bei den 12- bis 14jährigen Kindern zu. Die Cholesterinaufnahme geht mit der Energieaufnahme parallel.

In Tabelle 7 sind die Anteile der Lebensmittel (in Prozent) an der Fettversorgung von 1–14 Jahre alten Kindern zusammengestellt.

Das Verhältnis von tierischen zu pflanzlichen Fetten beträgt bei den 1jährigen Kindern 80:20, und verschiebt sich kontinuierlich bis auf 58:42 bei den 12- bis 14jährigen Kindern. Der Anteil der sichtbaren Fette (Butter, Margarine, Öle etc.) an der Fettversorgung liegt bei den 1jährigen Kindern bei 29%, ab dem 3. bis zum 15. Lebensjahr zwischen 36 und 43%. Die entsprechenden Werte für den Anteil der unsichtbaren Fette sind 71% bzw. 57 bis 64%.

Milch ist an der Fettversorgung bei den 1jährigen Kindern mit 35% beteiligt. Nach dem 2. Lebensjahr nimmt der Anteil von Milch und Milchprodukten an der Fettversorgung von 26% bei den 2jährigen bis auf 16% bei den 12- bis 14jährigen Kindern ab.

Butter und Margarine zusammen machen nach dem 2. Lebensjahr zwischen 31 und 35% der Fettversorgung aus. Die Anteile von Butter und Margarine verschieben sich im Verlauf der Kindheit. Der Anteil von Butter an der Fettversorgung nimmt von 25% bei den 2- bis 3jährigen bis auf 16% bei den 10- bis 14jährigen Kindern ab. Parallel damit steigt der Anteil von Margarine an der Fettversorgung von etwa 8 bei den Kleinstkindern bis auf 18% bei den älteren Schulkindern. Der relativ größere Verzehr von Butter im Vergleich zu Margarine bei Kleinkindern ist darauf zurückzuführen, daß Mütter „gute" Butter als bestes Fett für Kleinkinder ansehen. Der Anteil von Fetten aus Kuchen, Süßigkeiten, Schokolade, Eiscreme etc. liegt im Durchschnitt der Altersgruppen bei 10% der Fettversorgung.

Tabelle 8 zeigt den Anteil der Lebensmittel in Prozent an der Cholesterinaufnahme von 1–14 Jahre alten Kindern. Von den tierischen Lebensmitteln haben Eier den höchsten Cholesteringehalt. Schon mit eineinhalb Eiern bzw. 2 Eiern bzw. 3 Eiern pro Woche erhalten Kleinstkinder bzw. Vorschulkinder bzw. Schulkinder 40% ihrer Cholesterinaufnahme. Butter, Milch, Milchprodukte liefern bei den 4- bis 14jährigen Kindern 1/3 des Nahrungscholesterins, Fleisch und Fleischwaren knapp 1/4. Bei den Kleinstkindern liegt der Anteil von Milch, Milchprodukten und Butter bei 40%, der Anteil von Fleisch und Fleischwaren bei 17%.

Durch Messung des Nahrungsverzehrs mit der genauen Wägemethode und Berechnung des Fettgehalts mit Nährwerttabellen (106) können wir den durchschnittlichen Fettverzehr der Kinder mit großer Genauigkeit erfassen. Die Unterschiede zwischen analysiertem und nach Tabellen berechnetem Fettgehalt waren bei Gegenüberstellung der Mittelwerte von jeweils 35 Tagesnahrungen kleiner als ± 5% (99).

Fett hatte in der Nahrung Dortmunder Kinder einen Anteil an der Energieversorgung zwischen 33 und 40%. Bei 10% der Kinder lag der Fettanteil zwischen 40 und 45%. Im Ernährungsbericht der Deutschen Gesellschaft für Ernährung 1976 (22) und 1980 (23) („Daten auf der Grundlage der Einkommens- und Verbraucherstichprobe 1973 und 1977/78") wird der Fettanteil an der Energieversorgung der Kinder in der Bundesrepublik Deutschland mit etwa 45% und der Linolsäureanteil mit etwa 7% angegeben. Wir halten einen Fettanteil in dieser Höhe für Kinder in der Bundesrepublik

Tabelle 7. Anteile der Lebensmittel (in %) an der Fettversorgung von 1–14 Jahre alten Kindern

	Altersgruppen (Jahre) 1,0–1,9	2,0–2,9	3,0–3,9	4,0–5,9	6,0–7,9	8,0–9,9	10,0–11,9	12,0–14,9
Butter	21	25	26	20	17	13	16	16
Margarine	7	10	8	13	16	18	19	18
Öle	1	2	2	3	3	4	4	3
Kokosfett	<1	<1	<1	1	2	3	3	2
Schmalz	<1	<1	<1	<1	<1	1	1	1
Milch, Milchprodukte	35	26	22	23	19	20	17	16
Fleisch, Fleischwaren	18	20	22	23	24	23	19	21
Eier	4	4	4	4	3	3	3	3
Getreideprodukte, Nüsse	2	3	3	3	3	3	4	4
Kuchen, Süßigkeiten	10	8	9	8	9	12	12	13
Anteil (%) tierische:pflanzliche Fette	80:20	77:23	76:24	72:28	65:35	61:39	57:43	58:42
Anteile (%) sichtbare:unsichtbare Fette	29:71	37:63	36:64	37:63	38:62	39:61	43:57	40:60

Tabelle 8. Anteile der Lebensmittel (in %) an der Cholesterinaufnahme von 1–14 Jahre alten Kindern

	Altersgruppen (Jahre) 1,0–1,9	2,0–2,9	3,0–3,9	4,0–5,9	6,0–7,9	8,0–9,9	10,0–11,9	12,0–14,9
Milchfette insgesamt	*40*	*36*	*36*	*36*	*33*	*25*	*30*	*30*
Milch, Milchprodukte allein	25	19	17	19	17	17	16	16
Butter allein	15	17	19	17	16	8	14	14
Fleisch, Fleischwaren	17	20	21	23	26	27	21	24
Eier	39	42	41	39	37	40	41	38
Kuchen, Süßigkeiten	4	2	2	2	4	8	8	8

Deutschland nicht für wahrscheinlich. Die Ergebnisse beruhen nicht auf Messungen, sondern wurden aus dem Lebensmittelverzehr ganzer Familien berechnet.

Ein Fettanteil zwischen 35 und 40% wurde auch bei Kindern in anderen hochindustrialisierten Staaten, England (4, 6, 14, 19, 62, 123), Holland (51, 52), USA (2, 39, 74), gefunden, sofern die Ernährungsbeobachtungen mit einer der genauen Wägemethode vergleichbaren Methodik durchgeführt wurden. Bei Untersuchungen an kleinen Gruppen französischer Kinder wurde ein Fettanteil zwischen 30–36% als charakteristisch für ihre Nahrung angegeben (17, 18).

Um die Jahrhundertwende wurde in Deutschland für 2- bis 4jährige Kinder ein Fettanteil von 40%, für 5- bis 7jährige Kinder von 25–30% und für Schulkinder von 20–25% am Energiegehalt der Nahrung empfohlen (95). Noch bis in die 60iger Jahre wurde ein Fettanteil von 25% am Energiegehalt als ausreichend zur Deckung des Bedarfs an Fett und an fettlöslichen Vitaminen angesehen (1). Bei diesen Angaben handelt es sich um theoretische Überlegungen. Zu dieser Zeit lagen in Deutschland weder Ergebnisse über den Fettverbrauch noch über den Bedarf an Fett und fettlöslichen Vitaminen für Kinder vor. Nach unseren Untersuchungen (28, 73, 100) sichert ein Fettanteil von 35–40% an der Energieversorgung eine gute Versorgung der Kinder mit Fetten, mit essentiellen Fettsäuren und fettlöslichen Vitaminen. Ein Fettgehalt über 40% in der Ernährung von Kindern über längere Zeit ist ernährungsphysiologisch sicher unzweckmäßig.

An der Gesamtfettaufnahme von 50–60 g/Tag bei Vorschulkindern und 65–105 g/Tag bei Schulkindern hatten Milch und Milchprodukte einen Anteil von 22 bzw. 18%. Die Kinder unserer Beobachtungsreihe erhielten überwiegend Vollmilch, also Milch mit einem Fettgehalt von 3,5%. Die Fettversorgung wäre wesentlich ungünstiger, wenn die Kinder nur teilentrahmte Milch, Magermilch oder solche Milchprodukte erhalten hätten. Im Interesse einer guten Versorgung der Kinder mit hochwertigem Fett und fettlöslichen Vitaminen sollten vor allem Kleinkinder, aber nach Möglichkeit auch Schulkinder, Vollmilch erhalten (109).

In unserer Beobachtungsreihe erhielten Kleinkinder 3%, Schulkinder zwischen 4 und 5% ihrer Energieversorgung aus Linolsäure. Nach den derzeitigen Empfehlungen (21) sind sie gut mit Linolsäure versorgt. Kleinkinder erhielten 25%, Schulkinder 40% der Linolsäure aus Margarine. Für die Berechnung der Linolsäureaufnahme aus Margarine wurden die jeweils im Haushalt verwendeten Margarinesorten registriert. Analysen und Berechnungen des Linolsäuregehaltes in Tagesnahrungen stimmten überein (72). Der Linolsäureanteil an der Energieversorgung von Kindern in den USA wird mit 2,0–3,4% angegeben (74).

Die durchschnittliche Cholesterinaufnahme betrug bei den 1jährigen Kindern 160 mg/Tag, ansteigend bis auf 360 mg bei den 12- bis 14jährigen Kindern. Angaben aus anderen Ländern liegen unseres Wissens nicht vor. Die Vielzahl von Empfehlungen, die einen Cholesteringehalt in der Nahrung von Kindern von 300 mg als oberen Grenzwert ansehen, sind theoretischer Natur.

Nach den Empfehlungen des Committee on Nutrition, American Academy of Pediatrics, 1972 (13), besteht zur Zeit kein Grund, den derzeitig üblichen Fettgehalt von 35–40% in der Nahrung von Kindern in hochindustrialisierten Staaten quantitativ und qualitativ zu ändern. Unsere Ergebnisse bestätigen diese Empfehlungen. Das schließt nicht aus, daß bei der diätetischen Behandlung von Kindern mit Fettstoffwechselstörungen Fettmenge und Fettzusammensetzung geändert werden müssen.

Tabelle 9. Durchschnittliche tägliche Kohlenhydrat- und Rohfaseraufnahme von 1–14 Jahre alten Kindern

Altersgruppen (Jahre)		Kohlenhydrataufnahme (g/Tag)	(g/kg KG und Tag)	Anteil an der Energieversorg. (%)	Rohfaser-aufnahme (g/Tag)
1,0– 1,4	Jungen	128 ± 42	12,7 ± 4,2	54	2,1
	Mädchen	118 ± 29	11,5 ± 3,3	51	
1,5– 1,9	Jungen	141 ± 25	12,6 ± 2,2	55	2,0
	Mädchen	111 ± 29	9,9 ± 2,5	51	
2,0– 2,4	Jungen	162 ± 38	12,0 ± 2,5	54	2,5
	Mädchen	140 ± 33	11,1 ± 2,5	52	
2,5– 2,9	Jungen	165 ± 45	10,6 ± 2,3	54	2,8
	Mädchen	151 ± 34	11,3 ± 2,5	53	
3,0– 3,9	Jungen	188 ± 22	11,4 ± 1,5	54	3,2
	Mädchen	171 ± 26	11,4 ± 1,5	53	
4,0– 5,9	Jungen	209 ± 33	10,8 ± 1,4	52	4,0
	Mädchen	191 ± 27	9,6 ± 1,3	52	
6,0– 7,9	Jungen	218 ± 38	9,6 ± 1,3	51	4,2
	Mädchen	208 ± 22	8,7 ± 1,5	51	
8,0– 9,9	Jungen	222 ± 40	7,9 ± 1,0	48	4,6
	Mädchen	225 ± 35	8,2 ± 1,9	49	
10,0–11,9	Jungen	268 ± 31	8,2 ± 1,1	51	4,8
	Mädchen	226 ± 45	7,2 ± 1,4	50	
12,0–14,9	Jungen	312 ± 44	7,9 ± 1,0	51	6,3
	Mädchen	288 ± 59	7,0 ± 1,0	51	

3.2.4 Kohlenhydrat- und Rohfaseraufnahme

Tabelle 9 zeigt die durchschnittliche tägliche Kohlenhydrat- und Rohfaseraufnahme von 1–14 Jahre alten Kindern.

Kohlenhydrate. Die Kohlenhydrataufnahme beträgt bei 1jährigen Jungen im Durchschnitt 135 g/Tag, bei gleichaltrigen Mädchen 115 g. Im Verlauf der Kindheit steigt die Kohlenhydrataufnahme bis auf 312 g/Tag bei den 12- bis 14jährigen Jungen bzw. 288 g bei den gleichaltigen Mädchen an. Die Kohlenhydrataufnahme pro kg Körpergewicht und Tag nimmt im Verlauf der Kindheit ab, von 12,7 g bzw. 10,4 g bei den 1jährigen Jungen und Mädchen auf 7,9 g bzw. 7,0 g bei den 12- bis 14jährigen Jungen und Mädchen.

Kohlenhydrate haben an der Energieversorgung bei den Vorschulkindern einen Anteil zwischen 51 und 54%, bei den Schulkindern um 50%. Berechnet man für jeden der

7300 Beobachtungstage von Kohlenhydratanteil an der Energieversorgung, so liegt die Schwankungsbreite zwischen einem Minimum von 31% und einem Maximum von 76%. An 90% der Beobachtungstage liegt der Kohlenhydratanteil an der Energieversorgung in einem Bereich zwischen 40 und 64%, an 75% der Beobachtungstage zwischen 45 und 59% und in der Hälfte der Beobachtungstage zwischen 45 und 54% (27).

Zwischen Energie- und Kohlenhydrataufnahme der Kinder besteht eine positive Korrelation (r = + 0,77). Der Korrelationskoeffizient von Energie- und Kohlenhydrataufnahme liegt bei den einzelnen Kindern zwischen r = + 0,62 und r = + 0,90. Der Korrelationskoeffizient von Kohlenhydrat- zu Proteinaufnahme beträgt r = + 0,41, von Kohlenhydrat- zu Fettaufnahme r = + 0,29 (Tabelle 32).

Rohfaser. Ein- bis 2jährige Kinder erhalten mit ihrer Nahrung zwischen 2,0–2,8 g Rohfaser/Tag. Vom 4. bis 14. Lebensjahr steigt die Rohfaseraufnahme von 3,2 g/Tag bei den 3jährigen bis auf 6,3 g/Tag bei den 12- bis 14jährigen Kindern an. Bezogen auf den Energiegehalt der Nahrung hat Rohfaser in allen Altersstufen einen Anteil von etwa 1% bzw. 2,5 g Rohfaser/1000 kcal.

Tabelle 10 zeigt die durchschnittlichen Anteile der Lebensmittel in Prozent an der Kohlenhydrataufnahme von 1–14 Jahre alten Kindern.

In der Nahrung der Kinder in allen Altersstufen stammen 51–56% der Kohlenhydrate aus sog. biologisch wertvollen Lebensmitteln (Graubrot, Haferflocken, Grieß, Obst, Obstsäfte, Milch, Kartoffeln, Gemüse, Hülsenfrüchte), 44–49% der Kohlenhydrate aus biologisch wenig wertvollen kohlenhydratreichen Lebensmitteln. Im Verlauf des Schulalters nimmt der Anteil der Kohlenhydrate aus biologisch wertvollen kohlenhydratreichen Lebensmitteln kontinuierlich von 56% bis auf 51% ab, während der Anteil der Kohlenhydrate aus biologisch wenig wertvollen Lebensmitteln entsprechend ansteigt.

Der Anteil der Kohlenhydrate aus Graubrot und Kartoffeln steigt im Verlauf der Kindheit an. Der Anteil der Kohlenhydrate aus Milch liegt im 2. Lebensjahr bei 14% und bleibt mit etwa 10% zwischen dem 3. und 15. Lebensjahr unverändert. Der Anteil der Kohlenhydrate aus Obst und Obstsäften ist bei den 2- bis 5jährigen Kindern mit 23 bis 25% am höchsten und nimmt ab dem 7. Lebensjahr bis auf 9% bei den 12- bis 14-jährigen Kindern ab. Mütter sorgen bei Kleinkindern dafür, daß sie regelmäßig Obst und Obstsäfte bekommen, da sie diese Lebensmittel als „gesund" ansehen. Bei größeren Kindern ist der Einfluß der Mütter auf die Auswahl einzelner Lebensmittel geringer. Es werden dann anstelle von Obstsäften häufiger Limonaden getrunken.

Von den biologisch wenig wertvollen Lebensmitteln hat der bei der Speisen- und Getränkezubereitung im Haushalt verwendete Zucker zusammen mit Zucker aus Fertigbackwaren, Süßigkeiten, Eiscreme, Marmelade, Honig, Limonaden, Fruchtsaftgetränken in allen Altersstufen einen Anteil an der Kohlenhydratversorgung von etwa 30%. Der Anteil der Feinmehle aus Weißbrot, Teigwaren und Kuchen beträgt 15–20%.

Im Verlauf vom Vorschulalter zum Schulalter ändern sich die Anteile von Polysacchariden, Disacchariden und Monosacchariden am Kohlenhydratgehalt der Nahrung. Im Vorschulalter beträgt das Verhältnis von Polysacchariden:Disacchariden:Monosacchariden etwa 35:50:15, im Schulalter etwa 50:43:7. Diese Verschiebung ist darauf zurückzuführen, daß die Kinder im Verlauf der Kindheit relativ mehr Graubrot und Kartoffeln, aber weniger Obst und Obstsäfte verzehren (Tabelle 1).

Tabelle 10. Anteile der Lebensmittel (in %) an der Kohlenhydratversorgung von 1–14 Jahre alten Kindern

	Altersgruppen (Jahre) 1,0–1,9	2,0–2,9	3,0–3,9	4,0–5,9	6,0–7,9	8,0–9,9	10,0–11,9	12,0–14,9
„Biologisch wertvolle" Lebensmittel								
Milch, Milchprodukte	14	9	9	8	11	12	13	10
Graubrot, Grieß, Haferflocken	14	17	15	18	19	19	19	20
Frischobst, Obstsäfte	16	24	25	23	16	12	9	9
Gemüse	3	2	2	2	2	2	2	2
Kartoffeln	6	4	4	5	8	9	10	10
„Biologisch wenig wertvolle" Lebensmittel								
Weißbrot, Feinmehl	11	11	10	12	13	15	15	14
Kuchen, Gebäck	8	3	5	4	7	10	10	10
Süßigkeiten, Eiscreme	6	8	6	6	6	6	8	9
Marmelade, Honig	4	3	3	3	3	3	2	4
Gesüßte Getränke	2	2	4	4	3	2	2	3
Zucker	16	17	17	15	12	10	10	9
Anteile (%) Biol.wertv.:biol.wenig wertv. Lebensmittel	53:47	56:44	55:45	56:44	56:44	54:46	53:47	51:49
Anteile (%) Polysacch.:Disacch.:Monosaccharide	37:51:12	34:49:17	32:50:18	38:46:16	44:45:11	49:42:9	50:43:7	50:43:7

Tabelle 11. Anteile der Lebensmittel (in%) an der Rohfaseraufnahme von 1–14 Jahre alten Kindern

	Altersgruppen (Jahre) 1,0–1,9	2,0–2,9	3,0–3,9	4,0–5,9	6,0–7,9	8,0–9,9	10,0–11,9	12,9–14,9
Getreideprodukte	26	32	29	33	34	38	40	38
Gemüse, Kartoffeln	33	21	23	25	30	34	34	33
Obst	38	42	47	41	34	26	23	26

Tabelle 11 zeigt die durchschnittlichen Anteile der Lebensmittelgruppen in Prozent an der Rohfaseraufnahme von 1–14 Jahre alten Kindern.

Die Änderung der Essensgewohnheiten im Verlauf der Kindheit kommt in der Verteilung der Rohfaser auf die Lebensmittel zum Ausdruck. Bei 1jährigen Kindern beträgt der Rohfaseranteil aus Brot und Getreideprodukten 26%. Im Verlauf der Kindheit steigt der Rohfaseranteil aus Brot und Getreideprodukten an. Er beträgt bei Schulkindern im Alter zwischen 8–14 Jahren 38–40%. 1jährige Kinder erhalten 1/3 ihrer Rohfaseraufnahme aus Gemüse und Kartoffeln. Im 3. Lebensjahr sinkt dieser Anteil auf 21% ab, steigt danach kontinuierlich bis zum 9. Lebensjahr an und bleibt zwischen dem 9. und 15. Lebensjahr mit 34% unverändert. Kleinkinder bekommen zwischen 38 und 47% ihrer Rohfaseraufnahme aus Obst, 8- bis 14jährige Kinder zwischen 23 und 26%.

Über den Kohlenhydratverzehr von Kindern in unserem Land lagen bisher nur Untersuchungen aus der Zeit um die Jahrhundertwende bis zum 1. Weltkrieg vor. Die Beobachtungen wurden an wenigen Kindern in einzelnen Familien durchgeführt. Die Beobachtungsdauer beim einzelnen Kind betrug meist nur wenige Tage und die Freizügigkeit der Kinder in der Nahrungswahl war fast immer eingeschränkt. Für Kinder aus wohlhabenden Familien wird ein Kohlenhydratanteil an der Energieversorgung zwischen 30 und 47% angegeben (49, 50, 95). Die Kost dieser Kinder, überwiegend aus Milch, Fleisch und Eiern bestehend, wurde als sog. kräftige Kost bezeichnet und von *Cerny, E. Müller* u. a. abgelehnt (16, 64). *Camerer* (10) sowie *Uffelmann* (115) fanden bei ihren eigenen Kindern einen Kohlenhydratanteil an der Energieversorgung von 45–47% bei Kleinkindern und zwischen 55 und 65% bei Schulkindern. Die Kinder in diesen Familien hatten eine relativ milch-, getreide- und kartoffelreiche Nahrung. Diese Ernährungsform wurde für den Durchschnitt der Kinder in der damaligen Zeit als typisch angesehen (64).

Wir fanden bei den von uns beobachteten Kindern einen durchschnittlichen Kohlenhydratanteil an der Energieversorgung von 51–55% bei Kleinkindern und von 48–51% bei Schulkindern. Unterschiede im Kohlenhydratgehalt der Nahrung der einzelnen Kinder waren unabhängig von der sozio-ökonomischen Struktur der Familien. In den Ernährungsberichten 1976 (22) und 1980 (23) wird für Kinder in der Bundesrepublik der Kohlenhydratanteil an der Energieversorgung mit 41–44% angegeben. Die Unterschiede zu unseren Ergebnissen sind wahrscheinlich darauf zurückzuführen, daß im Ernährungsbericht der Kohlenhydratverzehr der Kinder aus den eingekauften Lebensmitteln für die ganze Familie hochgerechnet wurde.

Ein Kohlenhydratanteil an der Energieversorgung zwischen 48 und 55%, wie wir ihn fanden, wird auch von der Mehrzahl der Autoren für Kinder in (westlichen) Industriestaaten angegeben: DDR (42, 43), England (4, 6, 14, 19, 31, 62, 123), Holland (44, 51, 52, 87) und USA (2, 74). Für Kinder in Frankreich (17, 18) wurde ein Kohlenhydratanteil von 50–60% ermittelt. Einen Kohlenhydratanteil von 45–46% fand *Samuelson* (83) für Kinder in Nordschweden. Für Kinder in USA gibt nur *Fryer* einen Kohlenhydratanteil von 44% an (39).

Der Energieanteil von Protein:Fett:Kohlenhydraten in der Nahrung der von uns beobachteten Kinder betrug im Durchschnitt 11:38:51%. Die Protokolle über den Nahrungsverzehr und die Energieversorgung von Schulkindern in Familien vor dem 1. Weltkrieg geben eine Relation von Protein:Fett:Kohlenhydraten an der Energieversorgung von etwa 18:25:57% an (10, 16). Aus dem Lebensmittelverzehr ergibt sich, daß der hohe Proteinanteil in der Nahrung dieser Kinder auf einer milch-, kartoffel- und brotreichen Nahrung beruhte. Nimmt man an, daß diese Nahrung repräsentativ für den Durchschnitt von Schulkindern, wenigstens aus Familien des Mittelstands war, so hätte im Laufe der Jahre bis heute eine deutliche Wandlung stattgefunden von einer an „biologisch hochwertigen Kohlenhydraten" und Ballaststoffen reicheren Kost zu einer Ernährung, die ärmer ist an Ballaststoffen und an „biologisch hochwertigen Kohlenhydraten".

45–50% der Kohlenhydrate in der Nahrung unserer Kinder bestehen aus Zucker und Feinmehlen. Etwa 25% der Energieaufnahme stammt damit aus Zucker und Feinmehlen. Ein Anteil dieser als biologisch minderwertig zu bezeichnenden Lebensmittel in vergleichbarer Höhe wird auch in der Ernährung von Kindern in anderen hochindustrialisierten Ländern gefunden (4, 12, 51, 52, 62, 83, 87, 123). Er ist zweifellos verantwortlich für die Zunahme der Karies im Kindesalter. Wir haben den Eindruck, daß durch verstärktes Angebot und Verbrauch an Limonaden, Fruchtsaftgetränken und süßen Fertiggerichten aller Art der Zucker- und Feinmehlverbrauch weiter ansteigt. Die Kinderärzte sollten diese Entwicklung im Auge behalten.

Bei dem hohen Anteil an ballaststoffarmen, kohlenhydratreichen Lebensmitteln in der Nahrung von Kindern in unserem Land erscheint es notwendig, einen Anhalt über den Rohfasergehalt der Nahrung zu bekommen. 1- bis 5jährige Kinder erhalten mit ihrer Nahrung 2–4 g Rohfaser/Tag, Schulkinder 4–7 g Rohfaser/Tag. Bezogen auf den Energiegehalt der Nahrung hat Rohfaser einen Anteil von 1%. Bei einer definierten Gruppe amerikanischer Kinder fand *Macy* (59) in den dreißiger Jahren ebenfalls einen Rohfaseranteil in dieser Höhe. Für Erwachsene in westlichen Industrienationen wird im allgemeinen ein durchschnittlicher Rohfasergehalt von etwa 5 g/Tag angegeben (97a, 112).

Lebensmitteltabellen geben nur den Rohfasergehalt („crude fibre"), vorwiegend Zellulose, Hemizellulosen und einen Teil des Lignin, an (97, 114). Mit Umrechnungsfaktoren läßt sich aus dem Rohfasergehalt der Ballaststoffgehalt („dietary fibre") der verschiedenen Lebensmittel ermitteln (45). Bei den von uns beobachteten Kindern berechneten wir einen Ballaststoffgehalt in ihrer Nahrung zwischen 8–16 g/Tag. Für 6- bis 10jährige Kinder in Holland fand *van der Haar* einen Ballaststoffgehalt von 16–18 g/Tag (44). In der Nahrung der Kleinkinder kommt der größere Teil der Ballaststoffe aus dem Obst, bei den Schulkindern aus Brot und Kartoffeln. Ob die Unterschiede in der Zusammensetzung der Ballaststoffe für Verdauungsablauf und Stoffwechsel im Kindesalter eine Bedeutung haben, kann vorläufig nicht beurteilt werden.

3.2.5 Mineralienaufnahme

3.2.5.1 Calcium, Phosphor, Magnesium

In Tabelle 12 ist die durchschnittliche tägliche Calcium-, Phosphor- und Magnesiumaufnahme in der Nahrung von 1–14 Jahre alten Kindern zusammengestellt.

Die Calciumaufnahme beträgt bei 1jährigen Kindern im Durchschnitt um 500 mg/Tag. Im Verlauf der Kindheit steigt die Calciumaufnahme auf 1015 mg bei den 12- bis 14jährigen Jungen, bei den Mädchen auf 950 mg/Tag an.

Tabelle 12. Durchschnittliche tägliche Calcium-, Phosphor- und Magnesiumaufnahme von 1–14 Jahre alten Kindern

Altersgruppen (Jahre)		Calcium-aufnahme (mg/Tag)	Phosphor-aufnahme (mg/Tag)	Verhältnis (Ca:P)	Magnesium-aufnahme (mg/Tag)
1,0– 1,4	Jungen	510 ± 180	570 ± 180	0,89	120 ± 51
	Mädchen	535 ± 175	595 ± 145	0,90	115 ± 30
1,5– 1,9	Jungen	500 ± 135	600 ± 140	0,83	125 ± 28
	Mädchen	485 ± 225	545 ± 190	0,89	105 ± 31
2,0– 2,4	Jungen	560 ± 180	690 ± 160	0,81	145 ± 42
	Mädchen	495 ± 170	615 ± 155	0,80	125 ± 31
2,5– 2,9	Jungen	600 ± 180	740 ± 155	0,81	160 ± 34
	Mädchen	525 ± 200	655 ± 185	0,80	140 ± 36
3,0– 3,9	Jungen	645 ± 140	745 ± 130	0,87	175 ± 22
	Mädchen	550 ± 125	655 ± 115	0,84	150 ± 24
4,0– 5,9	Jungen	700 ± 160	895 ± 150	0,78	200 ± 32
	Mädchen	660 ± 125	810 ± 120	0,81	180 ± 25
6,0– 7,9	Jungen	755 ± 145	950 ± 130	0,79	210 ± 29
	Mädchen	720 ± 125	900 ± 110	0,80	200 ± 23
8,0– 9,9	Jungen	760 ± 175	1025 ± 145	0,74	215 ± 33
	Mädchen	860 ± 195	1010 ± 145	0,85	220 ± 29
10,0–11,9	Jungen	935 ± 205	1135 ± 170	0,82	250 ± 43
	Mädchen	825 ± 220	1000 ± 185	0,83	220 ± 44
12,0–14,9	Jungen	1015 ± 185	1320 ± 185	0,77	290 ± 51
	Mädchen	950 ± 245	1195 ± 210	0,79	270 ± 56

Die Phosphoraufnahme liegt bei den 1jährigen Kindern im Durchschnitt bei 580 mg/Tag. Im Verlauf der Kindheit steigt die Phosphoraufnahme auf 1320 mg/Tag bei den 12- bis 14jährigen Jungen, bei den Mädchen auf 1195 mg/Tag an.

Das Verhältnis von Calcium:Phosphor in der Nahrung der Kinder in allen Altersgruppen liegt zwischen 0,90 und 0,74. 1,0- bis 1,4jährige Kinder haben einen Calcium-Phosphor-Quotienten in ihrer Nahrung von 0,9. Der Quotient nimmt im Verlauf der Kindheit kontinuierlich bis auf 0,78 bei den 12- bis 14jährigen Kindern ab.

Einjährige Kinder erhalten im Durchschnitt um 115 mg Magnesium/Tag. Die Magnesiumaufnahme steigt im Verlauf der Kindheit an auf 290 mg/Tag bei den 12- bis 14-jährigen Jungen und 270 mg/Tag bei den Mädchen.

Im Durchschnitt der Altersgruppen ab dem Ende des 2. Lebensjahres haben Jungen eine um 7% größere Calciumaufnahme, eine um 9% größere Phosphoraufnahme und eine um 10% größere Magnesiumaufnahme als Mädchen. Die Unterschiede zwischen Jungen und Mädchen in der Calcium-, Phosphor- und Magnesiumaufnahme sind signifikant in den Altersgruppen der 2- bis 3-, 4- bis 5- und 10- bis 11jährigen Kinder (107).

Bezogen auf den Energiegehalt liegt die Calciumaufnahme bei den 1jährigen Kindern um 540 mg/1000 kcal, jenseits des 2. Lebensjahres, unabhängig vom Alter und Geschlecht, zwischen 400 und 450 mg/1000 kcal. Die Phosphoraufnahme liegt bei den 1jährigen Kindern um 610 mg/1000 kcal, bei den 2jährigen um 560 mg/1000 kcal und jenseits dieser Altersstufen zwischen 500–540 mg/1000 kcal. Die Magnesiumaufnahme beträgt in allen Altersstufen zwischen 110 und 120 mg/1000 kcal.

Es bestehen positive Korrelationen zwischen Calcium-, Phosphor- und Magnesiumaufnahme. Der Korrelationskoeffizient zwischen Calcium und Phosphor beträgt r = + 0,83, zwischen Calcium und Magnesium r = + 0,61 und zwischen Phosphor und Magnesium r = + 0,74. Positive Korrelationen bestehen zwischen Energie- und Phosphoraufnahme mit r = + 0,66, zwischen Energie- und Magnesiumaufnahme mit r = + 0,61. Die Korrelation zwischen Protein und Calcium beträgt r = + 0,64, zwischen Protein und Phosphor r = + 0,88, zwischen Protein und Magnesium r = + 0,61 (Tabelle 32).

Tabelle 13 zeigt die durchschnittlichen Anteile der Lebensmittel in Prozent an der Calciumaufnahme von 1–14 Jahre alten Kindern. 1jährige Kinder erhalten 80% ihrer Calciumaufnahme aus Milch und Milchprodukten einschließlich Käse. Milch allein macht mit einem Verzehr von 320 g/Tag 73% der Calciumversorgung aus. Vorschulkinder erhalten mit rund 300 g Milch am Tag durchschnittlich 60%, Schulkinder mit 400–500 g Milch um 70% ihrer Calciumversorgung. Milch und Milchprodukte zusammen tragen in allen Altersgruppen zu 70–80% zur Calciumversorgung bei. Alle übrigen Lebensmittelgruppen haben Anteile an der Calciumversorgung zwischen 3 und 7%.

Tabelle 14 zeigt die durchschnittlichen Anteile der Lebensmittel in Prozent an der Phosphorversorgung von 1–14 Jahre alten Kindern. In den Anteilen von tierischen und pflanzlichen Lebensmitteln an der Phosphorversorgung zeigen sich im Verlauf der Kindheit Unterschiede. Während der Anteil der tierischen Lebensmittel an der Phosphorversorgung bei den 1jährigen Kindern bei 72% liegt, verringert sich dieser Anteil bis auf 60% bei den 10- bis 14jährigen Kindern. Der Anteil der pflanzlichen Lebensmittel an der Phosphorversorgung beträgt dementsprechend 28% bei den 1jährigen Kindern und steigt bis auf 40% bei den 10- bis 14jährigen Kindern an. Einjährige Kinder bekommen allein aus Milch und Milchprodukten 57% ihrer Phosphoraufnahme, Kinder jenseits des 3. Lebensjahres 45%. Jenseits des 2. Lebensjahres machen Getreideprodukte einschließlich Brot 16–19%, Obst, Gemüse und Kartoffeln zusammen 12–14% der Phosphorversorgung aus. 6–8% der Phosphoraufnahme bekommen die Kinder in allen Altersgruppen aus Lebensmitteln, die wir unter dem Begriff „Süßigkeiten" zusammenfassen.

Tabelle 15 zeigt die durchschnittlichen Anteile der Lebensmittel in Prozent an der Magnesiumaufnahme von 1–14 Jahre alten Kindern. Das Verhältnis von tierischen zu pflanzlichen Lebensmitteln an der Magnesiumaufnahme liegt in den einzelnen Altersgruppen zwischen 35:65 und 46:54. Von den tierischen Lebensmitteln haben Milch und Milchprodukte in allen Altersstufen mit 26–36% den größten Anteil. Obst und Obstsäfte haben mit 22% bei den 2- bis 5jährigen Kindern im Vergleich zu den anderen Altersstufen mit einem Anteil zwischen 9–16% einen größeren Anteil. Der Anteil von Kartoffeln an der Magnesiumversorgung verdoppelt sich, von etwa 8% bei den Vorschulkindern auf 17% bei den 10- bis 14jährigen Kindern. Getreideprodukte ein-

Tabelle 13. Anteile der Lebensmittel (in %) an der Calciumversorgung von 1–14 Jahre alten Kindern

	Altersgruppen (Jahre) 1,0–1,9	2,0–2,9	3,0–3,9	4,0–5,9	6,0–7,9	8,0–9,9	10,0–11,9	12,0–14,9
Milch, Milchprodukte insgesamt	*80*	*74*	*71*	*71*	*75*	*77*	*78*	*73*
Trinkmilch, Butterm., Joghurt etc.	73	61	61	58	69	70	71	67
Käse (Frisch-, Hartkäse etc.)	7	13	10	13	6	7	7	6
Fleisch, Eier	2	3	3	3	3	3	3	3
Getreideprodukte	3	5	5	5	5	4	4	5
Obst, Obstsäfte	3	7	8	7	5	4	3	4
Gemüse, Kartoffeln	5	4	4	5	5	5	5	6
Kuchen, Süßigkeiten	4	5	7	6	5	6	6	8

Tabelle 14. Anteile der Lebensmittel (in %) an der Phosphorversorgung von 1–14 Jahre alten Kindern

	Altersgruppen (Jahre) 1,0–1,9	2,0–2,9	3,0–3,9	4,0–5,9	6,0–7,9	8,0–9,9	10,0–11,9	12,0–14,9
Milch, Milchprodukte	57	48	45	44	45	45	45	40
Fleisch, Fleischwaren	8	10	11	11	12	12	10	12
Eier	5	6	6	5	4	5	5	5
Getreideprodukte	11	17	16	18	18	16	18	19
Obst, Obstsäfte	4	7	8	6	5	3	3	4
Gemüse	4	3	3	3	3	3	3	3
Kartoffeln	4	3	3	4	5	6	7	7
Kuchen, Süßigkeiten	6	6	6	6	6	8	7	8
Anteile (%) tierische:pflanzliche Lebensmittel	72:28	66:34	64:36	62:38	63:37	>64:36	62:38	59:41

Tabelle 15. Anteile der Lebensmittel (in %) an der Magnesiumversorgung von 1–14 Jahre alten Kindern

	Altersgruppen (Jahre)							
	1,0–1,9	2,0–2,9	3,0–3,9	4,0–5,9	6,0–7,9	8,0–9,9	10,0–11,9	12,0–14,9
Milch, Milchprodukte	36	29	27	26	31	35	36	31
Fleisch, Fleischwaren	4	5	6	7	8	8	8	8
Eier	1	2	1	1	1	1	1	1
Getreideprodukte	9	15	14	16	14	12	10	12
Obst, Obstsäfte	16	22	24	20	14	10	9	9
Gemüse	11	7	7	7	7	8	7	7
Kartoffeln	10	7	7	9	13	15	17	17
Kuchen, Süßigkeiten	10	10	11	12	11	11	12	14
Anteile (%) tierische:pflanzliche Lebensmittel	42:58	37:63	35:65	35:65	41:59	45:55	46:54	41:59

schließlich Brot tragen in allen Altersstufen zwischen 10 und 16% zur Magnesiumversorgung bei.

Bei Berechnung der Nährstoffaufnahme mit Nährwerttabellen stellt sich die Frage, inwieweit berechnete Werte mit parallel durchgeführten chemischen Analysen übereinstimmen.

Wir haben eine Stichprobe von 400 Tagesnahrungen untersucht und erhielten zwischen den mit Nährwerttabellen (106) berechneten und den chemisch analysierten Werten eine Abweichung im Mittel bei Calcium von – 1%, bei Phosphor von weniger als 1%, bei Magnesium von + 11% (99).

Vergleicht man die Mittelwerte aus jeweils 28 berechneten und analysierten Tagesnahrungen, so hatten die Mittelwerte bei Calcium in 86% der Vergleiche und bei Phosphor in 100% der Vergleiche eine Übereinstimmung im Bereich von ± 5%. Beim Magnesium stimmten Berechnung und Analyse nur in 9% der verglichenen Vierwochenperioden im Bereich von ± 5% überein.

Werden für jede einzelne der 400 Tagesnahrungen berechneter und analytisch ermittelter Wert gegenübergestellt, so zeigen sich Abweichungen von weniger als ± 5% für Calcium in 36% der Tage, für Phosphor in 53% der Tage und für Magnesium in 29% der Tage. Toleriert man Abweichungen von ± 10%, ergeben sich Übereinstimmungen zwischen Berechnung und Analyse bei Calcium in 66% der Tage, bei Phosphor in 79% der Tage, bei Magnesium in 47% der Tage. Die geringe Übereinstimmung zwischen Analyse und Berechnung des Magnesiumgehaltes in Tagesnahrungen führen wir auf die noch geringe Anzahl von Magnesiumanalysen in Lebensmitteln und die damit verbundene Unsicherheit der Magnesiumwerte in Lebensmitteltabellen zurück.

Bei der in unserem Lande üblichen Gemichtkost erhalten Vorschulkinder im Durchschnitt 500–700 mg Calcium/Tag, Schulkinder 750–1000 mg Calcium/Tag. Die Calciumversorgung englischer (4, 6, 14, 19, 62) und holländischer (51, 52) Kinder liegt in derselben Größenordnung wie bei den von uns beobachteten Kindern. Französische Schulkinder haben eine geringere Calciumaufnahme (17). Amerikanische Kinder (2, 8, 37, 75, 118) und Kinder in Nordschweden (83) erhalten in allen Altersstufen 200–400 mg Calcium mehr als die Dortmunder Kinder. Die größere Calciumaufnahme der amerikanischen und nordschwedischen Kinder ist ausschließlich auf den größeren Milchverzehr zurückzuführen. Würde man aus der in hochindustrialisierten Staaten derzeit üblichen Gemischtkost Milch und Milchprodukte herauslassen, so würden die Kinder, je nach Alter, nur 200–300 mg Calcium pro Tag bekommen.

Die Calciumaufnahme Dortmunder Kinder liegt im Bereich der Empfehlungen für die Bundesrepublik (21), für die DDR (127) und England (20). Die amerikanischen Empfehlungen (36) sind für alle Altersstufen 200 mg höher. Die Unterschiede zwischen den amerikanischen und europäischen Empfehlungen für die wünschenswerte Höhe der Calciumaufnahme zeigen, daß Empfehlungen von Ernährungskommissionen mehr die Ernährungsgewohnheiten des Landes widerspiegeln und nicht unbedingt den Bedarf angeben.

Die Phosphoraufnahme der von uns beobachteten Kinder lag zwischen 570 und 850 mg/Tag im Vorschulalter und zwischen 900 und 1250 mg/Tag im Schulalter. Einjährige Kinder bekommen mit ihrer Nahrung 14% mehr Phosphor als Calcium, Kinder jenseits des 2. Lebensjahres 20–30% mehr Phosphor als Calcium. Das ist darauf zurückzuführen, daß Fleisch und Getreideprodukte reichlich Phosphor und wenig Calcium enthalten.

Untersuchungen über die Phosphoraufnahme, die mit unseren vergleichbar sind, liegen nur für amerikanische Kinder vor (2, 37, 118). Danach ist die Phosphoraufnahme amerikanischer Kinder 150–350 mg größer als die der Dortmunder Kinder. Die größere Phosphoraufnahme ist auf den größeren Milchverzehr zu beziehen.

Der Calcium-Phosphor-Quotient in der Nahrung gibt einen Hinweis über das Verhältnis von Milch zu anderen Lebensmitteln. Das Brustkind hat in seiner Nahrung einen Calcium-Phosphor-Quotienten von 2,0, der mit Kuhmilchmischungen ernährte Säugling von 1,2. In dem Maße, in dem der Milchverbrauch gegenüber anderen Lebensmitteln in einer Gemischtkost zurückgeht, nimmt auch der Calcium-Phosphor-Quotient ab. Der Calcium-Phosphor-Quotient in der Nahrung Dortmunder Kinder liegt bei den 1jährigen mit etwa 0,9 höher als bei den 10- bis 14jährigen mit etwa 0,8. Das beruht auf dem relativ höheren Milchverzehr 1jähriger Kinder. Bei amerikanischen Kindern liegt aufgrund des höheren Milchverbrauchs der Quotient bis zum Schulalter bei 0,9 (2, 37, 118). Englische Kinder Ende der dreißiger Jahre hatten in ihrer Nahrung im Alter von 1–2 Jahren einen Calcium-Phosphor-Quotienten von 0,9–1,0, im Alter von 12–14 Jahren von 0,6 (123).

In den Empfehlungen der Deutschen Gesellschaft für Ernährung und der amerikanischen Food and Nutrition Board wird ein Calcium-Phosphor-Quotient von 1,0 angegeben. Bei einer normalen Gemischtkost ist das unrealistisch. Eine zweckmäßig zusammengestellte Gemischtkost für Kinder wird immer einen Quotienten zwischen 0,7 und 0,8 haben.

Ergebnisse über die Magnesiumaufnahme von Kindern in anderen hochindustrialisierten Ländern fanden wir nicht. Die Ernährungskommissionen der verschiedenen Länder empfehlen für Vorschulkinder eine Magnesiumaufnahme zwischen 120 und 200 mg/Tag, für Schulkinder von 200–300 mg/Tag (21, 36, 127). Dortmunder Vorschulkinder erhielten im Durchschnitt 120–200 mg Magnesium/Tag, die Schulkinder 200–300 mg/Tag.

Zeichen eines latenten oder manifesten Calcium-, Phosphor- oder Magnesiummangels werden bei gesunden Kindern in unserem Lande nicht beobachtet. Daraus darf mit aller Vorsicht der Schluß gezogen werden, daß die Calcium-, Phosphor- und Magnesiumaufnahmen, wie wir sie gefunden haben, den Bedarf decken. Da die untere Grenze des Bedarfs an diesen Nährstoffen nicht exakt bekannt ist, sollte bei Kindern, die streng vegetarisch ernährt werden, die eine Allergie gegen Kuhmilch haben oder die ungenügende Mengen an Milch und Milchprodukten verzehren, besonders die Calciumversorgung und die Entwicklung des Knochensystems überprüft werden.

3.2.5.2 Natrium, Kalium

Die Tabelle 16 zeigt die durchschnittliche tägliche Natrium- und Kaliumaufnahme von Kindern.

Natrium. Die tatsächliche Natriumaufnahme, d.h. Natrium aus Lebensmitteln, aus Zusätzen in Lebensmitteln und aus Kochsalz, konnte nur bei den 2- bis 5jährigen Kindern erfaßt werden. Die Natriumaufnahme steigt von rund 0,95 g/Tag bei den 2- bis 3jährigen Kindern auf etwa 1,3 g/Tag bei den 4- bis 5-jährigen Kindern an. 70–75% der Natriumaufnahme kommt aus natürlich in Lebensmitteln vorhandenem Natrium und dem bei der Lebensmittelherstellung verwendeten Kochsalz, wie z.B. in Wurst, Brot, Käse.

Tabelle 16. Durchschnittliche tägliche Natrium- und Kaliumaufnahme von 1–14 Jahre alten Kindern

Altersgruppen (Jahre)		Natriumaufnahme[a] (mg/Tag)	Kaliumaufnahme (mg/Tag)
1,0– 1,4	Jungen		1390 ± 560
	Mädchen		1380 ± 385
1,5– 1,9	Jungen		1360 ± 420
	Mädchen		1230 ± 385
2,0– 2,4	Jungen	1020 ± 350	1690 ± 495
	Mädchen	910 ± 270	1390 ± 355
2,5– 2,9	Jungen	910 ± 240	1720 ± 420
	Mädchen	960 ± 305	1520 ± 400
3,0– 3,9	Jungen	1160 ± 225	1890 ± 240
	Mädchen	1080 ± 230	1680 ± 250
4,0– 5,9	Jungen	1370 ± 275	2140 ± 305
	Mädchen	1260 ± 280	1960 ± 260
6,0– 7,9	Jungen		2390 ± 365
	Mädchen		2230 ± 265
8,0– 9,9	Jungen		2470 ± 330
	Mädchen		2490 ± 330
10,0–11,9	Jungen		2830 ± 495
	Mädchen		2510 ± 470
12,0–14,9	Jungen		3380 ± 600
	Mädchen		2930 ± 560

[a] Natriumaufnahme wurde nur für 2- bis 5jährige Kinder ermittelt

25–30% der Natriumaufnahme stammen aus Kochsalz, das im Haushalt bei der Speisenzubereitung zugesetzt wird. Berechnet man, um einen Überblick zu bekommen, die gesamte Natriumaufnahme als Kochsalz, so würde die Kochsalzaufnahme bei etwa 2,4–3,3 g/Tag liegen. Bei der Speisenherstellung in den Familien wurden bei diesen Kindern im Durchschnitt 0,6–0,8 g Kochsalz/Tag zugesetzt. Diese Kochsalzzusätze sind wesentlich geringer als in der Gemischtkost, wie sie in der Mehrzahl der Familien in unserem Land derzeit üblich ist. Bei diesen Kindern wurde bei der Speisenzubereitung auf eine möglichst sparsame Verwendung von Kochsalz geachtet. In früheren Untersuchungen (24) fanden wir bei Kleinkindern eine durchschnittliche tägliche Kochsalzaufnahme von 4,3 g. Die durchschnittlichen täglichen Natriumaufnahmen der von uns beobachteten 2- bis 5jährigen Kinder liegen im oberen Bereich der von der amerikanischen Ernährungskommission 1980 angegeben adäquaten täglichen Natriumaufnahme (36).

Tabelle 17. Anteile der Lebensmittel (in %) an der Kaliumaufnahme von 1–14 Jahre alten Kindern

	Altersgruppen (Jahre)							
	1,0–1,9	2,0–2,9	3,0–3,9	4,0–5,9	6,0–7,9	8,0–9,9	10,0–11,9	12,0–14,9
Milch, Milchprodukte	37	29	27	25	30	32	33	28
Fleisch, Fleischwaren	5	7	7	8	8	8	7	9
Eier	1	2	2	1	1	1	1	1
Getreideprodukte	5	8	8	9	8	7	7	7
Obst, Obstsäfte	20	30	32	28	18	13	11	12
Gemüse	11	8	8	9	8	9	8	9
Kartoffeln	15	11	11	14	20	23	27	27
Kuchen, Süßigkeiten	5	5	5	5	4	5	5	6
Anteile (%) tierische:pflanzliche Lebensmittel	43:57	38:62	36:64	34:66	39:61	41:59	41:59	38:62

Kalium. Die Kaliumaufnahme steigt von durchschnittlich 1,34 g/Tag bei den 1jährigen Kindern bis auf 3,38 g/Tag bei den 12- bis 14jährigen Jungen und 2,93 g/Tag bei den Mädchen an. Die Kaliumaufnahme geht mit der Energieaufnahme im Verlauf der Kindheit parallel.

Tabelle 17 zeigt die durchschnittlichen Anteile der Lebensmittel in Prozent an der Kaliumaufnahme von 1–14 Jahre alten Kindern. Zwischen 57 und 66% der Kaliumaufnahme kommt aus pflanzlichen Lebensmitteln, zwischen 43 und 34% aus tierischen Lebensmitteln. Von den tierischen Lebensmitteln haben Milch und Milchprodukte den größten Anteil an der Kaliumversorgung. Der hohe Anteil von 37% bei 1jährigen Kindern beruht auf dem relativ großen Milchverzehr in dieser Altersgruppe. Die Kinder in den Altersgruppen 3–5 Jahre haben mit 65% ihrer Kaliumaufnahme aus pflanzlichen Lebensmitteln den höchsten Anteil im Vergleich zu den übrigen Altersstufen. Kinder dieser Altersstufe erhielten, wie der Lebensmittelverzehr (Tabelle 1) zeigt, mehr Obst und Obstsäfte als Schulkinder. Obst und Obstsäfte sind kaliumreich. Der Anteil von Kartoffeln an der Kaliumversorgung verdoppelt sich von 14% bei den 4- bis 5jährigen Kindern auf 27% bei den 10- bis 14jährigen Kindern entsprechend der Zunahme im Kartoffelverzehr mit dem Alter von 55 g auf 154 g Kartoffeln/Tag.

3.2.5.3 Eisen

Tabelle 18 zeigt die durchschnittliche Eisenaufnahme mit der Nahrung von 1–14 Jahre alten Kindern. Die Eisenaufnahme beträgt bei den 1jährigen Kindern um 4,5 mg/Tag und steigt bis auf 13,0 mg/Tag bei den 12–14 Jahre alten Jungen und 11,6 mg/Tag bei den Mädchen an. Die durchschnittliche Eisenaufnahme der Jungen ist nach dem 2. Lebensjahr signifikant größer als die der Mädchen. Die höhere Eisenaufnahme der Jungen beruht auf ihrer höheren Energieaufnahme.

Bezogen auf den Energiegehalt liegt die Eisenaufnahme, unabhängig vom Alter und vom Geschlecht, zwischen 4,6 mg und 5,6 mg/1000 kcal.

In der Nahrung der Kinder beträgt die Korrelation zwischen Eisen- und Energieaufnahme durchschnittlich $r = +0,69$, zwischen Eisen- und Magnesiumaufnahme $r = +0,65$, zwischen Eisen- und Kaliumaufnahme $r = +0,61$ (Tabelle 32).

Tabelle 19 zeigt die durchschnittlichen Anteile der Lebensmittel an der Eisenaufnahme von 1–14 Jahre alten Kindern. In allen Altersgruppen sind tierische Lebensmittel zu etwa 1/3, pflanzliche Lebensmittel zu etwa 2/3 an der Eisenversorgung beteiligt. Fleisch und Fleischwaren haben von den tierischen Lebensmitteln den größten Anteil an der Eisenversorgung, von den pflanzlichen Lebensmitteln Brot (Graubrot, Weißbrot) und übrige Getreideprodukte. Obst und Obstsäfte liefern bei den 2- bis 3jährigen Kindern um 20% des Nahrungseisens, bei den 8- bis 14jährigen nur noch 10%. Dagegen tragen Kartoffeln bei den älteren Schulkindern zu 10–12%, bei den 2- bis 3jährigen Kindern nur zu 5% zur Eisenversorgung bei.

Nach unseren Untersuchungen (91) ist der Eisengehalt in Tagesnahrungen bei Berechnung nach Nährwerttabellen im Durchschnitt höher als bei chemischer Analyse. Die mit unserer Nährwerttabelle (106) berechneten Eisenaufnahmen von 1–14 Jahre alten Kindern sind im Durchschnitt 20% höher als die analytisch ermittelten. Die Eisenwerte in unserer Nährwerttabelle entsprechen weitgehend den Angaben im internationalen Schrifttum (60, 116, 120). Bei Verwendung der Standardnährwerttabellen der Bundesrepublik (96) würden die Berechnungen 30–40% höher liegen als die Analy-

Tabelle 18. Durchschnittliche Eisenaufnahme von 1–14 Jahre alten Kindern

Altersgruppen (Jahre)		Eisenaufnahme (mg/Tag)	(mg/kg KG und Tag)	(mg/1000 kcal)
1,0– 1,4	Jungen	4,4 ± 2,5	0,44	4,6
	Mädchen	4,4 ± 2,1	0,42	4,6
1,5– 1,9	Jungen	5,1 ± 2,0	0,46	4,8
	Mädchen	4,1 ± 1,8	0,37	4,6
2,0– 2,4	Jungen	5,8 ± 1,7	0,43	4,6
	Mädchen	5,4 ± 1,5	0,42	4,9
2,5– 2,9	Jungen	6,4 ± 2,0	0,41	5,1
	Mädchen	5,7 ± 1,6	0,43	4,8
3,0– 3,9	Jungen	7,5 ± 1,2	0,46	5,2
	Mädchen	7,1 ± 1,3	0,48	5,4
4,0– 5,9	Jungen	9,1 ± 1,7	0,47	5,6
	Mädchen	8,2 ± 1,5	0,41	5,4
6,0– 7,9	Jungen	9,3 ± 1,7	0,41	5,1
	Mädchen	9,0 ± 1,8	0,38	5,3
8,0– 9,9	Jungen	10,2 ± 1,5	0,36	5,3
	Mädchen	9,2 ± 1,3	0,33	4,9
10,0–11,9	Jungen	10,3 ± 1,6	0,32	4,7
	Mädchen	9,5 ± 1,6	0,30	5,0
12,0–14,9	Jungen	13,0 ± 2,4	0,33	5,0
	Mädchen	11,6 ± 1,6	0,27	4,9

sen. Darauf dürfte zurückzuführen sein, daß im Ernährungsbericht 1976 (22) die Eisenaufnahme von Kindern höher angegeben wird als in unseren Untersuchungen. Im Ernährungsbericht 1980 (23) werden dagegen Eisenaufnahmen von Kindern zwischen 4–14 Jahren angegeben, die um 10–20% niedriger als die von uns beobachteten Eisenaufnahmen liegen.

Die Eisenaufnahme der 3- bis 14jährigen Kinder in unserer Beobachtungsreihe entspricht, absolut und bezogen auf den Energiegehalt, den Angaben aus anderen hochindustrialisierten Staaten (2, 4, 6, 14, 17, 19, 37, 40, 51, 52, 62, 71, 75, 123).

In manchen Ländern wird eine Prophylaxe durch Zusätze von Eisensalzen zu einigen Lebensmitteln vorgenommen. Soweit eine Aufschlüsselung der Angaben möglich war, zeigte sich, daß durch diese Zusätze die Eisenaufnahme von 3- bis 14jährigen Kindern bis höchstens 10% erhöht wurde (2). Amerikanische und englische Kinder im Alter von 1–2 Jahren haben eine etwa doppelt so hohe Eisenaufnahme wie die von uns beobachteten Kinder in diesen Altersgruppen (2, 6, 15, 37, 48, 66). Die amerikanischen und englischen Kinder bekommen etwa 50% ihrer Eisenaufnahme aus Zusätzen von Eisensalzen zu Lebensmitteln, besonders zu Getreideprodukten.

Tabelle 19. Anteile der Lebensmittel (in %) an der Eisenversorgung von 1–14 Jahre alten Kindern

	Altersgruppen (Jahre) 1,0–1,9	2,0–2,9	3,0–3,9	4,0–5,9	6,0–7,9	8,0–9,9	10,0–11,9	12,0–14,9
Milch, Milchprodukte	6	5	5	5	5	6	6	5
Fleisch, Fleischwaren insgesamt	*22*	*20*	*20*	*22*	*22*	*21*	*18*	*22*
Leber, Leberwurst, Blutwurst allein	10	7	6	6	6	5	4	6
Eier	7	7	6	5	5	5	5	5
Getreideprodukte	20	26	22	26	23	22	24	23
Obst, Obstsäfte	14	18	21	17	12	10	9	9
Gemüse	11	7	7	8	8	9	9	8
Kartoffeln	8	5	5	6	9	10	11	12
Kuchen, Süßigkeiten insgesamt	*12*	*12*	*14*	*11*	*16*	*17*	*18*	*16*
Kakao, Schokoladenerzeugnisse allein	5	7	7	5	8	8	9	7
Anteile (%) tierische:pflanzliche Lebensmittel	35:65	32:68	31:69	32:68	32:68	>32:68	29:71	32:68

Die Eisenaufnahme der von uns beobachteten Jungen und Mädchen entspricht in den Altersstufen der 2- bis 9jährigen den Empfehlungen der amerikanischen (36), der deutschen (21) und der englischen Ernährungskommission (20). Diese Kommissionen empfehlen für die Altersstufen der 2- bis 9jährigen Kinder zwischen 7–10 mg Eisen/Tag. Für die 1- bis 3jährigen Kinder macht allerdings die amerikanische Food and Nutrition Board einen Zuschlag und empfiehlt 15 mg Eisen/Tag.

Die von uns beobachteten 10- bis 14jährigen Jungen und Mädchen erhielten zwischen 10–13 mg Eisen/Tag. Für diese Altersstufen empfiehlt die amerikanische Kommission 18 mg Eisen/Tag, die englische 13–14 mg Eisen/Tag, die deutsche Kommission für Jungen 12 mg Eisen/Tag, für Mädchen 18 mg Eisen/Tag. Mit der in hochindustrialisierten Ländern derzeit üblichen Gemischtkost können 15 mg Eisen/Tag von 1- bis 3jährigen Kindern und 18 mg Eisen/Tag von 10- bis 14jährigen Kindern im Durchschnitt nicht erreicht werden.

Die Kinder in unserer Untersuchungsreihe bekamen in allen Altersstufen etwa 20% des Nahrungseisens aus Fleisch und Fleischwaren, etwa 10% aus den übrigen tierischen Lebensmitteln und rund 70% aus pflanzlichen Lebensmitteln. Eine ähnliche Verteilung des Nahrungseisens auf tierische und pflanzliche Lebensmittel wird auch für Kinder in Großbritannien angegeben (6, 62, 123). Holländische Kinder (52) und Kinder in Nordschweden (83) erhielten 40 bzw. 30% des Nahrungseisens aus Fleisch und Fleischwaren.

Wir würden es nicht für richtig halten, einen höheren Fleisch- und Fleischwarenverzehr für 10- bis 14jährige Kinder zu empfehlen, nur um das Eisenangebot mit der Nahrung zu steigern (26). Ernährungsphysiologisch zweckmäßiger wäre eine gezieltere Einplanung eisenreicher Lebensmittel, z.B. Innereien, Blutwurst, aber auch eine gezieltere Auswahl hochwertiger pflanzlicher Lebensmittel, wie Graubrot, Kartoffeln, Hülsenfrüchte usw. Der Eisengehalt der Nahrung von Kindern könnte dadurch um 20–30% erhöht werden (103). Bei dieser Empfehlung ist zu bedenken, daß die Resorptionsrate für Eisen aus Fleisch und Fleischwaren relativ hoch, aus pflanzlichen Lebensmitteln dagegen gering ist. Über die Verfügbarkeit von Eisen aus Kombinationen verschiedener Lebensmittel und erst recht aus Mahlzeiten liegen kaum Erfahrungen vor. Will man den Eisengehalt in der Nahrung erhöhen, erscheint der Vorschlag von *Schäfer* (86) sinnvoll, der Kost gut resorbierbares Eisen in Form von Hämiglobin zuzusetzen.

Ein Maßstab für die Eisenversorgung sind Hämoglobin, Hämatokrit und Serumeisen. Nach der Klassifikation von *O'Neal* et al. (70) sowie von *Weippl* (121) hatten im Raum Dortmund von den 2- bis 12jährigen Kindern und von den 13- bis 16jährigen Mädchen im Durchschnitt 1% nicht akzeptable Hämoglobinwerte und 9% eine defiziente Serumeisenkonzentration (77). Dagegen hatten von den 13- bis 16jährigen Jungen 8,5% ein nicht akzeptables Hämoglobin und 12,5% einen manifesten Eisenmangel. Für etwa 10% der Kinder reicht also der Eisengehalt in der derzeitigen Kost nicht aus, um einen manifesten Eisenmangel zu verhüten. Würde man auch den latenten Eisenmangel einbeziehen, so wäre der Prozentsatz von Kindern mit ungenügender Eisenversorgung sicher noch größer.

Bei Kindern, die Fleisch und Fleischwaren über längere Zeit ablehnen, sollten Eisenversorgung und Eisenhaushalt sorgfältig überwacht werden (85, 86). Hier dürfte eine Prophylaxe mit Hämiglobin, wie von *Schäfer* (86) vorgeschlagen, unumgänglich sein. Eine Gefahr sehen wir auch in dem Trend, daß der Anteil eisenreicher Lebensmittel, wie Graubrot, Haferflocken, Kartoffeln, Hülsenfrüchte, immer weiter zugunsten von Zucker, Weißbrot, Kuchen, Süßigkeiten etc. verschoben wird (27). Mit einer ungenügenden Eisenaufnahme muß auch gerechnet werden, wenn Kinder von einer warmen Mahlzeit in der Gemeinschaftsverpflegung regelmäßig zu wenig essen (25).

3.2.5.4 Spurenelemente (Zink, Mangan, Kupfer, Fluor, Jod, Selen)

Für Kinder liegen nur vereinzelt Angaben über die Aufnahme von Spurenelementen mit der Nahrung vor (48, 53, 67, 84, 94). Eine Kenntnis der Aufnahme von Spurenelementen mit der Nahrung ist wünschenswert, da zunehmend bei den verschiedensten Erkrankungen ein Mangel an einzelnen Spurenelementen vermutet wird. Erst in neuester Zeit liegen genügend Ergebnisse über den Gehalt der Lebensmittel an Spurenelementen vor (38, 41, 56, 60, 69, 76, 92, 93, 96, 113, 122). Diese Angaben machen es möglich, anhand des Lebensmittelverzehrs für Kleinkinder und Schulkinder einen Anhalt über die Aufnahme von einigen Spurenelementen mit der Nahrung zu geben.

Tabelle 20 zeigt die durchschnittliche Aufnahme von Zink, Mangan, Kupfer, Fluor, Jod und Selen von 1–14 Jahre alten Kindern. Die Aufnahme von Zink, Mangan und Selen steigt im Verlauf der Kindheit entsprechend der Energieaufnahme an. Pro 1000 kcal bleibt die Aufnahme von Zink, Mangan und Selen konstant, pro Kilo Körpergewicht und Tag nimmt die Aufnahme ab. Die durchschnittliche tägliche Kupferaufnahme steigt im Verlauf der Kindheit stärker an als die Energieaufnahme. Die Kupferaufnahme pro 1000 kcal liegt bei den 1jährigen Kindern um 0,62 mg, im Schulalter um 0,7 mg/1000 kcal. Die durchschnittliche tägliche Fluor- und Jodaufnahme steigt im Verlauf der Kindheit geringer an als die Energieaufnahme. Dementsprechend liegt die Fluoraufnahme pro 1000 kcal bei den 1jährigen Kindern um 180 μg/1000 kcal, im Schulalter um 150 μg/1000 kcal. Die entsprechenden Werte für die Jodaufnahme liegen bei 34 μg/1000 kcal bzw. 30–32 μg/1000 kcal.

Tabelle 21 zeigt die durchschnittlichen Lebensmittelanteile an der Zink-, Mangan- und Kupferaufnahme von 1–14 Jahre alten Kindern.

Zink. Tierische Lebensmittel haben an der Zinkaufnahme der 1jährigen Kinder einen Anteil von 64%, bei 2- bis 14jährigen Kindern von etwa 60%. Dementsprechend liefern pflanzliche Lebensmittel zwischen 36% und 40% der Zinkaufnahme. Von den tierischen Lebensmitteln tragen Milch und Milchprodukte am stärksten zur Zinkversorgung bei, von den pflanzlichen Lebensmitteln Getreideprodukte, Brot.

Mangan. Tierische Lebensmittel haben einen Anteil von 2% an der Manganaufnahme, pflanzliche Lebensmittel von 98%. Zwischen 40 und 49% der gesamten Manganaufnahme kommt aus Getreideprodukten, vorwiegend aus Vollkornerzeugnissen. Obst und Obstsäfte tragen zwischen 24 und 15% zur Manganaufnahme bei. Einen bemerkenswert hohen Beitrag zur Manganaufnahme liefert die Lebensmittelgruppe „Kuchen, Süßigkeiten". Der Mangangehalt dieser Lebensmittelgruppe wird entscheidend bestimmt durch Kakaopulver, das pro 100 g 3,0 mg Mangan enthält.

Kupfer. Tierische Lebensmittel tragen zu 16–21% zur Kupferversorgung bei, pflanzliche Lebensmittel zu 79–84%. Kakaopulver hat mit 3,4 mg/100 g einen hohen Kupfergehalt. Darauf ist der relativ hohe Anteil der Lebensmittelgruppe „Kuchen, Süßigkeiten" an der Kupferaufnahme zurückzuführen.

Tabelle 20. Durchschnittliche Aufnahme von Zink, Mangan, Kupfer, Fluor, Jod und Selen von 1–14 Jahre alten Kindern

Altersgruppen (Jahre)	Zinkaufnahme (mg)		Manganaufnahme (mg)		Kupferaufnahme (mg)		Fluoraufnahme (μg)		Jodaufnahme (μg)		Selenaufnahme (μg)	
Jungen und Mädchen	pro Tag	pro 1000 kcal	pro Tag	pro 1000 kcal	pro Tag	pro 1000 kcal	pro Tag	pro 1000 kcal	pro Tag	pro 1000 kcal	pro Tag	pro 1000 kcal
1,0– 1,4	3,3	3,5	1,1	1,2	0,58	0,61	175	185	34	36	19	20
1,5– 1,9	3,3	3,6	1,2	1,3	0,58	0,63	160	175	29	32	18	20
2,0– 2,4	4,0	3,5	1,6	1,4	0,75	0,65	185	160	33	29	22	19
2,5– 2,9	4,2	3,5	1,9	1,6	0,83	0,69	200	165	36	30	23	19
3,0– 3,9	4,5	3,2	2,1	1,5	0,95	0,68	215	155	39	28	25	18
4,0– 5,9	5,5	3,4	2,4	1,5	1,08	0,68	250	160	48	30	31	20
6,0– 7,9	6,5	3,7	2,5	1,4	1,31	0,75	280	160	56	32	26	21
8,0– 9,9	6,8	3,6	2,4	1,3	1,31	0,69	280	150	60	32	38	20
10,0–11,9	7,0	3,4	2,7	1,3	1,47	0,72	290	140	63	31	40	20
12,0–14,9	8,4	3,4	3,4	1,3	1,76	0,70	360	140	76	30	54	22

Tabelle 21. Anteile der Lebensmittel (in %) an der Zink-, Mangan- und Kupferaufnahme von 1–14 Jahre alten Kindern

	Lebensmittelanteile an der Zinkaufnahme					Lebensmittelanteile an der Manganaufnahme					Lebensmittelanteile an der Kupferaufnahme				
Altersgruppen (Jahre)	1,0– 1,9	2,0– 2,9	3,0– 5,9	6,0– 9,9	10,0– 14,9	1,0– 1,9	2,0– 2,9	3,0– 5,9	6,0– 9,9	10,0– 14,9	1,0– 1,9	2,0– 2,9	3,0– 5,9	6,0– 9,9	10,0– 14,9
Milch, Milchprodukte	40	34	32	34	34	1	1	1	1	1	6	5	4	3	3
Fleisch, Fleischwaren, Fisch	19	22	23	23	20	1	1	1	1	1	13	10	11	11	11
Eier	5	6	5	4	5	<1	<1	<1	<1	<1	2	2	2	2	2
Getreideprodukte	13	16	17	17	19	40	49	48	47	46	22	24	24	25	26
Obst, Obstsäfte	6	8	9	5	4	24	24	25	16	15	20	26	26	15	10
Gemüse	6	4	5	5	5	11	5	6	7	8	10	6	7	7	7
Kartoffeln	3	2	3	4	5	5	3	3	6	7	10	6	7	11	13
Kuchen, Süßigkeiten insgesamt	*6*	*7*	*6*	*6*	*7*	*17*	*16*	*16*	*22*	*22*	*17*	*18*	*19*	*26*	*27*
aus Kakaopulver allein	2	5	3	2	2	11	14	14	16	16	8	13	12	19	19
Anteile tierische Lebensmittel (%)	64	62	60	61	59	2	2	2	2	2	21	17	17	16	16
Anteile pflanzliche Lebensmittel (%)	36	38	40	39	41	98	98	98	98	98	79	83	83	84	84

Tabelle 22. Anteile der Lebensmittel (in %) an der Fluor-, Jod- und Selenaufnahme von 1–14 Jahre alten Kindern

	Lebensmittelanteile an der Fluoraufnahme					Lebensmittelanteile an der Jodaufnahme					Lebensmittelanteile an der Selenaufnahme				
Altersgruppen (Jahre)	1,0–1,9	2,0–2,9	3,0–5,9	6,0–9,9	10,0–14,9	1,0–1,9	2,0–2,9	3,0–5,9	6,0–9,9	10,0–14,9	1,0–1,9	2,0–2,9	3,0–5,9	6,0–9,9	10,0–14,9
Milch, Milchprodukte	34	28	26	32	31	43	35	30	32	31	24	20	17	16	16
Fleisch, Fleischwaren	9	10	11	12	10	3	4	4	4	3	19	20	21	19	16
Fisch, Fischprodukte	2	2	3	5	5	12	16	20	21	22	2	3	4	7	6
Eier	2	3	3	2	2	4	5	4	4	4	9	11	10	8	9
Getreideprodukte	5	7	8	11	12	10	14	14	14	16	26	30	31	32	37
Obst, Obstsäfte	9	14	15	8	6	7	12	12	7	5	6	9	8	5	4
Gemüse	9	5	6	6	6	13	7	8	7	7	3	2	2	3	2
Kartoffeln	3	2	2	4	5	5	4	4	7	8	2	1	2	3	3
Kuchen, Süßigkeiten	5	5	5	6	7	3	3	3	4	4	7	4	4	6	6
Anteil Trinkwasser	17	21	15	12	12	<1	<1	<1	<1	<1	<1	<1	<1	<1	<1
Anteile tierische Lebensmittel (%)	47	43	43	51	48	62	60	58	61	60	54	54	52	50	47
Anteile pflanzliche Lebensmittel (%)	36	36	42	37	40	38	40	42	39	40	46	46	48	50	53

Tabelle 22 zeigt die durchschnittlichen Anteile der Lebensmittel an der Fluor-, Jod- und Selenaufnahme von 1–14 Jahre alten Kindern.

Fluor. Zur Fluoraufnahme tragen tierische Lebensmittel zu etwa 47%, pflanzliche zu etwa 40% und das Trinkwasser zu 12–20% bei. Der Fluorgehalt des Trinkwassers im Raume Dortmund liegt im Durchschnitt bei 0,14 mg/Liter. Die meisten Gebiete in der Bundesrepublik haben im Trinkwasser eine Fluorkonzentration in dieser Höhe (3, 46, 69). Bei der Herstellung von Gelatine werden Fluorverbindungen verwendet. Dieser Fluorgehalt wurde nicht berücksichtigt.

Jod. Die Jodaufnahme stammt zu 60% aus tierischen Lebensmitteln und 40% aus pflanzlichen. Milch und Milchprodukte liefern zwischen 43 und 30% der täglichen Jodaufnahme. Mit einem durchschnittlichen täglichen Verzehr von Fisch und Fischerzeugnissen von nur 2–10 g erhalten die Kinder 12–22% ihrer Jodaufnahme.

Selen. An der Selenaufnahme haben tierische und pflanzliche Lebensmittel denselben Anteil. Mit einem Verzehr von 2–3 Eiern pro Woche erhalten 2- bis 14jährige Kinder im Durchschnitt 10% ihrer Selenaufnahme. Getreideprodukte liefern bei den 1jährigen Kindern 1/4, bei den Schulkindern 1/3 der Selenaufnahme.

Bei Berechnung der Aufnahme eines Nährstoffs mit Nährwerttabellen stellt sich die Frage, inwieweit Berechnung und Analyse übereinstimmen.

In einer von uns durchgeführten Stichprobe von 680 Tagesnahrungen fanden wir, daß der berechnete Mittelwert für Zink 10% niedriger, dagegen für Kupfer 18% und für Mangan 21% höher lag als die analytischen Mittelwerte. Diese Unterschiede zwischen Analyse und Berechnung könnten darauf beruhen, daß in den Lebensmitteln die Schwankungsbreiten für Zink, Kupfer und Mangan größer sind als z.B. für Protein, Fett und Kohlenhydrate. Außerdem ist die für die Spurenelementanalyse in Lebensmitteln angewendete Methodik noch nicht einheitlich genug. Zu berücksichtigen ist auch, daß die in den Tabellen angegebenen Werte nicht für jedes Lebensmittel auf einer genügend großen Anzahl von Einzelanalysen beruhen.

Untersuchungen über die Aufnahme von Spurenelementen mit der Nahrung von Kindern in hochindustrialisierten Ländern liegen unseres Wissens nur in den USA vor. Die Zink- und Kupferaufnahme von älteren Schulkindern in den USA (53, 67) entspricht der Aufnahme der von uns beobachteten gleichaltrigen Kinder. Für Zink wird von den Ernährungskommissionen in den USA (36) und der Bundesrepublik (21) eine Aufnahme von 6–10 mg/Tag für Kleinkinder und von 10–15 mg/Tag für Schulkinder empfohlen. Es erscheint fraglich, ob eine so hohe Zinkaufnahme mit einer üblichen Kost erreicht werden kann. Für Kupfer empfiehlt die WHO (125) für Kinder 40 μg/kg und Tag. Eine Kupferaufnahme in dieser Größenordnung fanden wir bei den von uns untersuchten Kindern.

Die Fluor- (34, 94) und Jodaufnahme (48) mit der Nahrung ist bei amerikanischen Kindern und Jugendlichen wesentlich größer als bei den von uns beobachteten Kindern. In den USA wird Fluor und Jod Lebensmitteln zugesetzt. Das Trinkwasser in den USA hat einen Fluorgehalt von 0,4–1,0 mg/Liter, das Trinkwasser in der Bundesrepublik hat dagegen einen Fluorgehalt etwa wie das Dortmunder Trinkwasser von 0,14 mg/Liter (13, 46, 94). Eine Fluoraufnahme, wie sie in den USA gefunden wird und wie sie von der Deutschen Gesellschaft für Ernährung (21) empfohlen wird, kann nur erreicht werden bei Verwendung von fluoridiertem Trinkwasser oder bei einer Kariesprophylaxe mit Fluortabletten. Jod wird in den USA dem Kochsalz und dem Brot zugesetzt. In der Bundesrepublik ist ein Zusatz von Jod nur zum Kochsalz (50 μg Jod/10 g Kochsalz) erlaubt. Jodiertes Kochsalz wurde in den von uns beobachteten Haushaltungen nicht verwendet. Die Jodaufnahme der von uns beobachteten Kinder liegt unter den Empfehlungen der Ernährungskommission in USA (36) und der Bundesrepublik (21).

Die Selenaufnahme 2jähriger Kinder in den USA ist nach einer Marktkorbanalyse (48) mit 40 μg/Tag größer als die Selenaufnahme der von uns beobachteten Kinder. Da bei einer Marktkorbanalyse der tatsächliche Lebensmittelverzehr nicht erfaßt wird, kann nicht entschieden werden, ob der Verzehr zu hoch angesetzt wurde oder der Selengehalt in amerikanischen Lebensmitteln größer ist als der vergleichbarer Lebensmittel in der Bundesrepublik. Für Selen werden von den Ernährungskommissionen keine Empfehlungen angegeben. Die amerikanische Ernährungskommission hält eine Selenaufnahme zwischen 20–200 μg für sicher und adäquat (36).

Für die Größe der Spurenelementaufnahme ist die Auswahl der Lebensmittel entscheidend. Setzt sich der derzeitige Trend in der Ernährung fort, den Anteil biologisch wenig wertvoller kohlenhydratreicher Lebensmittel (Feinmehle, Zucker etc.) weiter zu steigern, so würde sich die Aufnahme z.B. von Mangan, Kupfer und Selen mit der Nahrung entscheidend verringern (108).

3.2.5.5 Schwermetalle (Blei, Cadmium, Quecksilber)

Die Aufnahme von Schwermetallen mit der Nahrung zu kennen ist wichtig, weil sie ein Teil der Gesamtbelastung mit Schwermetallen ist.

Für die Schwermetalle Blei, Cadmium und Quecksilber in Lebensmitteln sind repräsentative Werte für die Bundesrepublik erst neuerdings zusammengestellt worden (54). Diese Angaben machen es möglich, anhand des Lebensmittelverzehrs für Kleinkinder und Schulkinder einen Anhalt über die Aufnahme dieser Schwermetalle mit der Nahrung zu geben.

Über die Aufnahme von Blei, Cadmium und Quecksilber mit der Nahrung von 1- bis 14jährigen Kindern unterrichtet Tabelle 23.

Tabelle 23. Durschnittliche Aufnahme von Blei, Cadmium und Quecksilber mit der Nahrung von 1–14 Jahre alten Kindern

Altersgruppen (Jahre) Jungen und Mädchen	Bleiaufnahme (μg) pro Tag	Bleiaufnahme (μg) pro 1000 kcal	Cadmiumaufnahme (μg) pro Tag	Cadmiumaufnahme (μg) pro 1000 kcal	Quecksilberaufnahme (μg) pro Tag	Quecksilberaufnahme (μg) pro 1000 kcal
1,0– 1,4	61	64	12	13	3,1	3,3
1,5– 1,9	57	62	11	12	2,9	3,2
2,0– 2,4	78	68	13	11	3,6	3,1
2,5– 2,9	84	69	14	12	3,8	3,1
3,0– 3,9	95	69	15	11	4,4	3,2
4,0– 5,9	112	70	18	11	5,1	3,2
6,0– 7,9	110	63	20	12	6,5	3,7
8,0– 9,9	114	60	22	12	6,6	3,5
10,0–11,9	112	55	23	11	7,2	3,5
12,0–14,9	142	56	28	11	8,5	3,4

Tabelle 24. Anteile der Lebensmittel (in %) an der Blei-, Cadmium- und Quecksilberaufnahme von 1–14 Jahre alten Kindern

	Lebensmittelanteile an der Bleiaufnahme					Lebensmittelanteile an der Cadmiumaufnahme					Lebensmittelanteile an der Quecksilberaufnahme				
Altersgruppen (Jahre)	1,0–1,9	2,0–2,9	3,0–5,9	6,0–9,9	10,0–14,9	1,0–1,9	2,0–2,9	3,0–5,9	6,0–9,9	10,0–14,9	1,0–1,9	2,0–2,9	3,0–5,9	6,0–9,9	10,0–14,9
Milch, Milchprodukte	28	23	20	19	18	34	29	25	22	20	22	16	12	13	10
Fleisch, Fleischwaren	3	3	3	4	4	5	5	5	5	5	7	6	6	5	5
Fisch, Fischprodukte	<1	<1	1	1	1	<1	<1	<1	<1	<1	6	8	10	16	18
Eier	1	2	1	1	2	2	3	3	2	2	4	5	5	4	4
„Sichtbare" Fette	1	1	2	3	3	1	1	2	2	2	7	9	10	10	10
Getreideprodukte	8	8	8	10	12	5	7	7	7	8	7	8	8	8	8
Obst, Obstsäfte	28	41	42	29	22	12	20	21	12	9	8	13	13	8	5
Gemüse	16	10	11	14	15	10	7	8	8	7	5	3	4	3	3
Kartoffeln	5	3	3	6	8	16	12	14	22	26	7	5	6	8	10
Kuchen, Süßigkeiten	9	8	8	12	14	12	14	15	18	19	25	25	25	24	26
Anteile tierische Lebensmittel (%)	32	29	25	25	25	42	38	34	30	28	44	41	39	42	41
Anteile pflanzliche Lebensmittel (%)	68	71	75	75	75	58	62	66	70	72	56	59	61	58	59

Die Aufnahme dieser Schwermetalle nimmt im Verlauf der Kindheit zu. Die Zunahme geht etwa der größeren Nahrungs- und Energieaufnahme pro Tag parallel. Die Bleiaufnahme pro 1000 kcal scheint ab dem 3. Lebensjahr mit zunehmendem Alter abzunehmen, während die Aufnahme von Cadmium und Quecksilber unverändert bleibt.

Tabelle 24 zeigt die durchschnittlichen Anteile der Lebensmittel an der Schwermetallaufnahme von 1–14 Jahre alten Kindern.

Blei. Tierische Lebensmittel machen an der Bleiaufnahme mit der Nahrung zwischen 32 und 25% aus, pflanzliche Lebensmittel zwischen 68 und 75%. Von den tierischen Lebensmitteln haben Milch und Milchprodukte den größten Anteil an der Bleiaufnahme, von pflanzlichen Lebensmitteln Obst, Obstsäfte, Gemüse und Getreideprodukte. Der hohe Anteil von Obst und Obstsäften an der Bleiaufnahme von 2- bis 5jährigen Kindern beruht darauf, daß der Verzehr von Obst und Obstsäften relativ und absolut größer ist als in den übrigen Altersstufen.

Cadmium. Zwischen 42 und 28% der Cadmiumaufnahme mit der Nahrung kommen aus tierischen Lebensmitteln, davon 3/4 aus Milch und Milchprodukten. Der Anteil von Cadmium aus pflanzlichen Lebensmitteln mit 58–72% an der Aufnahme kommt zur Hälfte aus Obst, Obstsäften und Kartoffeln. Kartoffeln allein tragen zwischen 12 und 26% zur Cadmiumaufnahme bei.

Quecksilber. An der Quecksilberaufnahme haben tierische Lebensmittel einen Anteil um 40%, pflanzliche Lebensmittel um 60%. Mit einem durchschnittlichen täglichen Verzehr von 2–5 g Fisch und Fischerzeugnissen erhalten Kleinkinder bereits 8%, Schulkinder mit durchschnittlich 10 g Fisch pro Tag 17% ihrer Quecksilberaufnahme. Aus dem Zuckeranteil in Kuchen, Süßigkeiten und süßen Getränken stammt 25% der täglichen Quecksilberaufnahme.

Über die Aufnahme der Schwermetalle Blei, Cadmium und Quecksilber mit der Nahrung sind uns für Kinder keine Untersuchungen bekannt. Für Erwachsene liegen Arbeiten über die Aufnahme von Schwermetallen mit der Nahrung aus der Bundesrepublik (5, 34, 88), aus Holland (32, 80) und England (47, 61) vor. Von den Inhaltsstoffen der Lebensmittel hat der Gehalt an Schwermetallen die größten Streubreiten. Der Gehalt der Lebensmittel an Blei, Cadmium und Quecksilber weist, je nach Standort, Bodenbeschaffenheit, Klima etc. erhebliche Unterschiede auf. Unsere Ergebnisse geben einen Anhalt für die mittlere Aufnahme von Blei, Cadmium und Quecksilber in der Nahrung von Kindern in der Bundesrepublik. Die von uns verwendeten Werte (108) des Schwermetallgehalts in Lebensmitteln sind für die Bundesrepublik repräsentativ. Die Gehaltsangaben für die Lebensmittel sind Durchschnittswerte aus Untersuchungen von Lebensmitteluntersuchungsämtern aus allen Ländern der Bundesrepublik Deutschland (54). Thermische Bearbeitungsverfahren, wie Kochen und Dämpfen, vermindern die Blei-, Cadmium- und Quecksilberkonzentrationen in den verzehrfertigen Lebensmitteln nur unwesentlich (89).

Für einzelne Lebensmittel, z.B. Trinkwasser, Fisch und Fischerzeugnisse liegen gesetzlich festgelegte Höchstmengen für die Schwermetalle Blei, Cadmium und Quecksilber vor (57). Diese Höchstmengen sagen, isoliert betrachtet, nichts über die Schwermetallaufnahme der Bevölkerung mit ihrer Nahrung aus. Von der WHO wurden 1972 (124) und 1978 (126) vorläufige Richtwerte für die noch duldbare Aufnahme (pro-

Tabelle 25. Durchschnittliche tägliche Retinol-(Vitamin A-), Carotin-(β-Carotin-) und Retinoläquivalentaufnahme von 1–14 Jahre alten Kindern

Altersgruppen (Jahre)		Retinolaufnahme[a] (mg/Tag)	Carotinaufnahme[b] (mg/Tag)	Retinoläquivalentaufnahme[c] (mg/Tag)	Anteil aus Retinol (%)
1,0– 1,4	Jungen	0,45 ± 0,34	1,61 ± 1,45	0,72	63
	Mädchen	0,43 ± 0,35	2,03 ± 1,83	0,77	56
1,5– 1,9	Jungen	0,30 ± 0,23	1,10 ± 0,96	0,48	63
	Mädchen	0,43 ± 0,32	1,48 ± 1,33	0,68	63
2,0– 2,4	Jungen	0,39 ± 0,29	1,41 ± 1,10	0,63	62
	Mädchen	0,35 ± 0,31	1,19 ± 1,16	0,55	64
2,5– 2,9	Jungen	0,35 ± 0,25	1,38 ± 1,29	0,58	60
	Mädchen	0,34 ± 0,19	1,28 ± 1,15	0,55	62
3,0– 3,9	Jungen	0,46 ± 0,20	1,56 ± 0,56	0,72	64
	Mädchen	0,41 ± 0,16	1,48 ± 0,62	0,66	62
4,0– 5,9	Jungen	0,51 ± 0,23	1,90 ± 0,81	0,82	62
	Mädchen	0,45 ± 0,16	1,65 ± 0,69	0,72	63
6,0– 7,9	Jungen	0,64 ± 0,42	1,63 ± 0,82	0,92	70
	Mädchen	0,44 ± 0,20	1,76 ± 0,97	0,72	61
8,0– 9,9	Jungen	0,76 ± 0,37	1,77 ± 0,84	1,04	73
	Mädchen	0,69 ± 0,42	1,71 ± 1,24	0,96	72
10,0–11,9	Jungen	0,70 ± 0,44	1,69 ± 1,00	0,99	71
	Mädchen	0,64 ± 0,44	1,53 ± 0,66	0,91	70
12,0–14,9	Jungen	0,81 ± 0,40	2,02 ± 1,16	1,15	70
	Mädchen	0,62 ± 0,24	1,67 ± 1,20	0,89	70

[a] 1 IE Retinol = 0,3 μg Retinol
[b] 1 IE β-Carotin = 0,6 μg β-Carotin
[c] mg Retinoläquivalente = mg Retinol + $\frac{\text{mg Carotin}}{6}$

visional tolerable intake) von Blei, Cadmium und Quecksilber mit der Nahrung für Erwachsene angegeben. Diese Werte liegen, wenn wir die Aufnahme der von uns beobachteten 12- bis 14jährigen Kinder zum Vergleich nehmen, für Blei 2–3mal höher, für Cadmium zweimal und für Quecksilber 4–5mal höher. Die Kommission der WHO betont aber ausdrücklich, daß diese noch duldbaren Richtwerte nur für Erwachsene gelten und nicht ohne weiteres auf Kinder mit ihrer von Erwachsenen unterschiedlichen Empfindlichkeit übertragen werden können.

3.2.6 Vitaminaufnahmen

3.2.6.1 Retinol, Carotin

Für die Beurteilung der Vitamin A-Versorgung werden Retinol und β-Carotin nach internationaler Vereinbarung zusammengefaßt und als Retinoläquivalente angegeben (s. Tabelle 25). 1,0- bis 1,4-jährige Kinder erhalten im Durchschnitt pro Tag 0,75 mg Retinoläquivalente. Die Aufnahme von Retinoläquivalenten sinkt bis auf 0,58 mg/Tag bei den 2jährigen Kindern ab und steigt dann bis auf etwa 1 mg/Tag bei den 12- bis 14jährigen an. 2- bis 14jährige Mädchen bekommen mit ihrer Nahrung im Durchschnitt der Altersstufen etwa 10–15% weniger Retinoläquivalente als Jungen. In der Nahrung 1- bis 5jähriger Kinder trägt Retinol allein zu durchschnittlich 63%, bei den 6- bis 14jährigen Kindern zu 70% zur Versorgung mit Retinoläquivalenten bei. Bei den Kleinkindern kommen 37% der Retinoläquivalente aus Carotin, bei den Schulkindern 30%.

Tabelle 26 zeigt die durchschnittlichen Anteile der Lebensmittel an der Retinolversorgung von 1–14 Jahre alten Kindern. Die tierischen Lebensmittel sind die natürlichen Retinolträger. Sie tragen bei Kindern in allen Altersstufen zu 75–80% zur Retinolversorgung bei. Leber ist das Lebensmittel mit dem höchsten Retinolgehalt. Schon mit durchschnittlich 5 g Leber und Leberwurst pro Tag bekommen Kinder zwischen 20 und 40% ihrer Retinolversorgung. Vollmilch (Fettgehalt 3,5%) und Butter zusammen tragen bei Vorschulkindern zu 45–50%, bei Schulkindern zu 30% zur Retinolversorgung bei.

Retinol in pflanzlichen Lebensmitteln (Margarine, Instantkakao, Getreideflocken) stammt aus Zusätzen. Der Anteil von Margarine an der Retinolversorgung steigt von 4 bei den 1jährigen auf 20% bei den Schulkindern an, da Kleinkinder mehr Butter, Schulkinder mehr Margarine bekommen. Der Retinolzusatz zu Instantkakao und Getreideflocken trägt bei 1jährigen Kindern zu 18, bei Schulkindern zu 1–2% zur Retinolversorgung bei.

Tabelle 27 zeigt die durchschnittlichen Anteile der Lebensmittel an der Carotinversorgung von 1–14 Jahre alten Kindern. Wichtigste Carotinträger sind Karotten, Gemüse und Kartoffeln. Karotten und Karottensaft allein tragen bei den 1jährigen Kindern zu 56% zur Carotinversorgung bei, in den übrigen Altersstufen zwischen 32 und 46%. Nur 10–15% der Carotinversorgung stammt aus tierischen Lebensmitteln.

3.2.6.2 Thiamin, Riboflavin, Ascorbinsäure, Niacin

Die durchschnittliche tägliche Aufnahme dieser Vitamine zeigt Tabelle 28.

Thiamin. Einjährige Kinder erhalten im Durchschnitt 0,48 mg Thiamin/Tag. Die Thiaminaufnahme nimmt im Verlauf der Kindheit zu bis auf 1,12 mg/Tag bei den 12- bis 14jährigen Jungen und auf 1,05 mg/Tag bei den Mädchen. Bezogen auf den Energiegehalt beträgt die Thiaminaufnahme in den einzelnen Altersstufen zwischen 0,45 und 0,55 mg/1000 kcal.

Riboflavin. Die Riboflavinaufnahme liegt bei 1jährigen Kindern im Durchschnitt bei 0,95 mg/Tag. Die Riboflavinaufnahme steigt im Verlauf der Kindheit an auf 2,06 mg/Tag bei den 12- bis 14jährigen Jungen und auf 1,81 mg/Tag bei den Mädchen. Bezogen auf die Energieeinheit liegt die Riboflavinaufnahme um 1,0 mg/1000 kcal bei den 1jährigen Kindern, bei den 10- bis 14jährigen Kindern um 0,8 mg/1000 kcal. Die Ribofla-

Tabelle 26. Anteile der Lebensmittel (in %) an der Retinolversorgung von 1–14 Jahre alten Kindern

	Altersgruppen (Jahre) 1,0–1,9	2,0–2,9	3,0–3,9	4,0–5,9	6,0–7,9	8,0–9,9	10,0–11,9	12,0–14,9
Milch, Milchprodukte	30	28	21	24	17	14	14	15
Butter	14	22	24	20	18	9	17	17
Leber, Leberwurst	21	19	26	24	33	40	29	29
Eier	9	12	11	10	8	7	9	8
Kuchen, Eiscreme, Milchschokolade	3	2	2	2	4	7	8	7
Aus Vitaminzusätzen:								
Zu Margarine	4	8	7	12	17	20	20	21
Zu Getreideprodukten, Instantkakao	18	9	7	7	3	1	1	1

Tabelle 27. Anteile der Lebensmittel (in %) an der Carotinversorgung von 1–14 Jahre alten Kindern

	Altersgruppen (Jahre) 1,0–1,9	2,0–2,9	3,0–3,9	4,0–5,9	6,0–7,9	8,0–9,9	10,0–11,9	12,0–14,9
Milch, Milchprodukte	4	5	4	4	4	4	4	4
Eier	4	7	6	6	6	6	7	7
Butter, Margarine	3	5	6	6	7	6	9	9
Gemüse, Kartoffeln insgesamt	*76*	*55*	*53*	*61*	*62*	*67*	*62*	*63*
Karotten, Karottensaft allein	56	32	35	39	42	46	41	40
Obst, Obstsäfte	12	27	29	22	18	12	13	13
Kuchen, Eiscreme	1	1	<1	<1	1	2	3	3

Tabelle 28. Durchschnittliche tägliche Thiamin-, Riboflavin-, Ascorbinsäure- und Niacinaufnahme von 1–14 Jahre alten Kindern

Altersgruppen (Jahre)		Thiaminaufnahme (Vitamin B_1) (mg) pro Tag	pro 1000 kcal	Riboflavinaufnahme (Vitamin B_2) (mg) pro Tag	pro 1000 kcal	Ascorbinsäureaufnahme (Vitamin C) (mg) pro Tag	Niacinaufnahme (mg) pro Tag	Tryptophanaufnahme (mg) pro Tag	Niacinäquivalente[a] (mg) pro Tag
1,0– 1,4	Jungen	0,57 ± 0,26	0,59	0,95 ± 0,44	0,99	93 ± 65	4,6 ± 2,2	340	10
	Mädchen	0,48 ± 0,18	0,51	1,00 ± 0,36	1,05	61 ± 39	4,4 ± 2,2		
1,5– 1,9	Jungen	0,47 ± 0,11	0,44	0,91 ± 0,26	0,86	60 ± 54	4,1 ± 1,3	330	10
	Mädchen	0,44 ± 0,17	0,49	0,89 ± 0,39	1,00	48 ± 36	3,9 ± 1,7		
2,0– 2,4	Jungen	0,64 ± 0,25	0,51	1,06 ± 0,32	0,85	77 ± 61	5,0 ± 1,7	380	11
	Mädchen	0,56 ± 0,19	0,51	0,93 ± 0,31	0,85	55 ± 39	4,5 ± 1,6		
2,5– 2,9	Jungen	0,67 ± 0,22	0,54	1,14 ± 0,42	0,91	75 ± 45	5,5 ± 2,3	400	12
	Mädchen	0,59 ± 0,18	0,50	0,96 ± 0,31	0,81	77 ± 45	4,7 ± 1,6		
3,0– 3,9	Jungen	0,64 ± 0,11	0,45	1,24 ± 0,26	0,86	82 ± 22	5,3 ± 1,0	420	12
	Mädchen	0,59 ± 0,10	0,45	1,08 ± 0,23	0,82	71 ± 22	4,9 ± 1,0		
4,0– 5,9	Jungen	0,77 ± 0,15	0,47	1,40 ± 0,25	0,86	90 ± 26	6,7 ± 1,3	510	15
	Mädchen	0,70 ± 0,14	0,46	1,33 ± 0,26	0,88	84 ± 25	5,9 ± 1,3		
6,0– 7,9	Jungen	0,85 ± 0,14	0,48	1,59 ± 0,28	0,90	91 ± 31	7,1 ± 1,4	600	17
	Mädchen	0,82 ± 0,23	0,49	1,44 ± 0,21	0,86	80 ± 33	6,8 ± 2,1		
8,0– 9,9	Jungen	0,89 ± 0,12	0,46	1,60 ± 0,24	0,84	91 ± 22	8,4 ± 1,4	660	18
	Mädchen	0,85 ± 0,11	0,46	1,63 ± 0,24	0,88	77 ± 27	7,0 ± 1,4		
10,0–11,9	Jungen	0,97 ± 0,15	0,45	1,75 ± 0,38	0,80	79 ± 23	7,7 ± 1,4	660	18
	Mädchen	0,88 ± 0,12	0,46	1,57 ± 0,38	0,83	73 ± 21	7,1 ± 1,4		
12,0-14,9	Jungen	1,12 ± 0,18	0,43	2,06 ± 0,38	0,80	96 ± 30	9,6 ± 2,5	800	23
	Mädchen	1,05 ± 0,16	0,44	1,81 ± 0,38	0,76	91 ± 25	9,5 ± 1,9		

[a] $\text{mg Niacinäquivalente} = \text{mg Niacin} + \frac{\text{mg Tryptophan}}{60}$

vinaufnahme pro Tag verdoppelt sich im Verlauf der Kindheit, während die Energieaufnahme um das Zweieinhalbfache ansteigt.

Ascorbinsäure. Jungen zwischen 1 und 14 Jahren erhalten mit ihrer Nahrung, unabhängig vom Alter, im Durchschnitt zwischen 60 und 96 mg Ascorbinsäure/Tag. Mit 48–91 mg Ascorbinsäure/Tag haben Mädchen eine etwa 15% niedrigere Ascorbinsäureaufnahme. Im Verlauf der Kindheit kommt es nicht zu einem reellen Anstieg in der Ascorbinsäureaufnahme. Bezogen auf die Energieeinheit nimmt der Ascorbinsäuregehalt von 64 mg/ 1000 kcal bei den 1jährigen Kindern auf 38 mg/1000 kcal bei den 10- bis 14jährigen Kindern ab (29). Die in Tabelle 28 angegebenen Werte für die Ascorbinsäureaufnahme umfassen den Ascorbinsäuregehalt der Lebensmittel, ohne Berücksichtigung der Kochverluste.

Niacinäquivalente. Niacin und Tryptophan in der Nahrung werden nach internationaler Vereinbarung als Niacinäquivalente zusammengefaßt. Unter den Bedingungen der bei uns üblichen Gemischtkost werden 60 mg Tryptophan mit der Wirkung von 1 mg Niacin gleichgesetzt. Einjährige Kinder bekommen mit ihrer Nahrung im Durchschnitt 10 mg Niacinäquivalente/Tag, 12- bis 14jährige 23 mg/Tag. Niacin allein trägt in allen Altersstufen zu etwa 40% zur Versorgung mit Niacinäquivalenten bei.

Jungen erhalten im Durchschnitt der Altersstufen etwa 10% mehr Thiamin, Riboflavin und Niacin als gleichaltrige Mädchen. Wir führen das darauf zurück, daß Jungen mehr essen und damit etwa 10% mehr Energie aufnehmen als gleichaltrige Mädchen (101). Bezogen auf die Energieeinheit 1000 kcal bestehen deshalb zwischen Jungen und Mädchen in allen Altersstufen keine Unterschiede in der Thiamin-, Riboflavin- und Niacinaufnahme.

Nehmen wir als unteren Grenzwert für eine positive Korrelation einen Koeffizienten größer als r = + 0,60, so bestehen positive Korrelationen nur zwischen Riboflavin und Protein (r = + 0,63), zwischen Riboflavin und Calcium (r = + 0,70), zwischen Riboflavin und Phosphor (r = + 0,77) und zwischen Niacin und Thiamin (r = + 0,64) (Tabelle 32).

Tabelle 29 zeigt die durchschnittlichen Anteile der Lebensmittel an der Thiaminversorgung von 1–14 Jahre alten Kindern. Etwa 40% des Thiamins stammt aus tierischen Lebensmitteln, 60% aus pflanzlichen. Von den tierischen Lebensmitteln sind Milch und Milchprodukte sowie Schweinefleisch die wichtigsten Thiaminträger. Von den pflanzlichen Lebensmitteln liefern Brot und Getreideprodukte den größten Beitrag zur Thiaminversorgung. Obst und Obstsäfte machen bei den 2- bis 5jährigen Kindern 20%, bei den 10- bis 14jährigen Kindern 8% der Thiaminversorgung aus. Mit Kartoffeln bekommen die Kleinkinder 7%, die Schulkinder 12–15% ihrer Thiaminversorgung.

In neuerer Zeit werden Getreide- und Kakaoprodukte (Frühstücksflocken, Instantkakao) fast nur noch mit Vitaminzusätzen in den Handel gebracht. Allein durch die Thiaminzusätze bekommen 1- bis 2jährige Kinder durchschnittlich 12%, Schulkinder 2–4% ihrer Thiaminaufnahme.

Wichtigste Lebensmittel für die Riboflavinversorgung im Kindesalter sind Milch und Milchprodukte mit einem Anteil von 63% bei den 1jährigen Kindern und Anteilen zwischen 51% und 57% bei den 2- bis 14jährigen Kindern (Tabelle 30). Fleisch hat einen Anteil von 10–16%. Brot und Getreideprodukte liefern etwa 8% des Riboflavins, die übrigen pflanzlichen Lebensmittel jeweils zwischen 2–5%. Nur bei Kleinkindern im Al-

Tabelle 29. Anteile der Lebensmittel (in %) an der Thiaminversorgung von 1–14 Jahre alten Kindern

	Altersgruppen (Jahre) 1,0–1,9	2,0–2,9	3,0–3,9	4,0–5,9	6,0–7,9	8,0–9,9	10,0–11,9	12,0–14,9
Milch, Milchprodukte	26	18	18	16	19	21	22	17
Fleisch, Fleischwaren insgesamt	*14*	*18*	*21*	*21*	*22*	*19*	*16*	*21*
Schweinefleisch, -waren allein	10	13	15	15	14	10	9	13
Eier	3	3	3	3	2	3	3	2
Getreideprodukte	12	19	17	20	20	19	22	22
Obst, Obstsäfte	12	20	21	18	13	9	8	8
Gemüse	8	4	5	5	5	6	5	5
Kartoffeln	8	6	6	8	11	13	15	15
Kuchen, Süßigkeiten	3	2	3	2	4	5	5	6
Aus Vitaminzusätzen zu Getreideflocken, Instantkakao	14	10	6	7	4	4	4	2

Tabelle 30. Anteile der Lebensmittel (in%) an der Riboflavinversorgung von 1–14 Jahre alten Kindern

	Altersgruppen (Jahre) 1,0–1,9	2,0–2,9	3,0–3,9	4,0–5,9	6,0–7,9	8,0–9,9	10,0–11,9	12,0–14,9
Milch, Milchprodukte	63	55	51	51	54	56	57	51
Fleisch, Fleischwaren	10	11	12	13	15	14	12	16
Eier	4	5	5	5	4	4	5	4
Getreideprodukte	4	8	6	9	8	7	9	9
Obst, Obstsäfte	5	8	14	10	7	5	4	4
Gemüse	4	3	3	3	3	3	3	3
Kartoffeln	2	2	2	2	3	3	4	4
Kuchen, Süßigkeiten	3	4	4	4	4	5	5	6
Aus Vitaminzusätzen zu Getreideflocken	4	4	2	2	1	1	1	1

Tabelle 31. Anteile der Lebensmittel (in %) an der Ascorbinsäureversorgung von 1–14 Jahre alten Kindern

	Altersgruppen (Jahre) 1,0–1,9	2,0–2,9	3,0–3,9	4,0–5,9	6,0–7,9	8,0–9,9	10,0–11,9	12,0–14,9
Obst, Obstsäfte	42	65	69	64	55	45	39	41
Gemüse insgesamt	*21*	*14*	*14*	*16*	*17*	*21*	*20*	*21*
Gemüse, durch Kochen verzehrfertig	18	11	10	12	13	18	16	16
Gemüse, roh verzehrfertig	3	3	4	4	4	3	4	5
Kartoffeln	9	7	7	10	16	20	26	24
Milch, Milchprodukte	11	8	7	7	9	10	11	10
Aus Vitaminzusätzen zu Lebensmitteln	14	3	2	2	1	1	1	1
Anteile aus Lebensmitteln ohne Kochverlust insgesamt	56%	76%	80%	75%	68%	58%	54%	56%
mg Ascorbinsäure pro Tag aus Lebensmitteln ohne Kochverluste	35 mg	50 mg	60 mg	65 mg	55 mg	45 mg	40 mg	50 mg

ter von 3–5 Jahren haben Obst und Obstsäfte einen höheren Anteil an der Riboflavinversorgung. Aus Zusätzen zu Lebensmitteln (Getreideflocken, Instantkakao) erhalten 1- bis 2jährige Kinder 4%, die Kinder in den übrigen Altersstufen 1–2% ihrer Riboflavinaufnahme.

Obst und Obstsäfte haben bei den 2- bis 5jährigen Kindern einen Anteil von 65–69% an der Ascorbinsäureversorgung, bei den Kindern der übrigen Altersgruppen zwischen 40–55% (Tabelle 31). Der Anteil von Gemüse an der Ascorbinsäureversorgung in allen Altersgruppen liegt bei 15–20%. Kartoffeln tragen bei den 1- bis 3jährigen Kindern zu 8% an der Ascorbinsäureversorgung bei. Der Anteil von Kartoffeln an der Ascorbinsäureversorgung steigt im Verlauf der Kindheit bis auf 25% bei den 10- bis 14jährigen Kindern an. Da wir Ascorbinsäureverluste durch Kochen nicht bestimmt haben, wurde die Ascorbinsäureaufnahme der Kinder aus den nicht gekochten Lebensmitteln (frisches Obst, Obstsäfte, Salate) berechnet. 35–65 mg Ascorbinsäure/Tag stammen allein aus diesen Lebensmitteln. Bei haushaltsüblichem Kochen muß man mit Ascorbinsäureverlusten bis zu 40% rechnen.

Vergleichende Untersuchungen, in denen der Gehalt an Retinol, Carotin, Thiamin, Riboflavin, Niacin und Ascorbinsäure in Mahlzeiten mit Nährwerttabellen berechnet und parallel chemische Analysen durchgeführt wurden, liegen im Schrifttum nicht vor. Für Thiamin haben wir solche vergleichenden Untersuchungen vorgenommen. In Stichproben von 30–300 Tagesnahrungen waren die Mittelwerte der mit Nährwerttabellen (106) berechneten Thiamingehalte im Durchschnitt 6% größer als die chemisch analysierten.

Die Vitaminaufnahme der von uns beobachteten 1–14 Jahre alten Kinder entspricht etwa der englischer (4, 6, 14, 19, 62), holländischer (51, 52), französicher (17) und schwedischer (83) Kinder. Englische Kinder erhalten allerdings mit durchschnittlich 25–30 mg Ascorbinsäure/Tag deutlich weniger. In der englischen Nährwerttabelle (60) sind, im Gegensatz zu den deutschen Nährwerttabellen (96, 106), Ascorbinsäureverluste durch Kochen berücksichtigt. Damit allein sind die Unterschiede in der Ascorbinsäureaufnahme zwischen deutschen und englischen Kindern nicht erklärt. Die Kinder unserer Beobachtungsreihe erhielten allein aus Lebensmitteln, die nicht gekocht verzehrt werden, mit durchschnittlich 35–65 mg Ascorbinsäure/Tag etwa die doppelte Menge wie englische Kinder aus ihrer gesamten Nahrung. Kinder in der Bundesrepublik erhalten derzeit vermutlich mehr Obst und Obstsäfte als englische Kinder.

Kinder in Nordschweden bekommen mehr Riboflavin, Kinder in Frankreich weniger Riboflavin als Kinder in der Bundesrepublik. Die Unterschiede in der Riboflavinaufnahme beziehen wir auf Unterschiede im Milchverzehr.

Kinder in USA erhalten von den Vitaminen Retinol, Thiamin, Riboflavin und Niacin deutlich mehr als die von uns beobachteten Kinder (15, 33, 75). Diese Unterschiede lassen sich nicht auf Art und Menge der verzehrten Lebensmittel zurückführen. Die größere Vitaminaufnahme amerikanischer Kinder mit ihrer Nahrung beruht wahrscheinlich darauf, daß in USA viel mehr Lebensmittel als in unserem Land Zusätze von Vitaminen haben.

Von Lebensmitteln mit gesetzlich erlaubten Vitaminzusätzen (58) wurden in den von uns beobachteten Familien nur Margarine, Getreideflocken und Instantkakao verwendet. Aus Margarine, Instantkakao und Getreideflocken erhielten Vorschulkinder und Schulkinder 14–22% ihrer Retinolaufnahme und 2–4% ihrer Carotinaufnahme.

Thiaminzusätze zu Getreideflocken und Instantkakao machten bei den 1- bis 2jährigen Kindern 12%, bei Schulkindern 2–4% der Thiaminaufnahme aus. 1–4% der Riboflavin-, Niacin- und Ascorbinsäureaufnahme kamen aus Zusätzen.

Die Aufnahme von Retinoläquivalenten, Riboflavin, Niacin und Ascorbinsäure bei den von uns beobachteten Kindern entspricht bzw. überschreitet in allen Altersstufen die Empfehlungen der Ernährungskommission der Bundesrepublik (21), der DDR (127), aus Großbritannien (20) und aus USA (36). Die Aufnahme von Thiamin entspricht mit 0,45–0,55 mg/1000 kcal den Empfehlungen der Ernährungskommissionen aus der DDR, aus Großbritannien und aus USA, liegt aber unter den Empfehlungen der Deutschen Gesellschaft für Ernährung.

Der Minimumbedarf für Thiamin wird mit 0,2 mg Thiamin/1000 kcal angenommen. Die britischen Empfehlungen halten eine Aufnahme von 0,4 mg Thiamin/1000 kcal für wünschenswert, die Ernährungskommissionen der DDR und der USA von 0,5 mg Thiamin/1000 kcal. Die Deutsche Gesellschaft für Ernährung in der Bundesrepublik empfiehlt 0,6 mg Thiamin/1000 kcal. Wenn als Richtwert für die Beurteilung der Thiaminversorgung die Empfehlung von 0,6 mg Thiamin/1000 kcal genommen wird, wären die Kinder in der Bundesrepublik ungenügend mit Thiamin versorgt. Unsere Bilanzuntersuchungen über Thiamin an Säuglingen (100b) und Kleinkindern und die Transketolasebestimmungen im Blut (78) sprechen aber für eine gute Versorgung von Säuglingen und Kindern mit Thiamin.

Die vorliegenden Untersuchungen zeigen, daß mit einer abwechslungsreichen Gemischtkost Kinder gut mit Vitaminen versorgt werden können. Der Begriff „abwechslungsreiche Gemischtkost für Kinder" schließt die Verwendung von Milch und Milchprodukten auf Vollmilchbasis ein. Kritiklose Vitaminzusätze zu Lebensmitteln einschließlich Süßigkeiten, wie sie zunehmend auch in der Bundesrepublik vorgenommen werden, schaden wahrscheinlich mehr, als sie nützen.

Tabelle 32 zeigt zusammenfassend die individuellen Korrelationskoeffizienten (Mittelwerte) der Energie- und Nährstoffaufnahme bei von uns untersuchten Kindern.

3.3 Anteile der Mahlzeiten an der Energie- und Nährstoffversorgung

3.3.1 Energieversorgung

Die Tabelle 33 zeigt die durchschnittliche Energieaufnahme bei den Tagesmahlzeiten von 1–14 Jahre alten Kindern. Die Mahlzeiten wurden folgendermaßen eingeteilt:

1. und 2. Frühstück zusammen, Mittagessen, Nachmittags- und Abendmahlzeit zusammen. Die von uns beobachteten Kinder erhielten zur Mittagszeit eine warme Mahlzeit. 1jährige Kinder bekommen bei den Frühstücksmahlzeiten mit ihrer Nahrung im Durchschnitt 260 kcal, das sind 28% der Energieaufnahme des Tages. 2- bis 5jährige Kinder erhalten zum Frühstück zwischen 280 und 400 kcal, das sind durchschnittlich 24% der Tagesenergieaufnahme, 6- bis 14jährige haben in ihren Frühstücksmahlzeiten eine Energiemenge zwischen 520–820 kcal, das sind zwischen 30–33% der Tagesenergie. Die Mittagsmahlzeit trägt, unabhängig vom Alter, zwischen 22 und 28% zur Energieversorgung des Tages bei, das sind bei den 1jährigen Kindern 230 kcal, bei den 12- bis 14jährigen 640 kcal pro Mittagessen. Nachmittags- und Abendmahlzeit zusammen tragen bei den 1- bis 5jährigen Kindern zwischen 48 und 54% zur Tagesversorgung mit

Tabelle 32. Mittelwerte der individuellen Korrelationskoeffizienten (r) der Energie- und Nährstoffaufnahmen von 21 Kindern, 2–14 Jahre alt, mit mindestens 25 Beobachtungstagen

	Energie	Protein	Fett	Kohlenhydrate	Calcium	Phosphor	Magnesium	Kalium	Eisen	Retinol	Carotin	Thiamin	Riboflavin	Niacin
Protein	+ 0,67													
Fett	+ 0,78	+ 0,49												
Kohlenhydrate	+ 0,77	+ 0,41	+ 0,29											
Calcium	+ 0,44	+ 0,64	+ 0,28	+ 0,32										
Phosphor	+ 0,66	+ 0,88	+ 0,47	+ 0,45	+ 0,83									
Magnesium	+ 0,61	+ 0,61	+ 0,37	+ 0,56	+ 0,61	+ 0,74								
Kalium	+ 0,50	+ 0,46	+ 0,32	+ 0,46	+ 0,50	+ 0,61	+ 0,85							
Eisen	+ 0,69	+ 0,53	+ 0,49	+ 0,58	+ 0,26	+ 0,55	+ 0,65	+ 0,61						
Retinol	+ 0,21	+ 0,15	+ 0,19	+ 0,14	+ 0,13	+ 0,22	+ 0,13	+ 0,17	+ 0,35					
Carotin	+ 0,07	+ 0,03	+ 0,04	+ 0,08	+ 0,05	+ 0,06	+ 0,16	+ 0,21	+ 0,19	+ 0,08				
Thiamin	+ 0,44	+ 0,41	+ 0,36	+ 0,31	+ 0,25	+ 0,43	+ 0,50	+ 0,51	+ 0,47	+ 0,14	+ 0,10			
Riboflavin	+ 0,42	+ 0,63	+ 0,26	+ 0,32	+ 0,70	+ 0,77	+ 0,57	+ 0,53	+ 0,46	+ 0,51	+ 0,11	+ 0,51		
Niacin	+ 0,34	+ 0,34	+ 0,26	+ 0,24	+ 0,07	+ 0,31	+ 0,39	+ 0,48	+ 0,51	+ 0,37	+ 0,11	+ 0,64	+ 0,50	
Ascorbinsäure	+ 0,13	+ 0,09	+ 0,10	+ 0,11	+ 0,08	+ 0,16	+ 0,37	+ 0,44	+ 0,23	+ 0,03	+ 0,05	+ 0,39	+ 0,12	+ 0,24

Tabelle 33. Verteilung der Energieaufnahme auf die Tagesmahlzeiten von 1–14 Jahre alten Kindern

Altersgruppen (Jahre) Jungen und Mädchen	Frühstück (kcal)	Anteil an der Tagesversorgung (%)	Mittagessen (kcal)	Anteil an der Tagesversorgung (%)	Nachmittags- und Abendmahlzeit (kcal)	Anteil an der Tagesversorgung (%)
1,0– 1,9	260 ± 95	28	230 ± 105	24	450 ± 165	48
2,0– 2,9	280 ± 110	24	260 ± 110	22	640 ± 180	54
3,0– 3,9	320 ± 75	23	350 ± 65	25	710 ± 140	52
4,0– 5,9	400 ± 100	25	410 ± 80	26	780 ± 180	49
6,0– 7,9	520 ± 95	30	500 ± 100	28	740 ± 180	42
8,0– 9,9	560 ± 120	30	520 ± 85	27	810 ± 150	43
10,0–11,9	620 ± 135	30	560 ± 130	27	870 ± 185	43
12,0–14,9	820 ± 215	33	640 ± 165	25	1050 ± 205	42

Tabelle 34. Verteilung der Protein-, Fett- und Kohlenhydrataufnahme auf die Tagesmahlzeiten von 1–14 Jahre alten Kindern

Altersgruppen (Jahre) Jungen und Mädchen	Proteinaufnahme Verteilung (%)			Fettaufnahme Verteilung (%)			Kohlenhydrataufnahme Verteilung (%)		
	Frühst.	Mittag	Nachm. Abend	Frühst.	Mittag	Nachm. Abend	Frühst.	Mittag	Nachm. Abend
1,0– 1,9	29	28	43	30	26	44	26	21	53
2,0– 2,9	23	28	49	22	26	52	25	19	56
3,0– 3,9	22	30	48	22	30	48	24	21	55
4,0– 5,9	24	32	44	23	30	47	27	22	51
6,0– 7,9	26	35	39	28	31	41	30	25	45
8,0– 9,9	27	34	39	31	27	42	30	27	43
10,0–11,9	28	32	40	32	28	40	30	26	44
12,0–14,9	28	32	40	33	26	41	32	24	44

Energie bei, das entspricht einer Energieaufnahme von 450–780 kcal in Nachmittags- und Abendmahlzeit zusammen. Bei den Schulkindern im Alter von 6–14 Jahren liegt der Anteil von Nachmittags- und Abendmahlzeit an der Energieversorgung zwischen 42 und 43%, das sind 740–1050 kcal pro Mahlzeit.

Die Energieverteilung auf die einzelnen Mahlzeiten des Tages läßt Unterschiede zwischen Kleinkindern und Schulkindern erkennen. Kleinkinder haben, wenn man Nachmittags- und Abendmahlzeit trennt, 4 kalorisch etwa gleichwertige Mahlzeiten am Tag. Schulkinder nehmen im allgemeinen 5 Mahlzeiten am Tage ein. Das 1. und 2. Frühstück hat einen Energieanteil von etwa 30%, das Mittagessen von etwa 25–28% und Nachmittags- und Abendmahlzeit zusammen von 43%. Der kalorische Anteil der Nachmittagsmahlzeit allein beträgt 15%.

In der Literatur finden sich Untersuchungen über die Verteilung der Energieaufnahme auf die Mahlzeiten des Tages nur aus Schweden (83) und aus Frankreich (17). Die Ergebnisse dieser Autoren sind mit unseren nicht vergleichbar. Unterschiede in der Verteilung der Energieaufnahme auf die einzelnen Mahlzeiten des Tages sind Folgen der unterschiedlichen Eßgewohnheiten in den einzelnen Ländern.

3.3.2 Protein-, Fett-, Kohlenhydratversorgung

Tabelle 34 zeigt die Verteilung der Protein-, Fett- und Kohlenhydrataufnahme auf die Tagesmahlzeiten von 1–14 Jahre alten Kindern.

Einjährige Kinder bekommen mit den Frühstücksmahlzeiten 29% ihrer Proteinaufnahme. Bei Vorschulkindern liegt dieser Anteil zwischen 22 und 24%, bei Schulkindern zwischen 26 und 28%. Der Anteil des Mittagessens an der Proteinversorgung liegt zwischen 28 und 35%. Nachmittags- und Abendmahlzeit zusammen haben in allen Altersstufen den größten Anteil an der Proteinversorgung mit Werten zwischen 39 und 49%. Das Mittagessen liefert bei Kindern in allen Altersstufen einen größeren Beitrag zur Proteinversorgung als zur Energieversorgung. Der Proteinanteil im Mittagessen stammt überwiegend aus Fleisch und Fleischwaren, der Proteinanteil im Frühstück und im Abendessen überwiegend aus Milch und Milchprodukten.

Die Verteilung der Fettaufnahme auf die Tagesmahlzeiten geht im wesentlichen der Energieverteilung parallel. Das bedeutet, daß Nachmittags- und Abendmahlzeit zusammen den größten Anteil an der Fettversorgung haben. Bei 1- bis 5jährigen Kindern liegt dieser Anteil zwischen 44 und 52%, bei Schulkindern zwischen 40 und 42%.

Mit dem 1. und 2. Frühstück bekommen Vorschulkinder zwischen 24 und 27% ihrer täglichen Kohlenhydrataufnahme, Schulkinder um 30%. Das Mittagessen trägt bei den 1- bis 5jährigen Kindern zu 19–22%, bei den 6- bis 14jährigen Kindern zwischen 24 und 27% zur Kohlenhydratversorgung des Tages bei. Nachmittags- und Abendmahlzeit zusammen haben mit 51–56% bei den Vorschulkindern und mit 43–45% bei den Schulkindern den höchsten Anteil an der Kohlenhydratversorgung des Tages. Im Vergleich zur Energieverteilung ist bei den Vorschulkindern der Anteil der Mittagsmahlzeit an der Kohlenhydratversorgung geringer, der Anteil der Nachmittags- und Abendmahlzeit an der Kohlenhydratversorgung dementsprechend größer. Bei Schulkindern entspricht die Verteilung der Kohlenhydrate etwa der Energieverteilung auf die Tagesmahlzeiten.

3.3.3 Mineralienaufnahme (Calcium, Phosphor, Magnesium, Eisen)

Tabelle 35 zeigt die Anteile der Tagesmahlzeiten an der Calcium-, Phosphor-, Magnesium- und Eisenaufnahme 1–14 Jahre alter Kinder.

Calcium. An der Calciumversorgung der 1–14 Jahre alten Kinder haben die Frühstücksmahlzeiten einen Anteil zwischen 31 und 40%, die Nachmittags- und Abendmahlzeiten zwischen 42 und 51%. Im Vergleich zur Energieverteilung hat die Mittagsmahlzeit mit einem Anteil zwischen 15 und 20% an der Calciumversorgung einen geringen Anteil. Der Grund für die Calciumverteilung auf die Tagesmahlzeiten liegt darin, daß Milch und Milchprodukte entscheidend für die Calciumversorgung der Kinder sind. Milch und Milchprodukte werden bei unseren Ernährungsgewohnheiten vor allem mit den Frühstücks-, Nachmittags- und Abendmahlzeiten gegeben. Eine Beurteilung der Calciumversorgung allein aufgrund einer Untersuchung einzelner Tagesmahlzeiten, z.B. nur der Mittagsmahlzeit, führt deshalb zu falschen Ergebnissen.

Phosphor. Mit den Frühstücksmahlzeiten erhalten 1- bis 14jährige Kinder zwischen 27 und 33% ihrer täglichen Phosphoraufnahme. Die Mittagsmahlzeit trägt zwischen 22 und 30% zur Versorgung bei, die Nachmittags- und Abendmahlzeit zwischen 39 und 51%. Die Phosphoraufnahme geht etwa der Energieverteilung auf die einzelnen Mahlzeiten parallel. Zur Phosphorversorgung tragen neben Milch und Milchprodukten auch Fleisch, Fleischwaren und Getreideprodukte entscheidend bei.

Magnesium. An der Magnesiumversorgung der 1- bis 14jährigen Kinder sind die Frühstücksmahlzeiten zwischen 23 und 27% beteiligt. Bei der Mittagsmahlzeit bekommen die Kinder zwischen 27 und 38% ihrer Magnesiumaufnahme, bei der Nachmittags- und Abendmahlzeit zwischen 37 und 49%. Der im Vergleich zur Energieverteilung relativ hohe Anteil der Mittagsmahlzeiten an der Magnesiumversorgung beruht darauf, daß neben Milch auch Kartoffeln, Gemüse und Obst entscheidend zur Magnesiumversorgung beitragen.

Eisen. Mit dem 1. und 2. Frühstück bekommen Vorschulkinder 18–19% ihrer täglichen Eisenaufnahme, Schulkinder 22–25%. Das Mittagessen trägt bei den 1jährigen zu 41%, bei den 2- bis 5jährigen Kindern zwischen 31 und 35%, bei den 6- bis 14jährigen Kindern zwischen 38 und 41% zur Eisenversorgung des Tages bei. Nachmittags- und Abendmahlzeit zusammen haben bei den 1jährigen Kindern einen Anteil von 40%, bei den 2- bis 5jährigen Kindern zwischen 46 und 51%, bei den Schulkindern zwischen 36 und 39% an der Eisenversorgung. Energie- und Eisenversorgung gehen in den einzelnen Mahlzeiten nicht parallel. Die im Vergleich zur Energieverteilung geringere Eisenaufnahme bei den Frühstücksmahlzeiten sowie bei den 1jährigen und den 6- bis 14jährigen Kindern bei den Nachmittags- und Abendmahlzeiten beruht darauf, daß Milch und Milchprodukte nur einen geringen Eisengehalt haben. Der relativ hohe Anteil der Mittagsmahlzeit an der Eisenversorgung beruht im wesentlichen auf dem Fleischanteil in der Mittagsmahlzeit. Die Bedeutung von Fleisch und Fleischwaren für die Eisenversorgung ist auf den hohen Eisengehalt und auf die, verglichen mit anderen Lebensmitteln, besonders gute Resorptionsrate des Eisens zu beziehen.

Tabelle 35. Verteilung der Calcium-, Phosphor-, Magnesium- und Eisenaufnahme auf die Tagesmahlzeiten von 1–14 Jahre alten Kindern

Altersgruppen (Jahre) Jungen u. Mädchen	Calciumaufnahme Verteilung (%)			Phosphoraufnahme Verteilung (%)			Magnesiumaufnahme Verteilung (%)			Eisenaufnahme Verteilung (%)		
	Frühst.	Mittag	Nachm. Abend	Frühst.	Mittag	Nachm. Abend	Frühst.	Mittag	Nachm. Abend	Frühst.	Mittag	Nachm. Abend
1,0– 1,9	40	15	45	33	24	43	27	34	39	19	41	40
2,0– 2,9	34	16	50	27	22	51	24	27	49	18	31	51
3,0– 3,9	31	18	51	27	25	48	23	28	49	18	31	51
4,0– 5,9	36	18	46	29	26	45	26	31	43	19	35	46
6,0– 7,9	38	19	43	30	29	41	26	35	39	22	39	39
8,0– 9,9	38	20	42	31	30	39	25	38	37	23	41	36
10,0–11,9	36	18	46	31	28	41	23	38	39	24	40	36
12,0–14,9	38	17	45	32	27	41	25	37	38	25	38	37

Tabelle 36. Verteilung der Retinol-, Carotin-, Thiamin-, Riboflavin- und Ascorbinsäureaufnahme auf die Tagesmahlzeiten von 1–14 Jahre alten Kindern

Altersgruppen (Jahre) Jungen und Mädchen	Retinolaufnahme Verteilung (%)			Carotinaufnahme Verteilung (%)			Thiaminaufnahme Verteilung (%)			Riboflavinaufnahme Verteilung (%)			Ascorbinsäureaufnahme Verteilung (%)		
	Frühst.	Mittag	Nachm. Abend	Frühst.	Mittag	Nachm. Abend	Frühst.	Mittag	Nachm. Abend	Frühst.	Mittag	Nachm. Abend	Frühst.	Mittag	Nachm. Abend
1,0– 1,9	30	27	43	10	71	19	28	33	39	35	23	42	19	42	39
2,0– 2,9	28	27	45	10	57	33	26	29	45	33	22	45	16	31	53
3,0– 3,9	23	38	39	12	49	39	21	34	45	26	26	48	16	33	51
4,0– 5,9	26	33	41	12	53	35	23	37	40	30	27	43	18	37	45
6,0– 7,9	28	39	33	12	60	28	25	40	35	31	29	40	17	46	37
8,0– 9,9	24	50	26	13	71	16	25	42	33	32	31	37	16	58	26
10,0–11,9	30	42	28	11	72	17	26	40	34	31	28	41	10	64	26
12,0–14,9	35	31	34	16	64	20	26	39	35	32	27	41	10	61	29

3.3.4 Vitaminaufnahme (Retinol, Carotin, Thiamin, Riboflavin, Ascorbinsäure)

Eine Beurteilung der Vitaminversorgung durch die einzelnen Tagesmahlzeiten ist nur sinnvoll, wenn gleichzeitig die Energieversorgung durch die Tagesmahlzeiten mit herangezogen wird. Vergleicht man die Energieverteilung der Tagesmahlzeiten (Tabelle 33) mit der Vitaminverteilung der Tagesmahlzeiten (Tabelle 36), so ergibt sich, daß Energieversorgung und Vitaminversorgung in den Tagesmahlzeiten nicht parallel gehen.

Mit den Frühstücksmahlzeiten bekommen Kleinkinder 25% der Energieaufnahme des Tages, Schulkinder um 30%. Diesem Energieanteil geht etwa parallel die Aufnahme von Retinol, Thiamin und Riboflavin. Mit durchschnittlich 11–17% tragen die Frühstücksmahlzeiten nur wenig zur Versorgung mit Carotin und Ascorbinsäure bei.

25–28% der täglichen Energieversorgung werden im Durchschnitt der Altersgruppen durch die warme Mittagsmahlzeit geliefert. Mit einem Anteil an der Tagesversorgung von 39% für Retinol, von 60% für Carotin, von 37% für Thiamin und von 45% für Ascorbinsäure liefert die warme Mittagsmahlzeit einen größeren Beitrag zur Vitaminversorgung als zur Energieversorgung.

Kleinkinder erhalten mit ihrer Nachmittags- und Abendmahlzeit rund 50, Schulkinder um 40% ihrer täglichen Energieaufnahme. Eine vergleichbar große Vitaminversorgung besteht nur für Riboflavin und bei den Kleinkindern für Ascorbinsäure. Für die Versorgung mit den übrigen Vitaminen ist der Anteil der Nachmittags- und Abendmahlzeit geringer als für die Energieversorgung.

Die unterschiedlichen Anteile der Tagesmahlzeiten an der Verteilung für die einzelnen Vitamine beruhen auf der unterschiedlichen Lebensmittelauswahl für die Mahlzeiten.

Retinol geht der Verteilung von Fett in den Mahlzeiten weitgehend parallel. Mit der Mittagsmahlzeit erhalten Kleinkinder mit Gemüse, Kartoffeln und Obst knapp 60% der Carotin- und etwa 30% der Ascorbinsäuremenge des Tages. Die Schulkinder bekommen mit der Mittagsmahlzeit etwa 70% ihrer Carotin- und etwa 60% ihrer Ascorbinsäureversorgung. Ein- bis 6jährige Kinder bekommen zum Frühstück, zur Nachmittags- und Abendmahlzeit häufiger Obst und Obstsäfte, essen aber zur Mittagszeit relativ weniger Kartoffeln und Gemüse als Schulkinder. Schulkinder decken also ihren Carotin- und Ascorbinsäurebedarf überwiegend mit der Mittagsmahlzeit durch Kartoffeln und Gemüse.

Zu der Tagesversorgung mit Thiamin tragen Frühstück und Mittagessen zusammen bei den 2- bis 3jährigen Kindern gut zur Hälfte, bei 4- bis 12jährigen zu etwa 2/3 bei. Die Thiaminversorgung der Kinder beim Mittagessen wird durch den Fleischverzehr bestimmt. Kleinkinder essen weniger Fleisch, besonders Schweinefleisch, eines der thiaminreichsten Nahrungsmittel. Nur 1/3 des Thiaminbedarfs wird durch die Nachmittagsmahlzeit und das Abendessen gedeckt.

Die Nachmittags- und Abendmahlzeit machen bei Kleinkindern und Schulkindern 45–50% des täglichen Energieverbrauchs aus. Diesem hohen Energieanteil von Nachmittags- und Abendmahlzeit geht – vor allem bei den Schulkindern – die Versorgung mit Carotin, Ascorbinsäure und Thiamin nicht parallel. Das läßt sich dadurch erklären, daß besonders die Schulkinder zwischen der Mittags- und Abendmahlzeit Zuckerwaren, Süßigkeiten, Feingebäck, Kuchen, Eiscreme und Limonaden verzehren, also Lebensmittel mit einem geringen Gehalt an Carotinen, Ascorbinsäure und Thiamin.

4 Energie- und Nährstoffaufnahme einzelner Kinder mit mehrwöchiger Beobachtungsdauer

Bei den im vorhergehenden aufgezeichneten Ergebnissen über den Lebensmittelverzehr, über die Energie- und Nährstoffaufnahmen, handelt es sich um Mittelwerte für einzelne Altersgruppen im Kindesalter mit entsprechenden Standardabweichungen. Für das einzelne Kind sind Mittelwerte seiner Altersgruppe nicht unbedingt gültig. Das wird deutlich, wenn man die mittlere Energie- und Nährstoffaufnahme einzelner Kinder derselben Altersstufe nach einer Beobachtungsdauer von mehreren Wochen miteinander vergleicht.

Wir beobachteten bei 111 Kleinkindern und 44 Schulkindern jeweils über mindestens 25 aufeinanderfolgende Tage die Nahrungsaufnahme und damit die Energie- und Nährstoffversorgung.

4.1 Standardabweichungen der Altersgruppenmittelwerte der Energie- und Nährstoffaufnahme bei Berechnung aus individuellen Mittelwerten der einzelnen Kinder

Berechnet man aus den individuellen Mittelwerten der einzelnen Kinder die mittlere Energieaufnahme der einzelnen Jahresgruppen, so beträgt der Variationskoeffizient von jedem Jahrgangsmittel sowohl bei Kleinkindern als auch bei Schulkindern ± 12% (Tabelle 37). Bei der Protein- und bei der Kohlenhydrataufnahme liegt der Variationskoeffizient bei ± 13%, bei der Fettaufnahme bei ± 16%. Bei den Mineralien Phosphor,

Tabelle 37. Durchschnittliche Variationskoeffizienten der Altersgruppenmittelwerte der Energie- und Nährstoffaufnahmen 2- bis 14jähriger Kinder bei Berechnung aus Mittelwerten der einzelnen Kinder mit mindestens 25 Beobachtungstagen

	Durchschnittliche Variationskoeffizienten der Altersgruppenmittelwerte (%)
Energieaufnahme	± 12
Proteinaufnahme	± 13
Fettaufnahme	± 16
Kohlenhydrataufnahme	± 13
Calciumaufnahme	± 19
Phosphoraufnahme	± 13
Magnesiumaufnahme	± 14
Kaliumaufnahme	± 15
Eisenaufnahme	± 14
Thiaminaufnahme	± 13
Riboflavinaufnahme	± 16
Niacinaufnahme	± 14
Ascorbinsäureaufnahme	± 20
Retinolaufnahme	± 24
Carotinaufnahme	± 20

Magnesium, Kalium und Eisen liegt die prozentuale Standardabweichung im Durchschnitt bei 13 bis 15%. Den größeren Variationskoeffizienten in der Calciumaufnahme mit ± 19% können wir darauf zurückführen, daß von Kind zu Kind große Unterschiede im Milchverzehr und damit in der Calciumaufnahme bestehen.

Während die Variationskoeffizienten für die Thiamin-, Riboflavin- und Niacinaufnahme zwischen ± 13% und ± 16% liegen, finden sich für die Ascorbinsäure-, Retinol- und Carotinaufnahmen Variationskoeffizienten zwischen ± 20% bis ± 24%. Die höheren Variationskoeffizienten bei Ascorbinsäure, Retinol und Carotin beruhen darauf, daß für die Höhe der Aufnahme bei diesen Vitaminen bestimmte einzelne Lebensmittel, z.B. Orangensaft, Leber, Karotten, entscheidend sind. Unterschiede in den Verzehrmengen dieser Lebensmittel von Kind zu Kind führen dann zu den höheren Variationskoeffizienten für die Ascorbinsäure-, Retinol- und Carotinaufnahme.

4.2 Unterschiede in der Energie- und Nährstoffaufnahme von Kind zu Kind

Die Tabelle 38 zeigt, wie viele der Kinder sich in ihrer mittleren individuellen Energie- und Nährstoffaufnahme innerhalb ihrer Altersstufe signifikant ($p < 0{,}05$) voneinander unterscheiden.

In ihrer mittleren individuellen Energieaufnahme unterscheiden sich 56% der Kinder in ihrer jeweiligen Altergruppe signifikant voneinander. Bei 44% der Kinder sind die Unterschiede in der Energieaufnahme von Kind zu Kind zufällig.

Tabelle 38. Häufigkeit von signifikanten Unterschieden zwischen den mittleren, individuellen Energie- und Nährstoffaufnahmen von Kindern innerhalb ihrer Altersgruppe nach mindestens 25tägiger Beobachtungsdauer

	Signifikante Unterschiede ($p < 0{,}05$) (in % aller Vergleiche der mittleren Energie- und Nährstoffaufnahmen)
Energieaufnahme	56
Proteinaufnahme	55
Fettaufnahme	54
Kohlenhydrataufnahme	63
Calciumaufnahme	57
Phosphoraufnahme	50
Magnesiumaufnahme	55
Kaliumaufnahme	54
Eisenaufnahme	48
Thiaminaufnahme	31
Riboflavinaufnahme	39
Niacinaufnahme	32
Ascorbinsäureaufnahme	24
Retinolaufnahme	6
Carotinaufnahme	6

Berechnet man die Unterschiede in der Protein-, Fett-, Kohlenhydrat- und Mineralaufnahme von Kind zu Kind, so finden sich signifikante Unterschiede in den Mittelwerten von Kind zu Kind zwischen 48% bei der Eisenaufnahme und 63% bei der Kohlenhydrataufnahme. Von den 155 Kindern mit mindestens 25tägiger Beobachtungsdauer unterscheiden sich in ihrer mittleren individuellen Vitaminaufnahme signifikant ($p < 0{,}05$) voneinander, für Thiamin 31% der Kinder, für Riboflavin 39% der Kinder, für Niacin 32% der Kinder, für Ascorbinsäure 24% der Kinder, für Retinol und Carotin je 6% der Kinder. In ihrer mittleren Vitaminaufnahme unterscheiden sich wesentlich weniger Kinder signifikant voneinander als in ihrer mittleren Energie- und Nährstoffaufnahme. Wir führen die geringe Zahl von statistisch gesicherten Unterschieden in den Mittelwerten der Vitaminaufnahmen von Kind zu Kind auf die sehr großen Schwankungen in der Vitaminaufnahme des einzelnen Kindes von Tag zu Tag zurück.

4.3 Beobachtungsdauer zur Ermittlung der individuellen Energie- und Nährstoffaufnahmen

Wir berechneten bei 111 Kleinkindern und 44 Schulkindern für jedes einzelne Kind den individuellen Mittelwert der Energie- und Nährstoffaufnahme mit Standardfehler $s_{\overline{x}} \pm 5\%$ im Verlauf seiner Beobachtungsperiode von mindestens 25 Tagen.

4.3.1 Energieaufnahme

Von den 111 2- bis 5jährigen Kindern erreichen 110 ihren individuellen Mittelwert der Energieaufnahme mit einem Standardfehler $s_{\overline{x}}$ von ± 5% nach spätestens 28 Tagen; 57 Kinder = 51% erreichen ihren Mittelwert bereits innerhalb von 7 Beobachtungstagen, 95% der Kinder nach 3 Wochen (Tabelle 39). Ein Standardfehler von ± 5% bedeutet in dieser Altersstufe eine Abweichung von ± 45 bis ± 90 kcal/Tag. Von den 44 6- bis 14jährigen Kindern erreichen 42 ihren individuellen Mittelwert der Energieaufnah-

Tabelle 39. Erforderliche Beobachtungstage zur Ermittlung der Energieaufnahmen der einzelnen Kinder mit Standardfehler $s_{\overline{x}} \pm 5\%$

Altersgruppen (Jahre)	2–5		6–14	
Kinder mit mindestens 25 Beobachtungstagen	111 Kinder = 100%		44 Kinder = 100%	
Kinder, die Mittelwerte ihrer Energieaufnahme mit $s_{\overline{x}} \pm 5\%$ erreichten	110 Kinder = 99%		42 Kinder = 95%	
Erforderliche Beobachtungsdauer	n	(%)	n	(%)
⩽ 7 Tage	57	51	8	18
⩽ 14 Tage	90	81	19	43
⩽ 21 Tage	106	95	35	79
⩽ 28 Tage	110	99	38	86
⩽ 35 Tage	–	–	41	93
> 35 Tage	–	–	42	95

Tabelle 40. Erforderliche Beobachtungstage zur Ermittlung der Protein-, Fett- und Kohlenhydrataufnahme der einzelnen Kinder mit Standardfehler $s_{\overline{x}}$ ± 5%

	Proteinaufnahme		Fettaufnahme		Kohlenhydrataufnahme	
Altersgruppen (Jahre)	2–14		2–14		2–14	
Kinder mit mindestens 25 Beobachtungstagen	155 Kinder = 100%		155 Kinder = 100%		155 Kinder = 100%	
Kinder, die Mittelwert ihrer Nährstoffaufnahme mit $s_{\overline{x}}$ ± 5% erreichten	147 Kinder = 95%		127 Kinder = 82%		147 Kinder = 95%	
Erforderliche Beobachtungsdauer	n	(%)	n	(%)	n	(%)
⩽ 7 Tage	12	8	4	3	43	28
⩽ 14 Tage	51	33	26	17	94	61
⩽ 21 Tage	103	66	74	48	125	81
⩽ 28 Tage	134	86	108	70	136	88
⩽ 35 Tage	143	92	118	76	145	94
⩽ 42 Tage	146	94	123	79	147	95
> 42 Tage	147	95	127	82	–	–

nahme nach mehr als 35 Tagen; 8 Kinder = 18% erreichen diesen Wert innerhalb von 7 Beobachtungstagen, 86% der Kinder bis zum 28. Tag und 93% der Kinder bis zum 35. Beobachtungstag. Ein Standardfehler von ± 5% bedeutet in dieser Altersstufe eine Abweichung von ± 60 bis ± 140 kcal/Tag.

4.3.2 Protein-, Fett-, Kohlenhydrataufnahme

Von 155 Kindern im Alter von 2–14 Jahren erreichen im Verlauf der ersten 7 Beobachtungstage nur 12 Kinder = 8% ihre mittlere individuelle Proteinaufnahme mit einem Standardfehler $s_{\overline{x}}$ ± 5%, innerhalb der ersten 21 Tage sind es 103 Kinder = 66%, nach 42 Tagen 146 Kinder = 94% (Tabelle 40).

Ihre mittlere Fettaufnahme mit Standardfehler $s_{\overline{x}}$ ± 5% erreichen im Verlauf der ersten 7 Beobachtungstage 4 Kinder = 3%; innerhalb der ersten 21 Tage 74 Kinder = 48%, nach 42 Tagen und mehr etwa 80% der Kinder.

Ihre mittlere Kohlenhydrataufnahme mit $s_{\overline{x}}$ ± 5% erreichen innerhalb der ersten 7 Beobachtungstage 43 Kinder = 28%, innerhalb der ersten 21 Beobachtungstage 125 Kinder = 81%, nach 42 Tagen 147 Kinder = 95%.

Die Berechnung der Beobachtungstage zur Ermittlung der individuellen Energie- und Nährstoffaufnahme zeigt Unterschiede in der Anzahl der erforderlichen Tage zwischen der Energieaufnahme und der Aufnahme von Protein, Fett und Kohlenhydraten. Bei der Energieaufnahme reichen bei den 2- bis 5jährigen Kindern 21 Beobachtungstage, bei den 6- bis 14jährigen Kindern 28 Beobachtungstage zur Ermittlung der individuellen Mittelwerte aus. Um die mittlere Proteinaufnahme derselben Kinder zu ermitteln, sind 28 Tage erforderlich, für die mittlere Fettaufnahme mehr als 42 Tage, für die mittlere Kohlenhydrataufnahme 35 Tage.

Tabelle 41. Erforderliche Beobachtungstage zur Ermittlung der Calcium-, Phosphor-, Magnesium- und Eisenaufnahme der einzelnen Kinder mit Standardfehler $s_{\bar{x}} \pm 5\%$

	Calciumaufnahme		Phosphoraufnahme		Magnesiumaufnahme		Eisenaufnahme	
Altersgruppen (Jahre)	2–14		2–14		2–14		2–14	
Kinder mit mindestens 25 Beobachtungstagen	155 Kinder = 100%		155 Kinder = 100%		155 Kinder = 100%		155 Kinder = 100%	
Kinder, die Mittelwert ihrer Mineralienaufnahme mit $s_{\bar{x}} \pm 5\%$ erreichten	99 Kinder = 64%		149 Kinder = 96%		146 Kinder = 94%		114 Kinder = 74%	
Erforderliche Beobachtungsdauer	n	(%)	n	(%)	n	(%)	n	(%)
≤ 7 Tage	kein Kind		19	12	5	3	7	5
≤ 14 Tage	7	5	55	35	62	40	27	17
≤ 21 Tage	27	17	115	74	107	69	68	44
≤ 28 Tage	57	37	138	89	139	90	84	67
≤ 35 Tage	76	49	149	96	144	93	104	54
≤ 42 Tage	88	57	–	–	145	94	110	71
> 42 Tage	99	64	–	–	146	94	114	74

4.3.3 Mineralienaufnahme (Calcium, Phosphor, Magnesium, Eisen)

Nach einer Beobachtungsdauer von 28 Tagen haben von 155 2–14 Jahre alten Kindern 57 Kinder = 37% ihre mittlere Calciumaufnahme mit Standardfehler $s_{\bar{x}} \pm 5\%$ erreicht; von denselben 155 Kindern haben in diesem Zeitraum 138 Kinder = 89% ihre mittlere Phosphoraufnahme, 139 Kinder = 90% ihre mittlere Magnesiumaufnahme und 84 Kinder = 54% ihre mittlere Eisenaufnahme erreicht (Tabelle 41). Auch wenn die Beobachtungsdauer auf mehr als 42 Tage ausgedehnt wird, erreichen nur 64% der Kinder ihre mittlere Calciumaufnahme und nur 74% ihre mittlere Eisenaufnahme.

4.3.4 Vitaminaufnahme

4.3.4.1 Thiamin, Riboflavin

Nach einer Beobachtungsdauer von mehr als 42 Tagen erreichen von den beobachteten 155 Kindern nur 64% ihre mittlere Thiaminaufnahme und nur 50% ihre mittlere Riboflavinaufnahme mit Standardfehler $s_{\bar{x}} \pm 5\%$ (Tabelle 42).

4.3.4.2 Ascorbinsäure, Retinol, Carotin

Benutzt man als Maßstab für den individuellen Mittelwert der Ascorbinsäure-, Retinol- und Carotinaufnahme einen Standardfehler $s_{\bar{x}} \pm 5\%$, so erreichen auch nach einer Beobachtungsdauer von mehr als 42 Tagen nur einzelne Kindern diesen Mittelwert (Tabelle 43). Nehmen wir für die Ermittlung der mittleren Aufnahme dieser Vitamine einen Standardfehler $s_{\bar{x}} \pm 15\%$ als Maßstab, reicht für die mittlere Ascorbinsäureauf-

Tabelle 42. Erforderliche Beobachtungstage zur Ermittlung der Thiamin- und Riboflavinaufnahme der einzelnen Kinder mit Standardfehler $s_{\bar{x}} \pm 5\%$

	Thiaminaufnahme		Riboflavinaufnahme	
Altersgruppen (Jahre)	2–14		2–14	
Kinder mit mindestens 25 Beobachtungstagen	155 Kinder = 100%		155 Kinder = 100%	
Kinder, die Mittelwert ihrer Vitaminaufnahme mit $s_{\bar{x}} \pm 5\%$ erreichten	99 Kinder = 64%		78 Kinder = 50%	
Erforderliche Beobachtungsdauer	n	(%)	n	(%)
≤ 7 Tage	kein Kind		kein Kind	
≤ 14 Tage	7	5	5	3
≤ 21 Tage	29	19	16	10
≤ 28 Tage	65	42	38	25
≤ 35 Tage	83	54	52	34
≤ 42 Tage	95	61	70	45
> 42 Tage	99	64	78	50

Tabelle 43. Erforderliche Beobachtungstage zur Ermittlung der Ascorbinsäure-, Retinol- und Carotinaufnahme der einzelnen Kinder mit Standardfehler $s_{\bar{x}} \pm 15\%$

	Ascorbinsäure-aufnahme		Retinolaufnahme		Carotinaufnahme	
Altersgruppen (Jahre)	2–14		2–14		2–14	
Kinder mit mindestens 25 Beobachtungstagen	155 Kinder = 100%		155 Kinder = 100%		155 Kinder = 100%	
Kinder, die Mittelwert ihrer Vitaminaufnahme mit $s_{\bar{x}} \pm 15\%$ erreichten	153 Kinder = 99%		84 Kinder = 54%		66 Kinder = 43%	
Erforderliche Beobachtungstage	n	(%)	n	(%)	n	(%)
≤ 7 Tage	14	9	25	16	kein Kind	
≤ 14 Tage	70	45	34	22	kein Kind	
≤ 21 Tage	124	80	51	33	16	10
≤ 28 Tage	147	95	64	41	33	21
≤ 35 Tage	151	97	73	47	46	30
≤ 42 Tage	153	99	82	53	57	37
> 42 Tage	–	–	84	54	66	43

nahme der Kinder eine Beobachtungsdauer von 28 Tagen aus. Ihre mittlere Retinolaufnahme mit Standardfehler $s_x \pm 15\%$ erreichen auch nach einer Beobachtungsdauer von mehr als 42 Tagen nur 54% der Kinder, ihre mittlere Carotinaufnahme nur 43% der Kinder.

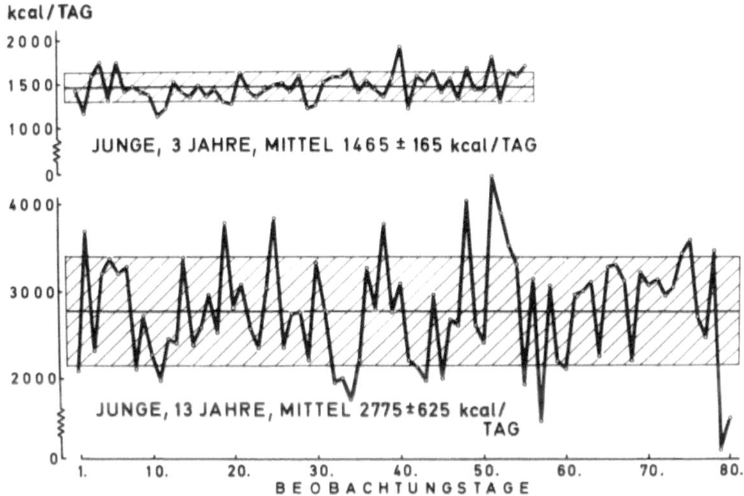

Abb. 1. Tägliche Energieaufnahme in 8–11 Wochen

4.4 Individuelle Schwankungsbreite in der Energie- und Nährstoffaufnahme von einzelnen Kindern

4.4.1 Individuelle Energieaufnahme eines 3jährigen und eines 13jährigen Jungen im Verlauf ihrer Beobachtungsperiode

Die Annahme ist verbreitet, daß die in den Tabellen angegebenen durchschnittlichen Energieaufnahmen in etwa von den Kindern täglich erreicht werden bzw. erreicht werden müssen. Kinder verzehren aber nicht an jedem Tag eine gleich große Nahrungsmenge und eine gleich große Energiemenge. Abbildung 1 macht das deutlich. Aufgezeichnet sind die tägliche Energieaufnahme eines 3jährigen und eines 13jährigen Jungen. Der 3jährige Junge hat im Verlauf einer 8wöchigen Beobachtungszeit eine durchschnittliche Energieaufnahme von 1465 kcal/Tag. Der Variationskoeffizient beträgt 11%. Der 13jährige Junge hat im Verlauf einer 80tägigen Beobachtungsdauer eine mittlere Energieaufnahme von 2775 kcal/Tag. Der Variationskoeffizient beträgt 23%.

4.4.2 Schwankungsbreite in der Energie- und Nährstoffaufnahme von einzelnen Kindern

Als Maßstab für die Schwankungsbreite in der individuellen Energie- und Nährstoffaufnahme wurde für jedes einzelne der 155 Kinder sein größter Variationskoeffizient berechnet.

4.4.2.1 Energieaufnahme

Von 111 2- bis 5jährigen Kindern haben 62 Kinder = 56% ihren größten Variationskoeffizienten in der Energieaufnahme mit $\leqslant \pm$ 20%, von 44 6- bis 14jährigen Kindern 10 Kinder = 23%. Von den Kleinkindern haben 27 Kinder = 24% einen Variationskoef-

Tabelle 44. Schwankungsbreiten (größter Variationskoeffizient) in der Energieaufnahme der einzelnen Kinder mit mindestens 25 Beobachtungstagen

Altersgruppen (Jahre)	2–5		6–14	
Kinder mit mindestens 25 Beobachtungstagen	111 Kinder = 100%		44 Kinder = 100%	
Kinder, die größten Variationskoeffizienten in ihrer Energieaufnahme erreichten	98 Kinder = 88%		35 Kinder = 80%	
Schwankungsbreiten (größter Variationskoeffizient)	n	(%)	n	(%)
⩽ ± 20%	62	56	10	23
± 21% bis ± 30%	27	24	14	31
± 31% bis ± 40%	4	4	6	14
± 41% bis ± 50%	3	3	3	7
> ± 50%	2	2	2	5

fizienten von ± 21% bis ± 30%. Damit haben 80% der beobachteten Kleinkinder einen Variationskoeffizienten ihrer individuellen Energieaufnahme bis ± 30%. Bei den Schulkindern liegen 14 Kinder = 31% bei einem Variationskoeffizienten von 21% bis 30%. Das heißt, gut 50% der Schulkinder liegen mit ihrem Variationskoeffizienten in dem Bereich unter ± 30%. Will man bei 80% der Schulkinder die individuelle Schwankungsbreite der Energieaufnahme erfassen, muß man mit Variationskoeffizienten bis ± 50% und mehr rechnen.

Die Ergebnisse (Tabelle 44) zeigen, daß die Unterschiede in der Energieaufnahme von Tag zu Tag bei Kleinkindern wesentlich geringer sind als bei Schulkindern. Die geringeren Schwankungen in der Energieaufnahme von Tag zu Tag beim Kleinkind führen wir darauf zurück, daß die Mutter auf die Nahrungsaufnahme des Kleinkindes noch einen größeren Einfluß hat. Beim älteren Schulkind ist der Einfluß wesentlich geringer.

4.4.2.2 Protein-, Fett-. Kohlenhydrataufnahme

Tabelle 45 zeigt, daß bei den 155 beobachteten Kindern die Variationskoeffizienten der Protein- und Fettaufnahme im Durchschnitt größer sind als in der Energieaufnahme. Die Variationskoeffizienten in der Kohlenhydrataufnahme entsprechen etwa denen der Energieaufnahme.

4.4.2.3 Mineralienaufnahme (Calcium, Phosphor, Magnesium, Eisen)

Nimmt man, wie bei der Energieaufnahme, einen Bereich für den Variationskoeffizienten von ⩽ 20%, so erreicht für die Calciumaufnahme kein Kind diesen Wert, für die Phosphoraufnahme 14 Kinder = 9%, für die Magnesiumaufnahme 17 Kinder = 11%, für die Eisenaufnahme 7 Kinder = 5%. Wenn man bei 80% der beobachteten 155 Kinder die Schwankungsbreite der Calciumaufnahme und der Eisenaufnahme erfassen will, muß man mit Variationskoeffizienten im Bereich bis ± 60% bzw. ± 50% rechnen. Bei Phosphor und Magnesium liegt der Variationskoeffizient für 80% der Kinder im Bereich bis ± 40% (Tabelle 46).

Tabelle 45. Schwankungsbreiten (größter Variationskoeffizient) in der Protein-, Fett- und Kohlenhydrataufnahme der einzelnen Kinder mit mindestens 25 Beobachtungstagen

	Proteinaufnahme		Fettaufnahme		Kohlenhydrataufnahme	
Altersgruppen (Jahre)	2–14		2–14		2–14	
Kinder mit mindestens 25 Beobachtungstagen	155 Kinder = 100%		155 Kinder = 100%		155 Kinder = 100%	
Kinder, die größten Variationskoeffizienten in ihrer Nährstoffaufnahme erreichten	147 Kinder = 95%		146 Kinder = 94%		144 Kinder = 93%	
Schwankungsbreiten (größter Variationskoeffizient)	n	(%)	n	(%)	n	(%)
⩽ ± 20%	11	7	6	4	53	34
± 21% bis ± 30%	61	39	53	34	51	33
± 31% bis ± 40%	40	26	49	32	26	17
± 41% bis ± 50%	20	13	20	13	12	8
± 51% bis ± 60%	9	6	9	6	2	1
> ± 60%	6	4	9	6	–	–

Tabelle 46. Schwankungsbreiten (größter Variationskoeffizient) in der Calcium-, Phosphor-, Magnesium- und Eisenaufnahme der einzelnen Kinder mit mindestens 25 Beobachtungstagen

	Calciumaufnahme		Phosphoraufnahme		Magnesiumaufnahme		Eisenaufnahme	
Altersgruppen (Jahre)	2–14		2–14		2–14		2–14	
Kinder mit mindestens 25 Beobachtungstagen	155 Kinder = 100%		155 Kinder = 100%		155 Kinder = 100%		155 Kinder = 100%	
Kinder, die größten Variationskoeffizienten ihrer Mineralienaufnahme erreichten	151 Kinder = 97%		149 Kinder = 96%		151 Kinder = 97%		147 Kinder = 95%	
Schwankungsbreiten (größter Variationskoeffizient)	n	(%)	n	(%)	n	(%)	n	(%)
⩽ ± 20%	kein Kind		14	9	17	11	7	5
± 21% bis ± 30%	28	18	73	47	72	46	49	32
± 31% bis ± 40%	64	41	39	25	40	26	46	30
± 41% bis ± 50%	25	16	10	6	10	6	21	14
± 51% bis ± 60%	16	10	4	3	8	5	13	8
± 61% bis ± 70%	10	6	5	3	3	2	10	6
> ± 70%	8	5	4	3	1	1	1	1

Tabelle 47. Schwankungsbreiten (größter Variationskoeffizient) in der Thiamin- und Riboflavinaufnahme der einzelnen Kinder mit mindestens 25 Beobachtungstagen

	Thiaminaufnahme		Riboflavinaufnahme	
Altersgruppen (Jahre)	2–14		2–14	
Kinder mit mindestens 25 Beobachtungstagen	155 Kinder = 100%		155 Kinder = 100%	
Kinder, die größten Variationskoeffizienten ihrer Vitaminaufnahme erreichten	150 Kinder = 97%		150 Kinder = 97%	
Schwankungsbreiten (größter Variationskoeffizient)	n	(%)	n	(%)
⩽ ± 20%	kein Kind		kein Kind	
± 21% bis ± 30%	35	23	15	10
± 31% bis ± 40%	42	27	45	29
± 41% bis ± 50%	34	22	36	23
± 51% bis ± 60%	19	12	27	17
± 61% bis ± 70%	15	10	13	8
> ± 70%	5	3	14	9

4.4.2.4 Vitaminaufnahme

Thiamin, Riboflavin. In seiner individuellen Thiamin- und Riboflavinaufnahme hat keines der beobachteten 155 Kinder einen Variationskoeffizienten im Bereich bis ± 20% (Tabelle 47). Will man bei 80% der Kinder ihren individuellen Variationskoeffizienten der Thiamin- und Riboflavinaufnahme erfassen, muß man mit Variationskoeffizienten im Bereich von ± 60% bis ± 70% rechnen.

Ascorbinsäure, Retinol, Carotin. Bei der Ascorbinsäure-, Retinol- und Carotinaufnahme der einzelnen Kinder liegen die Schwankungsbreiten, ausgedrückt als Variationskoeffizient, in Bereichen, die mehr als 3mal so groß sind als für die Energieaufnahme und die Aufnahme anderer Nährstoffe. Das beruht darauf, daß durch den Verzehr bestimmter einzelner Lebensmittel die Aufnahmen dieser Vitamine sich von Tag zu Tag extrem unterscheiden. Durch die Tatsache dieser extrem großen Schwankungen, ist ein Variationskoeffizient für die Ascorbinsäure-, Retinol- und Carotinaufnahme nicht aussagefähig (Tabelle 48).

Unsere Untersuchungen zeigen, daß sich nur durch Messung des Nahrungsverzehrs an einer genügend großen Zahl einzelner Kinder einer Altersgruppe über einen längeren Zeitraum ein aussagekräftiger Mittelwert für die Energieversorgung und für die Nährstoffversorgung ermitteln läßt. Aus unseren Beobachtungen über die Energie- und Nährstoffaufnahmen von einzelnen Kindern über mehrere Wochen geht hervor, daß Durchschnittswerte für den Energieverbrauch und für den Nährstoffverbrauch einer Altersgruppe für das Individuum dieser Altersgruppe nicht unbedingt verbindlich sind. Mißt man den Nahrungsverzehr einzelner Kinder über mindestens 25 Tage, so unterscheiden sich in jeder Altersstufe 50% der Kleinkinder und 50% der Schulkinder in ihrem individuellen Energieverbrauch signifikant voneinander. Das bedeutet, daß die in Empfehlungen der Ernährungskommissionen angegebenen Durchschnittswerte, z.B. über die

Tabelle 48. Schwankungsbreiten (größter Variationskoeffizient) in der Ascorbinsäure-, Retinol- und Carotinaufnahme der einzelnen Kinder mit mindestens 25 Beobachtungstagen

	Ascorbinsäure-aufnahme		Retinolaufnahme		Carotinaufnahme	
Altersgruppen (Jahre)	2–14		2–14		2–14	
Kinder mit mindestens 25 Beobachtungstagen	155 Kinder = 100%		155 Kinder = 100%		155 Kinder = 100%	
Kinder, die größten Variationskoeffizienten ihrer Vitaminaufnahme erreichten	153 Kinder = 99%		153 Kinder = 99%		154 Kinder = 99%	
Schwankungsbreiten (größter Variationskoeffizient)	n	(%)	n	(%)	n	(%)
⩽ ± 60%	21	14	21	14	kein Kind	
± 61% bis ± 80%	65	42	16	10	7	5
± 81% bis ± 100%	40	26	31	20	34	22
± 101% bis ± 120%	20	13	20	13	62	40
± 121% bis ± 140%	6	4	20	13	40	26
> ± 140%	1	1	45	29	11	7

Energieversorgung einer Altersstufe, nicht ohne weiteres auf das einzelne Kind übertragen werden dürfen. Lebhafte Kinder haben einen größeren Energiebedarf als der Durchschnitt der Altersgruppe. Sie würden bei Ernährung mit der für die Altersstufe empfohlenen Energiemenge hungern; „ruhige" Kinder würden dagegen bei Ernährung nach den Empfehlungen „überernährt" und adipös werden.

Um den durchschnittlichen Energieverbrauch und die durchschnittliche Nährstoffversorgung für das einzelne Kind absolut und pro Kilo Körpergewicht zu ermitteln, ist nach unseren Untersuchungen eine Beobachtungsdauer von mindestens 21 bis 28 aufeinanderfolgenden Tagen, Sonn- und Feiertage eingeschlossen, erforderlich.

Bei 90% der Kinder wird erst mit einer Beobachtungsdauer von mindestens 25 Tagen die größte Streuung (Standardabweichung) in der Energieaufnahme des einzelnen Kindes von Tag zu Tag erfaßt. Bei einer Beobachtungsdauer bis zu 7 Tagen kann damit gerechnet werden, daß 50% der Kleinkinder, aber nur 20% der Schulkinder ihren individuellen Mittelwert der Energieaufnahme erreicht haben. Es ist deshalb nicht statthaft, die aus einer einzelnen 24-h-Beobachtung errechnete Energie- und Nährstoffaufnahme eines einzelnen Kindes, gemessen an seinem Altersgruppenmittelwert, als „gut" oder „schlecht" einzustufen.

Wie unsere Beobachtungen der Energieaufnahme einzelner Kinder über einen längeren Zeitraum zeigen, kann ein gesundes Kind auch über mehrere Tage für seinen Bedarf zu wenig essen, ohne deshalb – auf die Länge der Zeit gesehen – ein „schlecht essendes" Kind zu sein. Ein Kind kann aber auch an mehreren Tagen wesentlich mehr essen als seinem durchschnittlichen Bedarf entspricht, ohne deshalb adipös zu werden. Für die Einstellung auf eine Diät, z.B. bei Diabetes mellitus und Adipositas, bedeuten die großen Unterschiede in der Energieaufnahme von Tag zu Tag nicht nur Änderungen in der Nahrungszusammensetzung, sondern auch Erziehung zu einer gewissen Gleichmäßigkeit in der täglichen Nahrungsaufnahme (105).

Die von uns aufgezeigten Unterschiede in der Energieaufnahme von Tag zu Tag und von Kind zu Kind können nicht ohne weiteres auf den Verzehr von Protein, Fett, Kohlenhydraten, Mineralien und Vitaminen übertragen werden. Wie wir im einzelnen gezeigt haben, sind die Schwankungen von Tag zu Tag in der Aufnahme der Nährstoffe z.T. wesentlich größer als in der Energieaufnahme. Damit wird auch die notwendige Beobachtungsdauer zur Ermittlung von individuellen Mittelwerten für die Nährstoffaufnahme länger als für die Energieaufnahme.

Literatur

1. Ausschuß für Nahrungsbedarf der Deutschen Gesellschaft für Ernährung (1956) Die wünschenswerte Höhe der Nahrungszufuhr, 1. Mitt. Umschau
2. Beal VH (1970) In: McCammon RW (ed) Human growth and development. Thomas, Springfield, p 61
3. Bergmann KE, Bergmann RL, Hagemann R, Hück G, Petry P (1978) Überlegungen zur Fluoriddosierung im Kindesalter. Dtsch Med Wochenschr 103:1353
4. Black AE, Billewicz WZ, Thomson AM (1976) The diets of preschool children in Newcastle upon Tyne 1968–71. Br J Nutr 35:105
5. Boppel B (1975) Bleigehalte von Lebensmitteln 3. Bleiaufnahme durch die tägliche Nahrung. Z Lebensm Unters Forsch 158:287
6. Bransby ER, Fothergill JE (1954) The diets of young children. Br J Nutr 8:195
7. Burke BS, Reed RB, Berg van den AS, Stuart HC (1959) Caloric and protein intake of children between 1 and 18 years of age. Pediatrics 24:922
8. Burke BS, Reed RB, Berg van den AS, Stuart HC (1962) A longitudinal study of the calcium intake of children from one to eighteen years of age. Am J Clin Nutr 10:79
9. Camerer W (1880) Versuche über den Stoffwechsel, angestellt mit 5 Kindern im Alter von 2 bis 11 Jahren. Z Biol 16:25
10. Camerer W (1882) Der Stoffwechsel von 5 Kindern im Alter von 3 bis 13 Jahren. Z. Biol 18:220
11. Camerer W (1896) Der Nahrungsbedarf von Kindern verschiedener Lebensalter. Z Biol 33:320
12. Committee on Growth and Development (1932) Growth and development of the child. Part III Nutrition. White House Conference on Child Health and Protection. Century, New York London
13. Committee on Nutrition American Academy of Pediatrics (1972) Childhood diet and coronary heart disease. Pediatrics 49:305
14. Cook J, Altmann DG, Moore DMC, Topp SG, Holland WW, Elliott A (1973) A survey of the nutritional status of school-children. Relation between nutrient intake and socioeconomic factors. Br J Prev Soc Med 27:91
15. Crawford PB, Hankin JH, Huenemann RL (1978) Environmental factors associated with preschool obesity. III. Dietary intakes, eating patterns and anthropometric measurements. J Am Diet Assoc 72:589
16. Czerny A, Keller A (1925) Des Kindes Ernährung, Ernährungsstörungen und Ernährungstherapie, 2. Aufl, Bd I. Deuticke, Leipzig Wien
17. Dartois AM, Quetin C, Lestradet H (1968) L'alimentation spontanée de l'enfant normal de neuf à seize ans. Arch Fr Pediatr 25:941

18. Débry G, Manciaux M, Comoy J (1966) L'alimentation spontanée de l'enfant agé de un an et demi à trois ans et demi. Bull INSERM 21:219
19. Department of Health and Social Security (1975) A nutrition survey of pre-school children 1967–1968. Reports on health and social subjects No 10. Her Majesty's Stationery Office, London
20. Department of Health and Social Security (1979) Recommended daily amounts of food energy and nutrients for groups of people in the United Kingdom. Report on health and social subjects No 15. Her Majesty's Stationery Office, London
21. Deutsche Gesellschaft für Ernährung (1975) Empfehlungen für die Nährstoffzufuhr. Umschau
22. Deutsche Gesellschaft für Ernährung (1976) Ernährungsbericht 1976. DGE, Frankfurt/M
23. Deutsche Gesellschaft für Ernährung (1980) Ernährungsbericht 1980. DGE, Frankfurt/M
24. Droese W, Stolley H, Schlage C (1972) Kochsalz in der Nahrung von Säuglingen und Kindern. Dtsch Med Wochenschr 97:1029
25. Droese W, Stolley H, van Oost G, Kersting M (1977) Schulmittagessen. Schriftenreihe des Bundesministers für Jugend Familie und Gesundheit, Bd 54. Kohlhammer, Stuttgart Berlin Köln Mainz
26. Droese W, Stolley H, Kersting M (1978) Energie- und Nährstoffversorgung im Verlauf der Kindheit. II. Protein. Monatsschr Kinderheilkd 126:524
27. Droese W, Stolley H, Kersting M (1979) Energie- und Nährstoffversorgung im Verlauf der Kindheit. IV. Kohlenhydrate, Rohfaser. Monatsschr Kinderheilkd 127:405
28. Droese W, Stolley H, Kersting M (1979) Ernährung im Kleinkindes- und Schulalter. Monatsschr Kinderheilkd 127:538
29. Droese W, Stolley H, Kersting M (1980) Energie- und Nährstoffversorgung im Verlauf der Kindheit. VII. Vitamine. Monatsschr Kinderheilkd 128:415
30. gestrichen
31. Durnin JVGA, Lonergan ME, Good J, Ewan A (1974) A cross-sectional nutritional and anthropometric study, with an interval of 7 years, on 611 adolescent schoolchildren. Br J Nutr 32:169
32. Ellen G (1977) Das Vorkommen von Schwermetallen in der Nahrung (in niederländisch). Voeding 38:443
33. Eppright ES, Fox HM, Fryer BA, Lamkin GH, Vivian VM, Fuller ES (1972) Nutrition of infants and preschool children in the north central region of the United States of America. World Rev Nutr Diet 14:269
34. Essing HG, Schaller KH, Szadkowski D, Lehnert G (1969) Usuelle Cadmiumbelastung durch Nahrungsmittel und Getränke. Arch Hyg 153:490
35. Feer E (1902) Weitere Beobachtungen über die Nahrungsmenge von Brustkindern. Jahrb Kinderheilk 56:421
36. Food and Nutrition Board, National Research Council (1980) Recommended dietary allowances. National Academy of Sciences, Washington DC
37. Fox HM, Fryer BA, Lamkin G, Vivian VA, Eppright ES (1971) Diets of preschool children in the north central region. Calcium, phosphorus, and iron. J Am Diet Assoc 59:233
38. Freeland JH, Cousins RJ (1976) Zinc content of selected foods. J Am Diet Assoc 68:526
39. Fryer BA, Lamkin GH, Vivian VM, Eppright ES, Fox HM (1971) Diets of preschool children in the north central region. Calories, protein, fat and carbohydrate. J Am Diet Assoc 59:228
40. Gaines EE, Daniel WA (1974) Dietary iron intakes of adolescents. J Am Diet Assoc 65:275
41. Gormican A (1970) Inorganic elements in foods used in hospital menus. J Am Diet Assoc 56:397

42. Gräfe HK (1961) Gegenüberstellung von optimaler und effektiver Ernährung von Schulkindern. Med Ernaehr 2:217
43. Gräfe HK (1968) Zur Ernährungssituation von Schülerinnen und Schülern im Alter von 12 bis 15 Jahren. Med Ernaehr 9:30
44. Haar Fvd, Kromhout D (1978) Food intake, nutritional anthropometry and blood chemical parameters in 3 selected Dutch schoolchildren populations. Veenman, Wageningen
45. Haenel H, Rothe M (1977) Ballaststoffe – vernachlässigte Bestandteile unserer Kost? Ernaehrungsforschung 22:130
46. Hässelbarth U (1976) Vorkommen, Bedeutung und Nachweis von Fluoriden im Trinkwasser. In: Aurand K, Hässelbarth U, Müller G, Schumacher W, Steuer W (hrsg) Die Trinkwasser-Verordnung. Schmidt, Berlin Bielefeld München
47. Hamilton EJ (1980) The need for trace element analyses of biological materials in the environmental sciences. In: Elemental analysis of biological materials. Technical Report Series No 197. International Atomic Energy Agency, Vienna, p 303
48. Harland BF, Prosky L, Vanderveen JE (1978) Nutritional adequacy of current levels of Ca, Cu, Fe, I, Mg, Mn, P, Se and Zn in the American food supply for adults, infants and toddlers. In: Kirchgessner M (Hrsg) Trace element metabolism in man and animals – 3. Arbeitskreis für Tierernährungsforschung, Institut für Ernährungsphysiologie der Technischen Universität München, Freising-Weihenstephan, p 311
49. Hasse S (1882) Untersuchungen über die Ernährung von Kindern im Alter von 2 bis 11 Jahren. Z Biol 18:553
50. Herbst O (1898) Beiträge zur Kenntnis normaler Nahrungsmengen bei Kindern. Jahrb Kinderheilkd 46:245
51. Hezemans AM, Cramwinckel AB, Doesburg WH, Lemmens WAJG, Reintjes AGM (1977) Unterschiede im Nahrungsverzehr an Wochenendtagen und Wochentagen bei 4- bis 6jährigen Kleinkindern (in niederländisch). Voeding 38:268
52. Hezemans AM, Cramwinckel AB, Doesburg WH, Lemmens WAJG, Reintjes AGM (1977) Untersuchung über den Nahrungsverzehr von 6- bis 12jährigen Schulkindern (in niederländisch). Voeding 38:273
53. Holden JM, Wolf WR, Mertz W (1979) Zinc and copper in self-selected diets. J Am Diet Assoc 75:23
54. Käferstein FK, Altmann HJ, Kallischnigg G et al. (1979) Blei, Cadmium und Quecksilber in und auf Lebensmitteln. ZEBS-Berichte 1/1979. Reimer, Berlin
55. Kersting M (1975) Methoden zur Ermittlung des Nahrungsverzehrs von Kindern – vergleichende Untersuchung über Anwendbarkeit und Leistungsfähigkeit der „genauen Wägemethode", der „Inventurmethode" und der „24-Stunden-Befragungsmethode". Dissertation, Universität Bonn
56. Kumpulainen J, Koivistoinen P (1977) Fluorine in foods. Residue Rev 68:37
57. Lebensmittelrecht, Bundesgesetze und -verordnungen über Lebensmittel und Bedarfsgegenstände (1978) Verordnung über Trinkwasser und über Brauchwasser für Lebensmittelbetriebe vom 31. Januar 1975. Verordnung über Höchstmengen an Quecksilber in Fischen, Krusten-, Schalen- und Weichtieren vom 6. Februar 1975. Beck, München
58. Lebensmittelrecht, Bundesgesetze und -verordnungen über Lebensmittel und Bedarfsgegenstände (1978) Verordnung über vitaminisierte Lebensmittel. Beck, München
59. Macy IC, Hummel FC, Shepherd ML (1943) Value of complex carbohydrates in diets of normal children. Am J Dis Child 65:195
60. McCance, Widdowson (1978) The composition of foods. Fourth revised and extended edition of MRC. In: Paul AH, Southgate DAT (eds) Special report No 297. Her Majesty's Stationery Office, London
61. Ministry of Agriculture, Fisheries and Food (1971–1973) Working party on the monitoring of foodstuffs for mercury and other heavy metals. First report: Survey

of mercury in food (1971) Second report: Survey of lead in food (1972) Fourth report: Survey of cadmium in food (1973) Her Majesty's Stationery Office, London
62. Ministry of Health (1968) A pilot survey of the nutrition of young children in 1963. Reports on public health and medical subjects No 118. Her Majesty's Stationery Office, London
63. Müller E (1907) Stoffwechselversuche an 32 Kindern im 3.–6. Lebensjahr mit besonderer Berücksichtigung des Kraftwechsels aufgrund direkter calorimetrischer Bestimmungen. Biochem Z 5:143
64. Müller E (1923) Physiologie der Ernährung und des Stoffwechsels. Stoffwechsel und Ernährung älterer Kinder. In: Pfaundler Mv, Schloßmann A (Hrsg) Vogel, Leipzig (Handbuch der Kinderheilkunde, 3. Aufl, Bd I/3, S 393)
65. Müller F (1914) Der Stoffwechsel des wachsenden Menschen. Zentralbl Physiol 28: 749
66. Morgan J, Mumford P (1977) Feeding practices and food intake of children under two years of age. Proc Nutr Soc 36: 471
67. Murthy GK, Rhea US, Peeler JT (1973) Levels of copper, nickel, rubidium, and strontium in institutional total diets. Environ Sci Technol 7:1042
68. Oelschläger W, Menke KH (1969) Über Selengehalte pflanzlicher, tierischer und anderer Stoffe. 2. Mitteilung: Selen- und Schwefelgehalte in Nahrungsmitteln. Z Ernährungswiss 9:216
69. Oelschläger W, Rheinwald U (1968) Das Nahrungsfluor in toxikologischer und kariesprophylaktischer Hinsicht. Oeff Gesundheitswes 30:11
70. O'Neal RM, Johnson OC, Schaeffer AE (1970) Guidelines for classification and interpretation of group blood and urine date collected as part of the national nutrition survey. Pediatr Res 4:103
71. Owen GM, Garry PJ, Kram KM, Nelsen CE, Montalvo JM (1969) Nutritional status of Mississippi preschool children. A pilot study. Am J Clin Nutr 22:1444
72. Pape E (1971) Das Fettsäuremuster in der Nahrung gesunder Kinder. Med Ernaehr 12:28
73. Pape E (1973) Ist die derzeitige Ernährung der Kinder zu fettreich? Monatsschr Kinderheilkd 121:543
74. Peckos PS, Ross ML (1973) Longitudinal study of the caloric and nutrient intake of individual twins. I. Calorie, protein, fat and carbohydrate intakes. J Am Diet Assoc 62:399
75. Peckos PS, Ross ML (1973) Longitudinal study of the caloric and nutrient intake of individual twins. II. Calcium, iron and vitamin intakes. J Am Diet Assoc 62:404
76. Pennington JT, Calloway DH (1973) Copper content of foods. J Am Diet Assoc 63:143
77. Reinken L, Droese W, Stolley H, van Oost G (1979) Konzentrationen von Hämoglobin, Hämatokrit und Serumeisen bei gesunden Säuglingen und Kindern im Alter von 1 Monat bis 16 Jahren. Monatsschr Kinderheilkd 127:628
78. Reinken L, Stolley H, Droese W (1979) Biochemical assessment of thiamine nutrition in childhood. Eur J Pediatr 131:229
79. Reinken L, Stolley H, Droese W (1980) Zur Diagnostik von Überernährung und Übergewicht. Ein neues Somatogramm. Monatsschr Kinderheilkd 128:662
80. Reith JF, Engelsma J, Ditmarsch M van (1974) Lead and zinc contents of food and diets in the Netherlands. Z Lebensm Unters Forsch 156:271
81. gestrichen
82. Sachs L (1974) Angewandte Statistik. Springer, Berlin Heidelberg New York
83. Samuelson G (1971) Child health and nutrition in a northern Swedish county. 1. Food consumption survey. Acta Paediatr Scand (Suppl) 214:5
84. San Filipo FA, Battistone GC (1971) The fluoride content of a representative diet of the young adult male. Clin Chim Acta 31:453
85. Schäfer KH (1953) Der Eisenstoffwechsel des wachsenden Organismus. Ergeb Inn Med Kinderheilkd 4:706

86. Schäfer KH (1977) Eisenstoffwechsel und exogener Eisenbedarf. In: Schreier K, Eckert I (Hrsg) Ernährung und Umwelt – Eine Bestandsaufnahme. Thieme, Stuttgart, S 55
87. Schaik ThFSM van (1975) Die Bedeutung von Zucker in der Ernährung der niederländischen Bevölkerung (in niederländisch). Voeding 36:394
88. Schelenz R, Diehl JF (1973) Quecksilber in Lebensmitteln. Untersuchungen an täglicher Gesamtnahrung. Z Lebensm Unters Forsch 153:151
89. Schelenz R, Boppel B, Zacharias R, Fischer E (1979) Veränderung der Gehalte von Blei, Cadmium und Quecksilber in Gemüse bei der haushaltsüblichen Zubereitung. Schriftenreihe der Bundesforschungsanstalt für Ernährung. Karlsruhe
90. Schlage C, Stolley H (1970) Über den Kaloriengehalt in der Nahrung gesunder Kinder. Eine Gegenüberstellung von kalorimetrisch ermittelten und aus Nährwert-Tabellen errechneten Werten. Med Ernaehr 11:181
91. Schlage C, Stolley H, Droese W (1973) Eisenaufnahmen gesunder Klein- und Schulkinder mit herkömmlicher Kost. Ein Vergleich berechneter und analysierter Werte. Z Ernaehrungswiss 12:32
92. Schlettwein-Gsell D, Mommsen-Straub S (1973) Spurenelemente in Lebensmitteln. Beiheft zur Internationalen Zeitschrift für Vitamin- und Ernährungsforschung Nr 13. Huber, Bern
93. Schroeder HA, Balassa JJ, Tipton IH (1966) Essential trace metals in man: manganese. J Chronic Dis 19:545
94. Singer L, Ophaug RH, Harland BF (1980) Fluoride intake of young male adults in the United States. Am J Clin Nutr 33:328
95. Sommerfeld P (1906) Ernährung jenseits des 1. Lebensjahres. In: Pfaundler Mv, Schlossmann A (Hrsg). Vogel, Leipzig (Handbuch der Kinderheilkunde, Bd I/1. Hälfte, S 401)
96. Souci S (Hrsg) (1973) Die Zusammensetzung der Lebensmittel. Nährwert-Tabellen, Bd 1 und 2. Wissenschaftliche Verlagsgesellschaft, Stuttgart
97. Southgate DAT (1977) The Definition and analysis of dietary fibre. Nutr Rev 35: 31
97a. Spiller GA, Shipley E (1977) Perspectives in dietary fiber in human nutrition. World Rev Nutr Diet 27:105
98. gestrichen
99. Stolley H, Droese W (1970) Über den Nährstoffgehalt in der Nahrung gesunder Kinder. Eine Gegenüberstellung von analytisch ermittelten und aus Nährwerttabellen berechneten Werten. Med Ernaehr 11:129
100. Stolley H, Droese W (1971) Langfristige Beobachtungen über den Fettgehalt in der Nahrung gesunder Kinder. Med Ernaehr 12:25
100a. Stolley H, Droese W (1979) Kritische Abhandlung des Energie- und Nährstoffbedarfs im Kindesalter. Akt Ernaehrungsmed 5:214
100b. Stolley H, Droese W (1980) Thiamine in breast-freeding. In: Freier S, Eidelman AI (eds) Human milk, its biological and social value. Inernational Congress Series 518, Excerpta Medica, Amsterdam Oxford Princeton, p 39
101. Stolley H, Droese W, Kersting M (1977) Energie- und Nährstoffversorgung im Verlauf der Kindheit. I. Nahrungsmenge und Energie. Monatsschr Kinderheilkd 125:929
102. Stolley H, Droese W, Kersting M (1979) Energie- und Nährstoffversorgung im Verlauf der Kindheit. III. Fett, Linolsäure, Cholesterin. Monatsschr Kinderheilkd 127:80
103. Stolley H, Droese W, Kersting M (1979) Energie- und Nährstoffversorgung im Verlauf der Kindheit. V. Eisen. Monatschr Kinderheilkd 127:499
104. gestrichen
105. Stolley H, Droese W, Reinken L (1979) Das dicke Kind und seine Ernährung. Fortschr Med 97:1448

106. Stolley H, Kersting M, Droese W (1980) Nährwerttabelle des Forschungsinstitutes für Kinderernährung, 1. Aufl. Marseille, München
107. Stolley H, Kersting M, Droese W (1980) Energie- und Nährstoffversorgung im Verlauf der Kindheit. VI. Calcium, Phosphor, Magnesium. Monatsschr Kinderheilkd 128:141
108. Stolley H, Kersting M, Droese W (1981) Spurenelement- und Schwermetallaufnahme mit der Nahrung von 2–14 Jahre alten Kindern. Zink, Mangan, Kupfer, Fluor, Jod, Selen, Blei, Cadmium, Quecksilber. Monatsschr Kinderheilkd 129:233
109. Stolley H, Kersting M, Droese W (1981) Zur Eignung der Milchsorten für die Ernährung von Säuglingen und Kindern. Ernaehr Umsch 28:85
110. gestrichen
111. gestrichen
112. Thomas B, Rienermann U (1976) Die Rohfaseraufnahme in den letzten 100 Jahren. Ernaehr Umsch 23:301
113. Thorn J, Robertson J, Buss DH, Bunton NG (1978) Trace nutrients. Selenium in british food. Br J Nutr 39:391
114. Trowell H (1976) Definition of dietary fiber and hypothesis that it is a protective factor in certain diseases. Am J Clin Nutr 29:417
115. gestrichen
116. Voorlichtingsbureau voor de Voeding (1972) Nederlandse Voedingsmiddelen Tabel, Voorlichtingsbureau voor de Voeding, Den Haag
117. Wait B (1973) Protein intake of well nourished children and adolescents. Am J Clin Nutr 26:1303
118. Wait B, Roberts LJ (1933) Studies in the food requirement of adolescent girls: IV. The mineral intake of 38 well-nourished girls 10 to 16 years of age. J Am Diet Assoc 9:124
119. Wait B, Blair R, Roberts LJ (1968) Energy intakes of well nourished children and adolescents. Am J Clin Nutr 22:1383
120. Watt BK, Merill AL (1963) Composition of foods: raw, processed, prepared. In: Agriculture Handbook No 8. United States Department of Agriculture, Washington, DC
121. Weippl G (1974) Eisenmangelanämien im Kindesalter. Enke, Stuttgart
122. Wenlock RW, Buss DH, Dixon EJ (1979) Trace nutrients. 2. Manganese in british food. Br J Nutr 41:253
123. Widdowson EM (1947) A study of individual children's diets. Medical research council. Special report series No 257. Her Majesty's Stationery Office, London
124. World Health Organization (1972) Technical report series No 505: Evaluation of certain food additives and the contaminants mercury, lead, and cadmium. World Health Organization, Geneva
125. World Health Organization (1973) Technical report series No 532: Trace elements in human nutrition. World Health Organization, Geneva
126. World Health Organization (1978) Technical report series No 631: Evaluation of certain food additives and contaminants. World Health Organization, Geneva
127. Zentralinstitut für Ernährung der Akademie der Wissenschaften der DDR und der Gesellscahft für Ernährung in der DDR (1977) Durchschnittswerte des physiologischen Energie- und Nährstoffbedarfs für die Bevölkerung der Deutschen Demokratischen Republik. Ernährungsforschung 22:5

Neoplastische Colonpolypen

W. BERGES[1], F. BORCHARD[2], B. MILLER[1] und G. STROHMEYER[1]

Keywords: *Tubuläres Adenom – Villöses Adenom – Adenom-Carcinom-Sequenz – Adenomatosis coli – Gardner-Syndrom – Turcot-Syndrom.*

---

1 Medizinische Klinik und Poliklinik D der Universität Düsseldorf, Moorenstraße 5, D–4000 Düsseldorf
2 Pathologisches Institut der Universität Düsseldorf, Moorenstraße 5, D–4000 Düsseldorf

1 Einleitung

In den letzten 20 Jahren hat sich das Wissen über Colonpolypen erheblich vermehrt. Das ist zu einem wesentlichen Teil dem zunehmenden Einsatz endoskopischer Techniken bei der Colondiagnostik zu danken. Während sich früher Erfahrungen überwiegend auf Untersuchungen von autoptisch oder chirurgisch gewonnenem Resektionsmaterial gründeten und damit nur eine Momentaufnahme eines begrenzten Darmbereichs möglich war, haben nun größere endoskopische Untersuchungsserien näheren Einblick in Häufigkeit, Verteilung, Wachstum, Art, Dignität und Entwicklung der Colonpolypen erbracht. Die so gewonnenen Kenntnisse haben unmittelbare klinische Bedeutung und sind wichtige Entscheidungshilfen für den therapeutischen Umgang mit Colonpolypen. Es hat sich zeigen lassen, daß nur bestimmte Polypen maligne entarten. Die Mehrzahl der Coloncarcinome geht auf Polypen zurück. Es handelt sich dabei um die sog. neoplastischen Polypen (Tabelle 1), die als echte epitheliale Neubildungen von tumorähnlichen Veränderungen unterschieden werden (142). Wegen ihrer herausragenden Bedeutung für die Carcinomentwicklung sollen im folgenden die epithelialen Polypen besonders dargestellt werden.

Der Begriff Polyp ist rein deskriptiv und umfaßt jede Schleimhautvorwölbung in das Darmvolumen. Da die Polypen des Dickdarms sehr vielgestaltig sind und das äußere

Tabelle 1. Klassifikation polypoider Dickdarmläsionen. (Nach *Otto*, 150)

Polypenart	Singulär	Multipel (Polypose, Adenomatose)
1 Neoplastische Polypen	1.1 Tubuläre Adenome	1.1 Familiäre Adenomatosis coli
		1.2 Gardner-Syndrom
		1.3 Turcot-Syndrom
		1.4 Zanca-Syndrom
	1.2 Villöse Adenome	1.5 Adenomatose des ganzen Gastrointestinaltraktes
	1.3 Tubulovillöse Adenome	
2 Hamartomatöse Polypen	2.1 Juvenile Polypen	2.1 Juvenile Polypose 2.1.1 Nicht familiär gebunden 2.1.2 Familiäre, erbliche Form
	2.2 Peutz-Jeghers-Polypen	2.2 Peutz-Jeghers-Syndrom
3 Unklassifizierbare Polypen	3.1 Hyperplastische Polypen	3.1 Hyperplastische Polypose
4 Entzündliche (Pseudo-) Polypen	4.1 Bei Colitis ulcerosa	
	4.2 Bei Cronkhite-Canada-Syndrom	
	4.3 Gutartige lymphoide Polypen	
	4.4 Fibroider Granulationspolyp	

Bild weder eine Artdiagnose noch eine Aussage über ihre Dignität erlaubt, ist eine eindeutige Klassifikation – besonders auch aus therapeutischen Gesichtspunkten – unbedingt anzustreben. Neben dieser wichtigen histomorphologischen Einteilung ist eine andere, weitaus gröbere und von der Anzahl der Polypen bestimmte Zuordnung möglich. Man unterscheidet hierbei solitäre und multipel vorkommende Polypen und grenzt sie von den Polyposen ab, wobei die Anzahl 100 als etwas willkürlich gesetzter Grenzwert gilt. Eine Polyposis coli liegt dann vor, wenn mehr als 100 Polypen diagnostiziert werden (18, 19). Wenn auch die Polyposis coli eine eher seltene Erkrankung des Dickdarms ist, so hat doch insbesondere die familiäre Adenomatosis coli eine überaus große klinische Bedeutung, da sie eine obligate Präcancerose ist.

2 Solitäre neoplastische Polypen

2.1 Definitionen

Neoplastische Polypen sind ausschließlich Adenome, die zu den am häufigsten vorkommenden Polypen des Colons zählen. Sie lassen sich nach histologischen Kriterien weiter differenzieren und werden dann als tubuläre, tubulovillöse oder villöse Adenome bezeichnet. In der Literatur finden sich dafür zahlreiche Synonyme:

Tubuläres Adenom:	Polypöses Adenom Adenomatöser Polyp Glanduläres Adenom
Villöses Adenom:	Villöses Papillom Zottentumor
Tubulovillöses Adenom:	Glandulopapillärer Polyp Gemischtes Adenom

Die Adenome sind durch ihre morphologischen Eigenarten charakterisiert (142):

2.1.1 Tubuläres Adenom

Es handelt sich um einen benignen Tumor, der überwiegend aus tubulären, z.T. verzweigten Drüsen besteht. Sie sind in die Lamina propria eingebettet oder von ihr umgeben. Das tubuläre Adenom ist häufig gestielt, kann aber auch gelegentlich sessil und sehr groß sein. Die Drüsen zeigen eine intakte Basalmembran; sie infiltrieren die Muscularis mucosae nicht (Abb. 1a).

2.1.2 Villöses Adenom

Ebenfalls ein primär benigner Tumor, der aus spitzen oder plumpen, fingerähnlichen Auswüchsen der Lamina propria besteht, denen wiederum ein basophiles Zylinderepithel aufsitzt. Häufig ist eine ausgeprägte Schleimproduktion zu beobachten. Diese Adenome wachsen häufiger sessil als gestielt und können eine große Oberfläche bedecken (Abb. 1b).

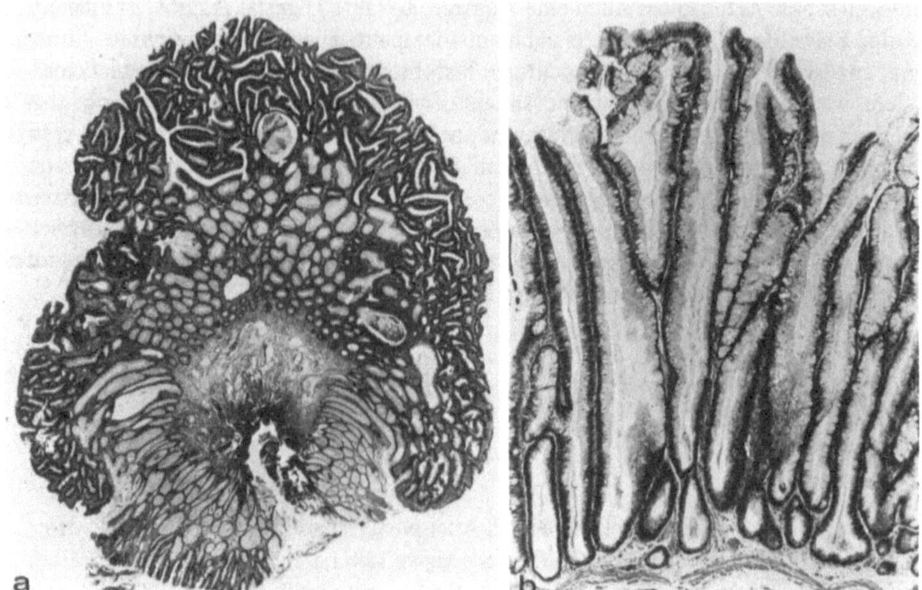

Abb. 1. a Endoskopisch abgetragenes **tubuläres Adenom.** Es findet sich ein neoplastisches Wachstum aus verzweigten schmalen Drüsenschläuchen besonders in den oberflächlichen Anteilen des Adenoms. Tiefere, noch normale Drüsen zeigen eine Schleimretention (HE, × 20). **b** Villöses Adenom. Schlanke, wenig verzweigte Stromasepten mit einem hochprismatischen, noch Schleim bildenden neoplastischen Epithel, das bis zur Kryptenbasis das ortsständige Becherepithel verdrängt hat (HE, × 37)

2.1.3 Tubulovillöses Adenom

Hierbei handelt es sich um ein Adenom, das tubuläre und villöse Anteile enthält.

Adenome gelten heute i.allg. als Vorstufe des Coloncarcinoms (siehe Adenom-Carcinom-Sequenz). Bei sorgfältiger histologischer Untersuchung lassen sich häufig bereits maligne entartete Zellverbände in Adenomen nachweisen. Beschränken sich die maligne veränderten Strukturen allein auf den Bereich der Mucosazone des Polypen, und ist die Muscularis mucosae dabei nicht durchbrochen, liegt ein Adenom mit schweren Zelldysplasien bzw. -atypien vor; das entspricht dem sog. focalen Carcinom der alten Nomenklatur. Wenn jedoch bereits die Muscularis mucosae infiltriert ist, bezeichnet man diesen Polypen als ein Adenom mit invasivem Adenocarcinom (Abb. 2).

2.1.4 Pseudoinvasion

Es handelt sich dabei um eine in der Regel traumatische Schädigung des Polypenstiels (z.B. Stieldrehung), wobei adenomatöse Strukturen in den Stiel des Polypen gelangt sind (11). Dies wird bei etwa 2% aller untersuchten Adenome beobachtet (33). Im Einzelfall kann dann die aus prognostischen und therapeutischen Gründen wichtige Unterscheidung zwischen einem Adenom mit schweren Epithelatypien und einem Adenom

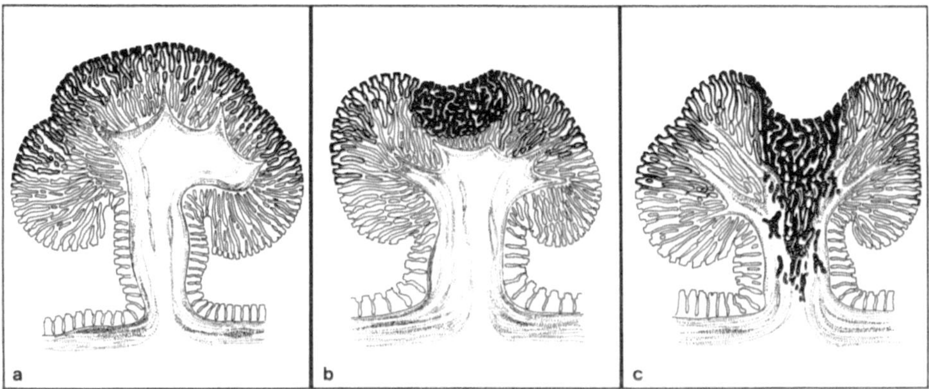

Abb. 2a–c. Adenom-Carcinom-Sequenz. **a** Adenom mit leichten bis mäßigen Epitheldysplasien im Kuppenbereich; **b** Adenom mit schweren focalen Epitheldysplasien („focales Carcinom"); **c** Stielinfiltrierendes Carcinom in einem Adenom

mit invasivem Adenocarcinom erheblich erschwert sein. Hilfreich für die Differentialdiagnose gegenüber dem invasiven Adenocarcinom ist es dann, wenn sich Hämosiderin als Zeichen der alten Blutung nachweisen läßt (93), eine lockere Lamina propria gefunden wird und die verlagerten Drüsen keine stärkeren Atypien erkennen lassen (Tabelle 2). Bei Carcinomen liegt eine typische bindegewebige Stromareaktion vor (63). Ein selten vorkommender Befund ist die Colitis cystica profunda, die sich allein auf den Polypenstiel beschränken kann (57). Gegen die Verwechslung mit einem Adenocarcinom schützt eine genaue Beachtung der cytologischen Details (57).

2.2 Pathologie

Tubuläre und villöse Adenome sind im typischen Fall schon makroskopisch leicht zu unterscheidende Tumoren. So zeigt sich häufig das tubuläre Adenom als ein gestielter, kleiner runder Polyp mit einer Oberfläche, die von feinen Spalten unterbrochen wird und dadurch etwas gelappt erscheint. Das villöse Adenom ist hingegen gewöhnlich ein

Tabelle 2. Differentialdiagnose zwischen Pseudoinvasion und echter carcinomatöser Invasion

	Pseudoinvasion	Invasion
Stromasiderose	+ + +	(+)
Lockere Lamina propria	+ + +	(±)
Muskellücken	+ +	(+)
Epitheldysplasie	+	+ + +
Desmoides Stroma	–	+ + +
Gefäßinvasion	–	+ + +
Unterminierung	(+)	+ + +

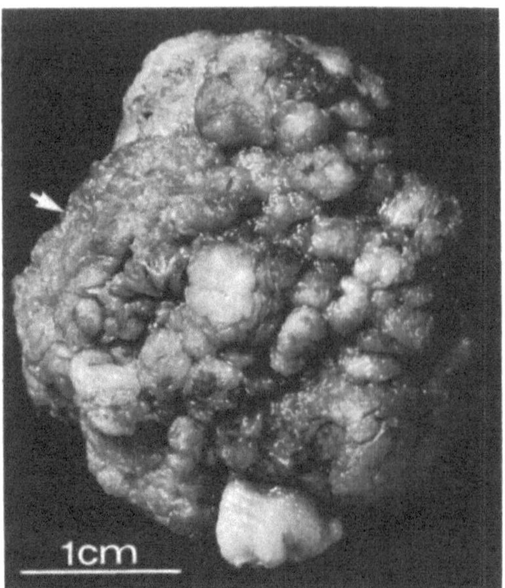

Abb. 3. Makroskopisches Bild eines endoskopisch abgetragenen überwiegend tubulären Adenoms. Die Oberfläche der tubulären Anteile ist blumenkohlartig gestaltet, während umschriebene villöse Anteile (*Pfeil*) eine blattförmige Oberfläche zeigen

weicher, sessiler Tumor, der beträchtliche Größe annehmen und das Darmlumen zirkulär umfassen kann. Er ist schwammig, bröckelig, und die Oberfläche bestimmt eine große Anzahl von feinen Zotten in charakteristischer Weise (149). Beide Polypenarten haben jedoch zahlreiche Erscheinungsformen und sind dann nur histologisch näher zu typisieren. Dabei zeigt sich, daß ein Adenom nur selten in reiner (tubulärer oder villöser) Form vorkommt (Abb. 3) und zumeist beide Anteile nebeneinander enthält (55, 69). Systematische Untersuchungen haben ergeben, daß in Adenomen unter 1 cm zumeist rein tubuläre und oberhalb von 4 cm rein villöse Strukturen vorliegen, während in der Zwischengruppe tubulovillöse Mischformen auftreten (55). Demgegenüber definieren Spjut und Estrada einen Zottentumor als Adenom, das mehr als 50% villöse Strukturen enthält (181). Ähnliches gilt für den adenomatösen Polypen (45, 69, 117). Mit histologischen Kriterien läßt sich diese Charakterisierung leicht durchführen. Dabei sollte jedoch bedacht werden, daß es sich allein um „Strukturvarianten eines pathogenetisch wohl gleichartigen Prozesses" handelt (53). So weisen tubuläre und villöse Polypen Gemeinsamkeiten auf, durch die sie sich als echte epitheliale Neoplasien von normaler Schleimhaut oder hyperplastischen Polypen unterscheiden. Während in der normalen Colonmucosa die undifferenzierten Zellen in der Tiefe der Krypten lokalisiert sind und die Zellen zum Kryptenhals hin zunehmend ausreifen, ist bei den tubulären und villösen Polypen die Proliferationszone bis zur Schleimhautoberfläche ausgedehnt und das Maximum sogar dorthin verlagert. Damit kommt es bei Überwiegen der unreifen Zellen zu einer deutlichen Abnahme der Becherzellen (Abb. 4) und der zur Resorption befähigten Zellen (45, 58, 59, 108, 145, 209).

Hyperplastische Polypen hingegen weisen nur eine geringe Ausdehnung der Proliferationszone auf. Die Zellbildung ist zwar ebenfalls deutlich gesteigert, die Ausdifferenzierung in Becherzellen und zur Resorption befähigte Zellen jedoch vollkommen (Abb. 4).

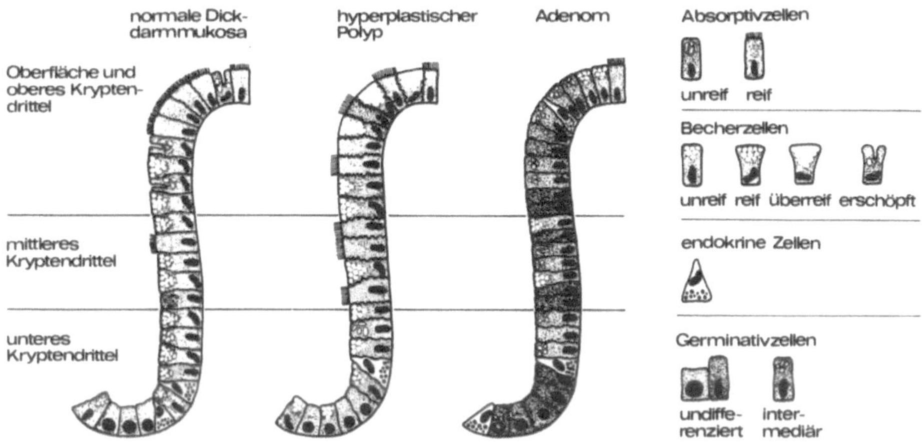

Abb. 4. In der normalen Dickdarmschleimhaut entwickeln sich aus undifferenzierten Zellen an der Kryptenbasis unreife Becher- und Absorptivzellen im mittleren Drittel, die unter Migration zur Oberfläche ausreifen. In der hyperplastischen Mucosa überwiegen differenzierte und überreife Zellen schon im mittleren Drittel der Krypte. Es kommen vermehrt Absorptivzellen vor. Im oberen Drittel werden große, überreife Becherzellen gefunden. Die normalen Zellen der Schleimhaut kommen hier also in größerer Zahl und Ausreifung vor. In der Schleimhaut des Adenoms persistieren die undifferenzierten Zellen bis in Höhe des Kryptenhalses. Die Mehrheit der übrigen Zellen entspricht unreifen Becherzellen, wie sie sonst nur in der unteren Hälfte der Krypte gesehen werden. (Modifiziert nach *Kaye* et al., 108)

Aus der für die neoplastischen Polypen charakteristischen Zunahme der Zellproliferation unmittelbar unterhalb der Schleimhautoberfläche resultiert eine noch nicht im einzelnen bekannte Reaktion zwischen Epithel und Mesenchym, an der die perikryptalen Fibroblasten beteiligt sind (118). Dabei wachsen die neoplastischen Drüsenverbände beim tubulären Adenom gegen tiefer gelegene Schleimhautabschnitte vor (133a); makroskopisch drückt sich dies in einer vertikalen Ausstülpung des Polypen aus, während oberflächliche Ausbreitung und Ausbildung von Zottenstrukturen beim villösen Polypen (Abb. 5) eher zu einem rasenartigen Wachstum führen (11, 209).

Die eingeschränkte Zelldifferenzierung (vgl. Abb. 4) geht mit cytologischen Veränderungen einher, die vielen neoplastischen Prozessen gemeinsam sind: Zunahme von Zahl und Größe der Zellkerne, unterschiedliche Gestalt und Anfärbbarkeit (Hyperchromasie), palisadenartige Aufschichtung und Veränderungen in der polaren Ausrichtung der Zellkerne, Zunahme der Nucleoli und Mitochondrien, vermehrtes Vorkommen von Mitosen. Je nach Schweregrad dieser cytologischen Veränderungen spricht man von leichter, mäßiger und schwerer Epitheldysplasie oder -atypie (11, 46, 146). Unter leichten Epitheldysplasien versteht man die Proliferationen eines sog. basophilen Stäbchenepithels, wobei die leicht elongierten Zellkerne polar ausgerichtet und in 2–3 Reihen aufgeschichtet sind. Der apicale Zellsaum weist meistens nur noch spärliche Schleimvacuolen auf. Bei mittelgradigen Epitheldysplasien treten im Epithelverband bis zu 5 Kernreihen auf; es finden sich zumeist intraepitheliale Knospenbildungen, die man als Miniaturkrypten auffassen kann. Bisweilen werden auch abnorme Sekretionsphänomene mit Sekretion gegen die Basalmembran gefunden. Bei schweren Epithel-

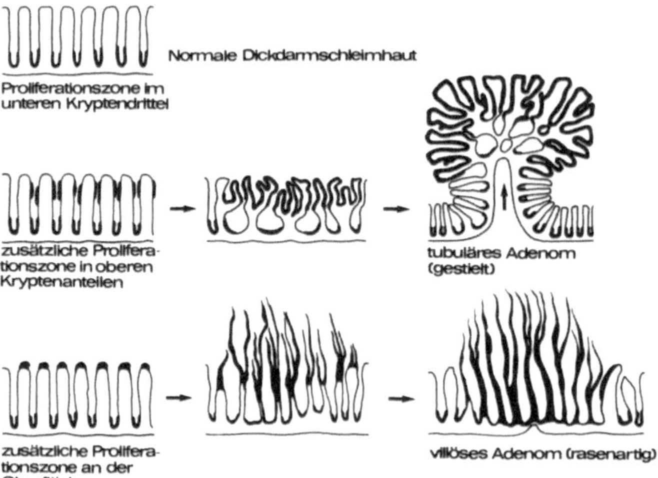

Abb. 5. Morphogenese der tubulären und villösen Adenome der Dickdarmschleimhaut. In der normalen Dickdarmschleimhaut liegt die hervorgehobene Proliferationszone im Bereich des unteren Kryptendrittels. Beim tubulären Adenom findet sich eine zusätzliche Proliferationszone in den oberen Kryptenanteilen. Durch intraepitheliale Drüsenproliferation in Form von Knospen und Verzweigungen sowie basale Schleimretention entsteht ein wachstumsbedingter intramusculöser Druck, der schließlich zur Ausstülpung des Adenoms in die Schleimhaut und zur Auffaltung der Muscularis mucosae führt. Beim villösen Adenom liegt die zusätzliche Proliferationszone an der Schleimhautoberfläche, so daß die Proliferationen zottenähnlich in die Lichtung zeigen. Die Muscularis mucosae ist nur selten aufgefaltet. Es resultiert ein rasenartiges Wachstum. (Modifiziert nach *Wiebecke* et al., 209)

plasien bilden sich überwiegend siebförmige (cribriforme) Epithelverände aus. Daneben werden seltener solide und ganz vereinzelt auch siegelringzellige Formationen im Adenom angetroffen. Es läßt sich eine zunehmende Kernpolymorphie (Tabelle 3) bei gleichzeitiger Vergröberung und Verbreiterung der Zellkerne nachweisen (174).

Die Entdifferenzierung der Epithelien bei der schweren Dysplasie entspricht dem Differenzierungsverlust im invasiv wachsenden Adenocarcinom. Die Befähigung zur Metastasierung ist jedoch nicht gegeben, da die Lymphgefäße (Abb. 6) erst unterhalb der Muscularis mucosae beginnen (60). Daher ist nach den Empfehlungen der WHO der Begriff „schwere Epitheldysplasie" an die Stelle der Bezeichnung „focales Carcinom"

Tabelle 3. Kriterien für die Klassifikation colorectaler Dysplasien. (Nach 114, 142, 145, 146)

1. Mehrreihigkeit der Kerne
2. Verzweigungsgrad der Drüsen
3. Gestörte polare Anordnung der Zellkerne
4. Verlust der cytoplasmatischen Differenzierung
5. Kernveränderungen

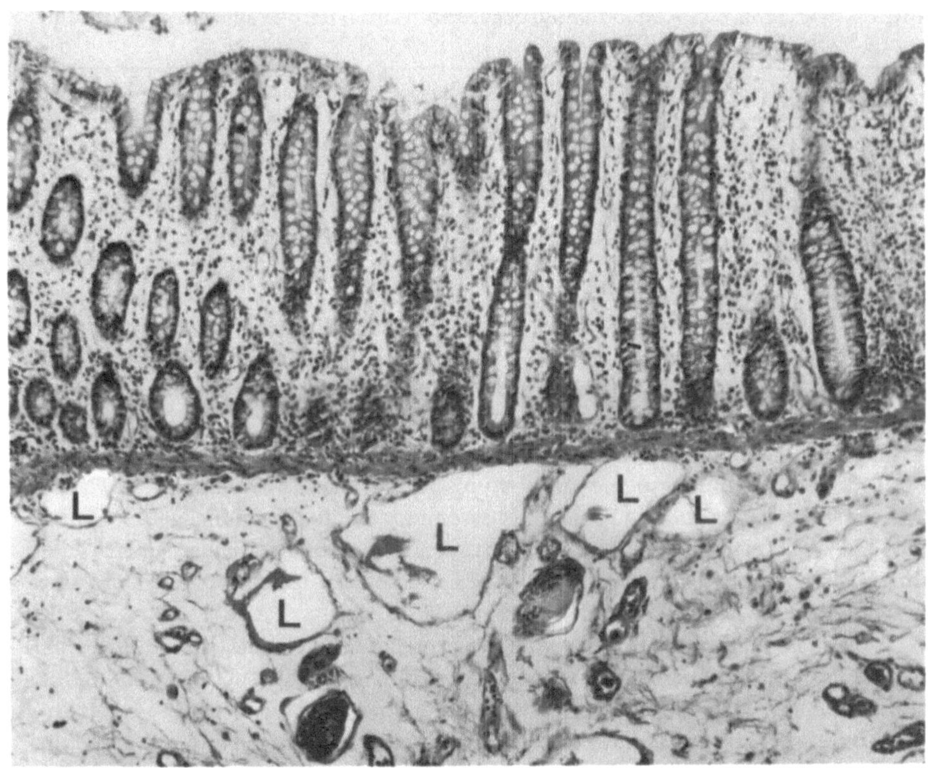

Abb. 6. Normale Verteilung der Lymphgefäße (*L*) in der Submucosa, die bis an die Muscularis mucosae heran-, nicht aber in die Schleimhaut selbst hineinreichen. Leichte Dilatation der Lymphgefäße infolge einer operativ bedingten Lymphostase (HE, × 83)

getreten. Ein potentielles Mißverständnis zwischen Klinikern und Pathologen, das im Einzelfall zu einer inadäquaten Therapie führen konnte, wurde damit vermieden. Auf keinen Fall darf die heute nicht mehr übliche Diagnose eines „focalen Carcinoms" zu einer Darmresektion führen, wie es der Begriff Carcinom nahelegen könnte.

In der Regel sind bei vorwiegend adenomatösen Polypen nur leichte Epitheldysplasien zu beobachten; die überwiegend villösen Polypen hingegen weisen häufiger schwere Dysplasien auf (146).

2.3 Adenom-Carcinom-Sequenz

Die Tatsache, daß auf cytologischer Ebene die Grenzen zum Carcinom fließend sind, führt zu der Vorstellung einer möglichen Entstehung des Coloncarcinoms aus einer Vorstufe, dem Adenom. Während eine solche Sequenz für die rein villösen Polypen schon seit langem gesichert ist (55), war sie für die adenomatösen Polypen bis vor kurzem noch unklar (16, 21, 206). Umfangreiche Untersuchungen, besonders der Arbeitsgruppe um Morson, haben jedoch auch hier deutliche Gesetzmäßigkeiten erkennen las-

Tabelle 4. Carcinome in Adenomen, prozentualer Anteil der verschiedenen Adenomtypen. (Nach *Muto* et al., 146)

Histologischer Typ	Anzahl der Fälle	%
Tubuläres Adenom	90	32,6
Intermediärer Typ	86	31,3
Villöses Adenom	99	36,0
Gesamt	275	100,0

sen (89, 123, 124, 141, 146). So waren immerhin nach eingehenden Untersuchungen in 1/3 der Fälle von Coloncarcinomen Reste von tubulären Adenomen nachweisbar (146), wobei sicher in größeren Carcinomen (Tabelle 4) die adenomatösen Strukturen aufgebraucht sind.

Wichtige Parameter zur Beschreibung der Adenom-Carcinom-Sequenz sind Größe, histologischer Typ und Dysplasie- bzw. Atypiegrad in einem Adenom.

Die Größe des Adenoms (Tabelle 5) bestimmt wesentlich sein malignes Potential (146, 155). Tubuläre und villöse Adenome unter 1 cm Größe enthalten äußerst selten (um 1%) ein invasives Carcinom (91, 146, 181); bei einer Größe über 2 cm steigt das Entartungsrisiko jedoch schon auf weit über 20% an.

Wenn man in größeren Untersuchungsreihen eine nähere histologische Differenzierung der Polypen durchführt, überwiegen in der Regel dabei die tubulären und tubulovillösen Adenome. Der Anteil der rein villösen Polypen liegt z.T. bei 1% (64) und in dem von *Muto* et al. (146) untersuchten Kollektiv bei 10% (Tabelle 6). Im Gegensatz dazu steht jedoch das maligne Potential der Adenome; so weisen die rein villösen Adenome in deutlich höherer Zahl ein invasives Carcinom (Tabelle 7) auf (39, 7%) als die tubulären Adenome (4, 8%). Die beträchtliche maligne Potenz der tubulovillösen Adenome (22, 5% mit invasivem Carcinom) ist demnach besonders auf den villösen Anteil des Polypen zurückzuführen (4, 117, 181).

Tabelle 5. Prozentualer Anteil von Polypen mit maligner Entartung in Abhängigkeit von der Größe. (Nach *Muto* et al., 146)

Adenomgröße	Anzahl der Adenome	Adenome mit maligner Entartung	%
< 1 cm	1479	19	1,3
1–2 cm	580	55	9,5
> 2 cm	430	198	46,0

Tabelle 6. Prozentuale Verteilung der verschiedenen Adenomtypen. (Nach *Muto* et al., 146)

Histologischer Typ	Anzahl	%
Tubuläres Adenom	1880	75,0%
Intermediärer Typ	383	15,3
Villöses Adenom	243	9,7
Gesamt	2506	100,0

Tabelle 7. Häufigkeit von Adenomen mit maligner Entartung im Verhältnis zu den histologischen Typen. (Nach *Muto* et al., 146)

Histologischer Typ	Anzahl der Adenome	Adenome mit maligner Entartung	%
Tubuläres Adenom	1880	90	4,8
Intermediärer Typ	383	86	22,5
Villöses Adenom	243	99	40,7

Tabelle 8. Abhängigkeit der malignen Entartung von Adenomen in Abhängigkeit vom Schweregrad der Zellatypie. (Nach *Muto* et al., 146)

Grad der Tellatypie	Anzahl der Adenome	Adenome mit maligner Entartung	%
Leicht	1734	99	5,7
Mäßig	549	99	18,0
Schwer	223	77	34,5

Die überwiegende Mehrzahl aller Adenome (um 70%) weist nur leichte Epitheldysplasien bzw. -atypien auf; die Zahl invasiv wachsender Carcinome in dieser Gruppe liegt dann bei etwa 5%, sie nimmt (Tabelle 8) bei schweren Atypien deutlich zu (34, 5%). Das Ausmaß der Zellatypien ist offenbar von der Größe des Adenoms abhängig: Adenome unter 1 cm Größe weisen nur selten schwere Dysplasien auf (169); bei diesen schweren Atypien ist dann jedoch das Vorkommen eines invasiven Carcinoms mit 27% sehr hoch (169). Für das rein tubuläre Adenom gilt, daß in der Regel nur leichte Atypien vorkommen und ein invasives Carcinom äußerst selten nachzuweisen ist.

Zusammenfassend kann gesagt werden, daß ein großes Adenom in höherem Ausmaß villöse Anteile enthält (Tabelle 9); damit nimmt auch die Incidenz schwerer Epitheldysplasien zu, und seine maligne Potenz wächst (188).

Wenn Coloncarcinome bevorzugt aus neoplastischen Polypen hervorgehen sollen, dann ist für beide Tumorarten ein ähnliches Verteilungsmuster zu erwarten. Tatsächlich sind nach zahlreichen Studien (Übersicht bei *Enterline,* 55) Adenome in überwiegender Zahl im Colon descendens und Rectosigmoid lokalisiert, einer Region, in der auch bevorzugt das Coloncarcinom (Tabelle 10) angetroffen wird (190).

Mit zunehmender Nähe zum Anus soll der Differenzierungsgrad eines Adenoms abnehmen (52), das trifft jedoch offenbar nicht für Polypen in der anorectalen Übergangszone zu, die größer als die übrigen colorectalen Polypen werden können, ohne dabei zugleich maligne Veränderungen erkennen zu lassen (115).

Tabelle 9. Prozentsatz von Carcinomen in adenomatösen Polypen in Abhängigkeit von ihrer Größe und vom Grad der Zellatypie

	Größe der Adenome		
Grad der Zellatypie	< 1 cm	1–2 cm	> 2 cm
Leicht	0,3% (1198)	3,0% (329)	42,3% (196)
Mäßig	2,06% (244)	14,4% (167)	50,5% (134)
Schwer	27,0% (37)	24,1% (83)	48,0% (100)

Tabelle 10. Verteilung von Adenomen und polypoiden Carcinomen im Colon. (Nach *Gillespie* et al., 76)

Lokalisation der Adenome	Größe (cm) < 1	1–2	> 2	Gesamt	%
Coecum	25	0	9	34	3,3
Colon ascendens	21	18	8	47	4,5
Rechte Flexur	23	1	6	30	2,9
Colon transversum	100	20	8	128	12,0
Linke Flexur	36	11	5	52	5,0
Colon descendens	115	79	32	226	21,5
Sigmoid	163	227	110	498	47,5
Rectosigmoid	21	8	5	34	3,3
Gesamt	504 = 48%	364 = 34,6%	181 = 17,3%	1049	

Wichtig ist auch offenbar die Lagebeziehung eines Adenoms zu einem Carcinom. So lassen sich besonders häufig dann schwere Zellatypien in Adenomen nachweisen, wenn sie in unmittelbarer Nähe eines Carcinoms gefunden werden (55, 106). Nach *Kalus* (106) zeigen 47% der Adenome schwere Epitheldysplasien, wenn das zugleich bestehende Carcinom im gleichen Colonsegment liegt. Daraus ergibt sich, daß bei Nachweis eines Coloncarcinoms sehr gründlich nach gleichzeitig vorliegenden und möglicherweise maligne entarteten Adenomen gesucht werden muß.

2.4 Ätiologie und Pathogenese

Es ist wenig über die Ursachen bekannt, die für Entstehung und Wachstum eines adenomatösen Polypen verantwortlich sind. Hilfreich dürften hier die zahlreichen epidemiologischen und metabolischen Studien sein, die sich mit der Entstehung des Coloncarcinoms befassen. Sie haben auch für die Kenntnis der Adenombildung Bedeutung, da diese ja in der Regel dem Coloncarcinom vorausgeht. Aufgrund epidemiologischer Daten erscheint es sicher, daß Umweltfaktoren bei der Entstehung des Coloncarcinoms eine überragende Bedeutung besitzen. Dagegen besteht weitgehende Übereinstimmung darüber, daß carcinogene Nahrungsmittelzusätze für das Coloncarcinom keine Rolle spielen, sondern daß die verantwortlichen Carcinogene oder mitwirkenden Cocarcinogene endogen aus normalen Nahrungsbestandteilen oder körpereigenen Substanzen in den Verdauungssekreten gebildet werden (140). Strittig ist jedoch noch, welche Nahrungsbestandteile Einfluß auf die Carcinomentwicklung haben.

Das sehr unterschiedliche Vorkommen des Coloncarcinoms in verschiedenen Teilen der Welt (Abb. 7) unterstützt die Annahme, daß regionale Eigenarten der Ernährung eine wichtige Rolle spielen. Hierbei lassen sich vereinfachend Länder mit westlich bestimmten Ernährungsgewohnheiten (hoher Verbrauch von tierischem Protein, Fett und aufbereiteten Kohlenhydraten mit niedrigem Faserstoffgehalt) von Ländern unterscheiden, in denen schlackenstoffreiche Kost mit überwiegend pflanzlichem Eiweiß üblich ist (107). Besonders eindrucksvoll sind Untersuchungen bei in Hawaii lebenden Ja-

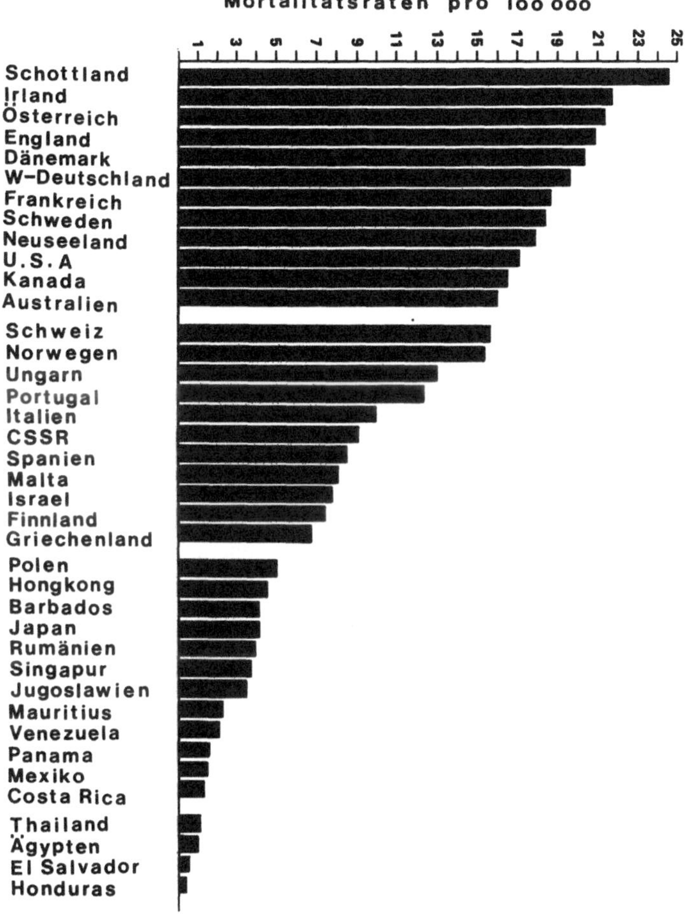

Abb. 7. Geographische Verteilung des colorectalen Carcinoms (alterskorrigierte Mortalitätsraten pro 100 000) in den Jahren 1968–1969. (Nach *Kassira* et al., 107)

Tabelle 11. Änderung des Carcinomrisikos bei japanischen Einwanderern nach Hawaii. (Nach *Glober* et al., 77)

	Incidenz (pro 100 000 der Bevölkerung)
Japaner in Japan	11,8
Japaner in Hawaii	66,4
Weiße Amerikaner in Hawaii	68,0

panern. Während sie in ihrem eigenen Land sehr selten erkranken, erreichen sie nach ihrer Auswanderung nach Hawaii (Tabelle 11) innerhalb der nächsten Genration die hohe Carcinomincidenz der dort lebenden Amerikaner (77). Ihre Ernährungsgewohnheiten in Hawaii sind besonders durch einen hohen Fleisch- und Fettkonsum bestimmt,

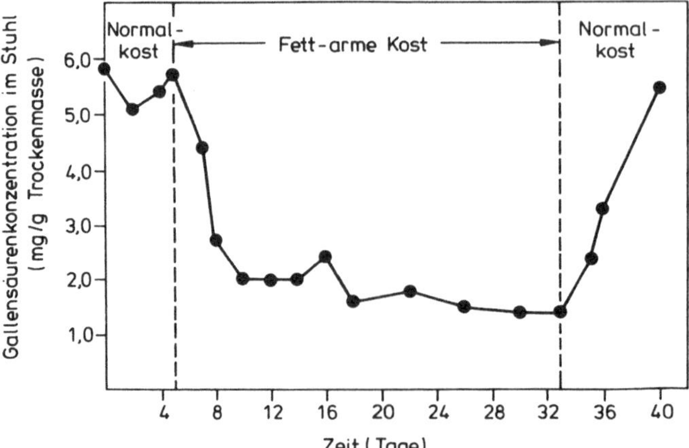

Abb. 8. Einfluß des Fettverzehrs auf die Gallensalzkonzentration des Stuhls. Normalkost: 100–120 g/Tag; fettarme Kost: 30 g/Tag. (Nach *Drasar* und *Hill*, 41)

der offenbar mit der Häufigkeit des Coloncarcinoms assoziiert ist (82). Auch aufgrund anderer Studien steht fest, daß einwandernde Populationen sehr rasch die Carcinomincidenz des Gastlandes annehmen (184, 186, 216), ein Hinweis mehr auf die herausragende Bedeutung metabolischer Faktoren vor rassisch-genetischen Einflüssen. Die Bedeutung einzelner Nahrungsbestandteile auf die Carcinomentwicklung ist wahrscheinlich auf ihre im Darm entstehenden Stoffwechselprodukte und die sich damit verändernde Darmflora zurückzuführen. So erhöht reichliche Fettzufuhr den Gallensalzgehalt (Abb. 8) der Darmingesta und führt zu einer Zunahme von Bacterioides- und Clostridiumstämmen (41), die zur Bildung sekundärer carcinogener Gallensäuren befähigt sind (96, 159, 160). Cholesterin und seine Abbauprodukte haben hierbei wahrscheinlich einen cocarcinogenen Effekt, unter anderem durch direkte Schädigung des Colonepithels (27). Die Gallensäurenhypothese ist jedoch nicht unwidersprochen geblieben, da sich in einer anderen Studie bei Patienten mit Coloncarcinom ein normaler Gallensalzgehalt des Stuhls nachweisen ließ (144). Das gilt auch für die Faserstoffhypothese (139). Ihr liegen Untersuchungen bei afrikanischen Eingeborenen zugrunde, die fast nie an einem Colontumor erkranken. *Bremner* und *Ackerman* (13) fanden bei 14 000 Autopsien von südafrikanischen Bantus nicht ein einziges Adenom oder Carcinom. Während eines Beobachtungszeitraums von 12 Jahren wurden nur 6 Adenome entfernt (13). Ähnlich niedrig war auch die Incidenz von Coloncarcinomen. Diese in sich abgeschlossene Population weist besondere Ernährungsgewohnheiten und Stuhlfrequenzen auf. So ernähren sich Bantus vorwiegend von einem voluminösen Maisbrei; Fleischgerichte sind selten. Dabei sind Stuhlmenge und Defäkationsfrequenz deutlich vermehrt, die Passagezeit der Faeces im Colon ist erheblich verkürzt. Dies wurde durch Untersuchungen von Burkitt quantitativ erfaßt (Abb. 9) und mit den Ergebnissen einer europäischen Bevölkerungsgruppe verglichen (17). Es ist einleuchtend, daß bei großem Stuhlvolumen und schneller Passagezeit Carcinogene, die unter bakterieller Einwirkung im Darm gebildet werden, nur in niedriger Konzentration auftreten können; da zugleich auch ihre Kontaktzeit mit der Darmwand verkürzt ist, dürfte auch ihre carcinogene Wirkung vermindert sein (14, 17, 204). Ein weiterer Hinweis auf den Einfluß der faecalen Passagezeit für das Tumorwachstum sind Beobachtungen über regressive Veränderungen von Rectumpolypen nach ileorectaler Anastomose (43, 99). Dennoch las-

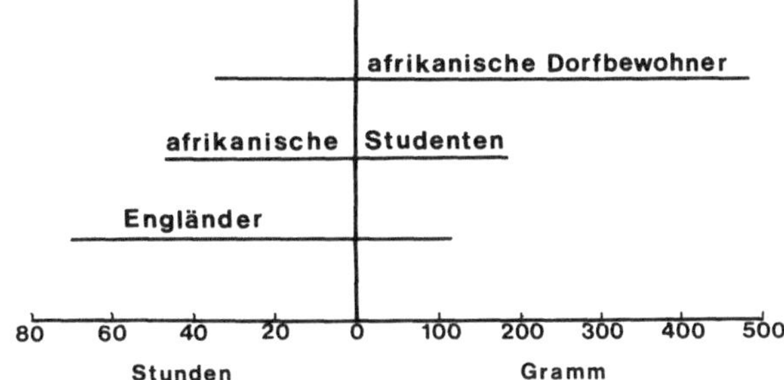

Abb. 9. Stuhlgewicht und Passagezeit bei Engländern, afrikanischen Studenten und afrikanischen Dorfbewohnern. (Nach *Burkitt*, 17, modifiziert von *Deyhle*, 37)

sen sich auch Argumente gegen die Faserstofftheorie anführen (Übersicht bei 139, 140). So haben die bereits erwähnten japanischen Einwanderer in Hawaii trotz ihrer hohen Carcinomincidenz faecale Passagezeiten, die mit denen der afrikanischen Bevölkerungsgruppe vergleichbar sind.

Da Änderungen der Ernährungsweise immer komplexerer Art sind, dürften Studien, die mehrere Faktoren berücksichtigen, eher eine brauchbare Erklärung bieten. Kürzlich zeigten *Esser* et al. (56), daß bei Patienten mit Coloncarcinom oder Adenomen der Rohfasergehalt der Nahrung im Vergleich zu Gesunden nicht absolut vermindert war; hochsignifikant verändert war jedoch die Relation von Fett und Rohfasergehalt der Nahrung zuungunsten der Faserstoffaufnahme. Diese Studie bietet eine gute Synopse der bisher bestehenden Hypothesen.

Hill kommt das Verdienst zu, Befunde und Hypothesen epidemiologischer und genetischer Studien (128, 202) zu einem eindrucksvollen Erklärungsversuch der Adenom-Carcinom-Entwicklung zusammengefaßt zu haben (94, 95). Demnach würden Individuen, die homozygot ein recessives Gen „p" besitzen, zur Bildung von Colonadenomen neigen. Es braucht jedoch einen Faktor A, der bei ihnen die Entwicklung eines Adenoms stimuliert. Ein weiterer Faktor B fördert das Wachstum kleiner Adenome. Ein dritter Faktor C schließlich ist für die maligne Entwicklung zahlreicher großer und weniger kleiner adenomatöser Polypen verantwortlich (Abb. 10). Bei diesen so unscharf charakterisierten Faktoren handelt es sich um äußere Einflüsse, die sicher zu einem Teil metabolischer Art sind (s.o.). Epidemiologische Studien sprechen dafür, daß die

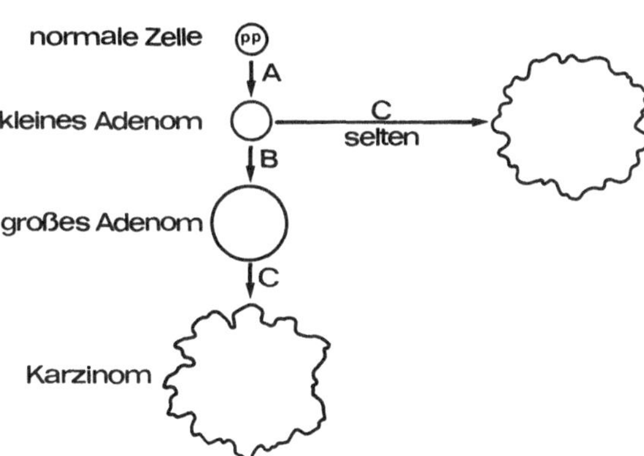

Abb. 10. Hillsche Hypothese zur Adenom-Carcinom-Sequenz. Aus einer Zelle mit homozygotem Gen (*pp*) können sich durch unbekannte Umweltfaktoren A, B und kleine bzw. große Adenome und schließlich Carcinome schrittweise entwickeln (94)

Tabelle 12. Patienten mit familiärer Polyposis: Beobachtungszeitraum bis zur Entwicklung eines Carcinoms. (Nach *Morson*, 141)

Jahre	Anzahl der Patienten	Patienten ohne Carcinom	Patienten mit Carcinom	%
0– 5	59	52	7	11,9
5–10	39	29	10	25,6
10–15	19	13	6	31,6
15–20	9	4	5	55,6
20	3	0	3	100,0

Faktoren A, B und C nicht identisch sind. So entwickeln sich z.B. große Adenome (Faktor B) nicht in allen Ländern (s.o.); die Malignitätsrate großer Adenome (Faktor C) ist jedoch überall gleich und läßt damit auch auf ein ubiquitäres Vorkommen des Faktors C schließen (94).

Wenn auch noch zahlreiche Fragen offen bleiben, so stellt doch die angeführte Hypothese eine gute Zusammenschau des bisher Bekannten dar. Sollte es gelingen, die postulierten Faktoren (besonders B und C) näher zu bestimmen, dürfte die Prävention des Coloncarcinoms erheblich gefördert werden.

Dauer der Adenom-Carcinom-Sequenz. Trotz der wichtigen Informationen über die Adenom-Carcinom-Sequenz ist die Zeitdauer einer solchen Entwicklung immer nur durch indirekte Rückschlüsse näher einzugrenzen. Das liegt zum einen daran, daß ein Adenom nur selten Symptome verursacht und deshalb in der Regel längere Zeit unbemerkt wächst. Mit seinem Nachweis wird es dann i.allg. zugleich entfernt. Nur in besonderen Fällen bot sich deshalb bisher Gelegenheit, einen belassenen Polypen bis zur Carcinomentstehung zu beobachten. Es handelte sich dabei um Patienten, welche die Adenomentfernung abgelehnt hatten. Bei 3 von 4 dieser Patienten entwickelte sich ein Carcinom innerhalb von 5–12 Jahren; bei einem 4. Patienten wurde auch innerhalb einer 10jährigen Beobachtungszeit kein Carcinom diagnostiziert (141). Eine vergleichbare Gruppe stellen Patienten mit einer familiären Adenomatosis coli dar, die eine operative Behandlung abgelehnt hatten. Bei dieser erblichen Erkrankung mit ihren oft weit über 100 Adenomen im Colon ist die Entwicklung eines Coloncarcinoms obligat. Von 59 dieser fortlaufend beobachteten Patienten wiesen nach 5 Jahren 7 ein Carcinom auf. Nach einer Beobachtungszeit von 10–15 Jahren (Tabelle 12) war das schon bei 50% der Fall (141). Bei 4 Patienten dauerte es jedoch über 20 Jahre, bis sich ein Carcinom nachweisen ließ. Im Durchschnitt beansprucht demnach die Entwicklung eines Adenoms zum Carcinom zwischen 10 und 15 Jahren. Ein ähnlicher Zeitraum ergibt sich, wenn man das Durchschnittsalter der Patienten zum Zeitpunkt der Diagnose einer familiären Adenomatose (27, 2 Jahre) mit dem der Patienten nach Manifestation eines Coloncarcinoms vergleicht (39, 2 Jahre). Allen Berechnungen ist jedoch der Fehler gemeinsam, daß ein verläßlicher Zeitpunkt für das Auftreten der Adenome nicht angegeben werden kann, so daß der Zeiraum bis zur Entwicklung eines Coloncarcinoms in Wirklichkeit eher länger zu sein scheint.

2.5 Klinik

2.5.1 Symptome

Viele Adenome bleiben sicher lange Zeit symptomlos und werden zunächst eher zufällig diagnostiziert. Das geschieht gelegentlich im Rahmen von Screeninguntersuchungen des Stuhls auf okkultes Blut (88, 211). Manchmal werden Adenome auch als „Nebenbefund" diagnostiziert, wenn aus primär anderen Gründen Röntgenuntersuchungen des Dickdarms durchgeführt wurden. Wenn doch einmal Symptome auftreten, steht die peranale Blutung an 1. Stelle (111, 210); sie wurde von *Potet* und *Soullard* (155) anamnestisch bei 64,5% der Patienten gefunden. Einschränkend wird aber von den Autoren auf die häufig gleichzeitig bestehenden Hämorrhoiden hingewiesen, die auch oft Ursache einer Blutung sind. Weiterhin kommen krampfartige Leibschmerzen, Obstipation und der Wechsel von Obstipation und Diarrhoe vor. Bei tiefsitzenden Adenomen wird gelegentlich auch über ständigen, quälenden Stuhldrang geklagt.

Ausgeprägte Beschwerden werden in der Regel nur von großen Polypen verursacht. Im Falle einer stärkeren rectalen Blutung ist die Wahrscheinlichkeit einer bereits bestehenden malignen Entartung groß. Ungleich mannigfaltiger können die Symptome bei villösen Adenomen sein. Sie sezernieren häufig über ihre große Oberfläche erhebliche Mengen elektrolyt- und eiweißreicher Flüssigkeit. Deshalb werden die Patienten oft von schleimigwäßrigen Diarrhoen gequält (105), die schließlich zu einer allgemeinen Exsiccose mit Hypovolämie, Hypoproteinämie und Hypokaliämie führen (157, 166). Gelegentlich bestehen solche Symptome über mehrere Jahre bis die Diagnose gestellt wird. Das Flüssigkeits- und Elektrolytdefizit kann dann so ausgeprägt sein, daß ernste Komplikationen auftreten. Niereninsuffizienz (119) und Kreislaufversagen wurden beschrieben (120).

Bei einer eigenen Beobachtung entleerte der 80jährige Patient mit einem großen villösen Adenom des terminalen Rectums über 2 Jahre bis zu 10 schleimig-wäßrige Stühle pro Tag. Ohne Diagnostik wurde er mit Salazosulfapyridin behandelt. Die im weiteren Verlauf auftretenden Synkopen führten schließlich zur Klinikaufnahme. Der Patient war hochgradig verwirrt. Er bot das Bild einer schweren Exsiccose. Es bestanden eine ausgeprägte Hypoproteinämie und Hypokaliämie (Kalium 1,9 mval/l). Schon bei der digitalen Untersuchung konnte ein großer, weicher bröckeliger Tumor des distalen Rectums getastet werden.

Von klinischer Bedeutung sind die Folgen des schweren intracellulären Kaliummangels; dabei sind insbesondere Herzrhythmusstörungen und erhöhte Digitalistoxizität zu beachten. Auch eine ausgeprägte Schwäche der Extremitätenmuskulatur kann ihre Ursache in einer Hypokaliämie infolge eines villösen Adenoms haben (172). Diese sehr augenfälligen Symptome treten jedoch in der Regel erst bei größeren villösen Adenomen auf. Kleinere Tumoren können, wie auch die tubulären Adenome entsprechender Größe, völlig symptomlos bleiben.

Wenn sich bei Verdacht auf ein villöses Adenom ein Tumor im Colon nicht nachweisen läßt, muß an eine, wenn auch selten vorkommende, extracolische Lokalisation gedacht werden. So wurden villöse Adenome in verschiedenen Dünndarmabschnitten, in der Appendix, in einem Meckel-Divertikel und auch im Magen gefunden (1, 34, 35, 138, 202).

2.5.2 Diagnostik

Wenn Untersuchungen des Stuhls auf okkultes Blut an den Anfang der Diagnostik gestellt werden, muß man sich über ihre Wertigkeit für den Nachweis von Colonadenomen im klaren sein und auf einige wichtige Voraussetzungen zur Vermeidung einer falsch-positiven oder falsch-negativen Reaktion achten (78). In einer prospektiven Studie fiel der Haemoccult-Test bei Patienten mit malignen Erkrankungen des Dickdarms in 35,7% der Fälle und bei Patienten mit Adenomen des Colons in 58,5% der Fälle negativ aus (170). Wenn auch diese Studie noch mit der alten, weniger empfindlichen Version des Haemoccult-Tests durchgeführt wurde, so läßt sie doch zumindest den Schluß einer minderen Sensitivität für den Nachweis von Colonpolypen zu (134). Das ist sicher besonders auf die nur sporadische und geringe Blutungsneigung von Polypen zurückzuführen. Damit der Haemoccult-Test positiv ausfällt, muß der Blutverlust mit dem Stuhl mehr als 10 ml pro Tag betragen (188). Bei kleinen Adenomen wird diese Blutmenge jedoch in der Regel nicht erreicht. Wenn stärkere Blutungen auftreten, liegt häufig bereits ein Carcinom vor.

Für die Durchführung des Haemoccult-Tests sind einige wichtige Regeln zu beachten:

1) Es sollte an 3 hintereinander liegenden Tagen je 1 Test durchgeführt werden. Dazu werden aus 2 verschiedenen Anteilen des Stuhls kleine Portionen auf die vorgesehenen 2 Testfelder gebracht. Insgesamt werden also 6 Bestimmungen durchgeführt.
2) Vor und während der Untersuchungen sollte eine schlackenstoffreiche Kost, evtl. sogar ein Laxans eingenommen werden (187, 210). Dadurch scheint die Zahl der falsch-negativen Ergebnisse abzunehmen: zum einen wahrscheinlich durch eine Verdünnung der Nichthämoglobinperoxydase bei Zunahme des Stuhlvolumens, zum zweiten wahrscheinlich durch einen Reizeffekt, den Laxantien und faserstoffreiche Kost auf die okkulte Blutung ausüben (211).
3) Die Einnahme Vitamin-C-haltiger Substanzen kann wahrscheinlich zu einem falsch-negativen Testergebnis führen und sollte deshalb vermieden werden (104).
4) Ursprünglich positive Reaktionen können wieder negativ werden, wenn die Proben zu lange lagern. Eine kritische Grenze liegt wahrscheinlich bei 2 Tagen.

Wenn eine der Proben positiv ist, muß sich unbedingt weitere Diagnostik anschließen (Abb. 11). Sie beginnt mit der palpatorischen und proktorectoskopischen Untersuchung des Enddarms. Damit läßt sich bereits ein begrenzter Teil der Adenome erfassen. Höher noch ist die Ausbeute, wenn mit einem flexiblen Rectosigmoidoskop untersucht wird. Dies haben vergleichende Untersuchungen mit einem üblichen Rectoskop, mit dem nur etwa 17 cm des Rectums eingesehen werden können, und einem flexiblen Endoskop ergeben (Tabelle 13), das in allen Fällen eine Inspektion bis in 25 cm Tiefe erlaubt (213).

Da die flexible Rectosigmoidoskopie nur wenig mehr Zeit braucht, ist ihr routinemäßiger Einsatz im Rahmen von Vorsorgeuntersuchungen wünschenswert.

In der Regel wird sich dann die Röntgenuntersuchung des Colons anschließen. Welche Untersuchungsmethode primär eingesetzt werden sollte, ist bei Röntgenologen und Endoskopikern manchmal noch umstritten. Für die Kontrastdarstellung und für die Coloskopie lassen sich jeweils gewichtige Argumente anführen. Generell gilt, daß

Abb. 11. Diagnostisches Vorgehen bei positivem Haemoccult-Test

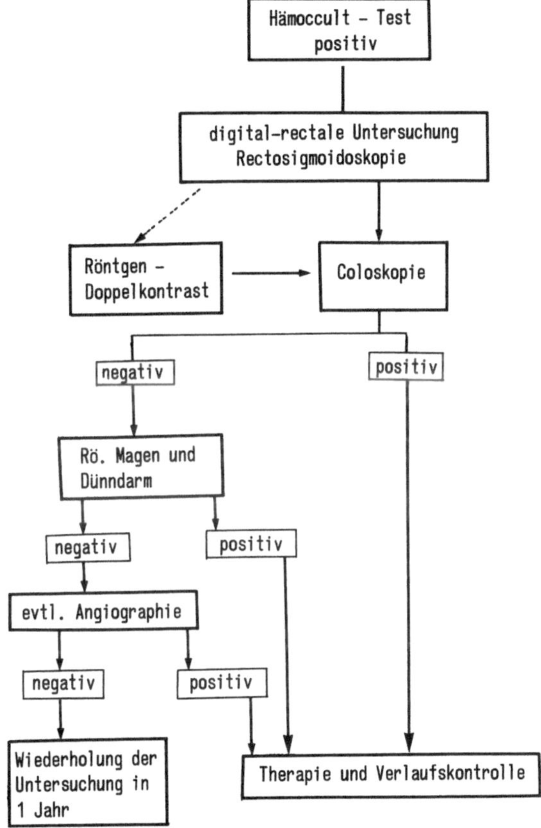

Tabelle 13. Pathologische Befunde bei vergleichender Untersuchung mit einem starren Rectoskop und einem flexiblen Sigmoidoskop bei 108 Patienten. (Nach *Winawer* et al., 213)

	Starres Rectoskop	Flexibles Sigmoidoskop
Carcinom	1	5
Polypen > 5mm	2	20
Polypen < 5 mm	1	15
Diverticulose	1	13

der am sichersten gehandhabten Methode der Vorrang gegeben werden sollte, und das ist örtlich verschieden. Bei dringendem Verdacht auf eine neoplastische Veränderung des Darms muß immer eine coloskopische Inspektion durchgeführt werden.

Röntgendiagnostik. Mit der Doppelkontrastmethode gelingt in der Mehrzahl der Fälle die Diagnose auch kleiner Polypen. Voraussetzung ist natürlich eine gründliche vorbereitende Reinigung des Colons. Im idealen Fall lassen sich mit Hilfe des Röntgenbildes Lokalisation und Morphologie des Polypen sehr genau beschreiben. Form, Oberfläche und Nachweis eines Stiels sind dabei wichtige Befunde (185). Die Darmwand selbst wird auf einen Oberflächendefekt untersucht, der auf eine mögliche maligne Infiltration hinweist (132). Dieser Steckbrief kann über die Diagnose hinaus auch gewisse prognostische Aussagen ermöglichen. Auf die Beziehung zwischen Polypengröße und möglicher maligner Entartung wurde bereits hingewiesen. Wenn sich ein langer Polypenstiel zeigt, ist trotz möglicher bestehender maligner Veränderung eine Metastasierung i.allg. weniger wahrscheinlich (26, 55, 58, 59). Daraus jedoch die Empfehlung ableiten zu wollen, kleine, gestielte Polypen nur röntgenologisch in ihrem Verlauf zu beobachten (132), ist heute nicht mehr gerechtfertigt. Sicher ist das röntgenologische Zeichen einer Verkürzung des Stiels als Hinweis auf eine maligne Infiltration kein relevantes Signal für eine frühzeitige Therapie.

Mehrere Studien beschäftigen sich mit der vergleichenden Wertung der diagnostischen Aussagekraft von Röntgenuntersuchung und Coloskopie (44, 75, 121). So fanden *Wolff* und *Shinya* in einer retrospektiven Studie, daß nur 85% der coloskopisch gesehenen Polypen zuvor röntgenologisch diagnostiziert worden waren (215). *Laufer* et al. hingegen wiesen für die Coloskopie eine falsch-negative Diagnose von 17% nach. Insgesamt sind Ergebnisse solcher Studien nur mit Einschränkung verwertbar. Beide Verfahren besitzen sicher Vor- und Nachteile. Es ist durchaus möglich, coloskopisch einen Polypen, der sich hinter einer Flexur, einer scharfen Biegung oder einer Haustra verbirgt, zu übersehen. Die zuvor erfolgte röntgenologische Dokumentation eines Polypen zwingt den Endoskopiker, diesen Bezirk besonders eingehend zu untersuchen. Ein „Übersehen" wird damit weitgehend vermieden. Ein Vorteil der Endoskopie ist es wiederum, daß selbst kleine Polypen gesehen werden, die sich der röntgenologischen Darstellung entziehen. Nach Beobachtungen von *Granquist* et al. (79) waren von 300 Polypen, die kleiner als 5 mm waren, 114 (= 37%) neoplastisch. Davon hatten sich mit konventionellem Röntgenverfahren nur 11% nachweisen lassen; mit dem Doppeltkontrastverfahren kamen immerhin 20% der Polypen zur Darstellung.

Insgesamt sollten Röntgen und Endoskopie im Rahmen der Diagnostik von Colonpolypen komplementär und nicht alternativ eingesetzt werden (3).

Coloskopie. Die Coloskopie bietet den Vorteil, Diagnose und gegebenenfalls Therapie in einem zu ermöglichen. Polypöse Strukturen können sofort entfernt werden, sofern sie dafür geeignet sind. Die Coloskopie bedarf einer gründlichen Vorbereitung. Etwa 3 h vor der Untersuchung wird mit der Darmsäuberung begonnen, die heute überwiegend mit Hilfe einer intestinalen Lavage durchgeführt wird. Der Patient trinkt oder erhält über eine Magensonde bis zu 5 l einer Elektrolytlösung, so daß das Colon von proximal ständig durchspült wird. Kontraindiziert ist diese Art der Vorbereitung bei begründetem Verdacht auf intestinale Stenosen und bei Patienten mit manifester Herzinsuffizienz.

Angestrebt wird immer die Inspektion des ganzen Colons. Damit werden auch kleinere Polypen erfaßt, die zuvor röntgenologisch möglicherweise übersehen wurden. Da sie in einem größeren Ausmaß als früher angenommen epithelialen Ursprungs sind und damit wachsen und entarten können, sollten sie wie auch andere Polypen entfernt und nicht nur biopsiert werden. In einer prospektiven Studie konnten *Livstone* et al. bei 26% der Polypen mit einer üblichen Biopsie nicht die endgültige histologische Diagnose stellen. So wurden allein aufgrund der Probebiopsie 4 Adenocarcinome als normales bzw. adenomatöses Colonepithel angesehen und villöse als adenomatöse Polypen diagnostiziert (125). Insbesondere ein invasiv wachsendes Carcinom kann nur sicher diagnostiziert bzw. ausgeschlossen werden, wenn das ganze Adenom mit seiner Abtragungsstelle zur Beurteilung vorliegt.

2.5.3 Therapie

Bis vor wenigen Jahren stellte der röntgenologische Nachweis einer polypösen Veränderung im Colon ein erhebliches therapeutisches Problem dar (80). So war allein aufgrund des Röntgenbildes die Entscheidung zur Entfernung eines Polypen schwer. Das Risiko einer Laparotomie und Colotomie mußte dabei gegen das Risiko einer drohenden oder bereits bestehenden malignen Entartung abgewogen werden. Wenn sich nach einem operativen Eingriff die Diagnose eines hyperplastischen Polypen ergab, war die Operation retrospektiv nicht indiziert. Diese schwierige therapeutische Situation hat sich mit Einführung der Coloskopie und der dann auch bald möglichen coloskopischen Polypektomie grundlegend geändert (38, 39, 40). Heute gelingt es – abhängig von der Erfahrung des Untersuchers – fast alle polypösen Veränderungen des Colons endoskopisch zu entfernen (135, 168). Dabei ist es besonders günstig, wenn der Polyp gestielt und nicht zu groß ist. Dann läßt sich die Diathermieschlinge leicht über den Polypen streifen und polypennah zuziehen. Das hat den Vorteil, daß die Schlinge nicht mit der Darmwand in Kontakt kommt und dort nicht durch lokale Hitzeentwicklung zur Perforation führen kann. Der belassene Stielrest erleichtert eine rasche Nachcoagulation, wenn es zur Blutung kommt. Die endoskopische Polypektomie ist in den meisten Fällen therapeutisch völlig ausreichend. Auch wenn sich bei der folgenden histologischen Untersuchung maligne Veränderungen im Kopfbereich des Adenoms finden und die Muscularis mucosae nicht durchbrochen ist, genügt allein die Polypektomie. Es sind in diesem Fall keine lymphogenen Metastasen zu erwarten, da die Lymphgefäße im Colon (s. Abb. 6) nicht die Grenze der Muscularis mucosae überschreiten (60). Dies steht im Gegensatz zum Dünndarm, wo Lymphgefäße und Kapillaren bis in die Lamina propria der Mucosa reichen. Unsicher ist die Beurteilung einer kurativen Polypektomie, wenn sich histologisch ein invasiv wachsendes Carcinom nachweisen läßt, d.h. die malignen Veränderungen die Grenze der Muscularis mucosae überschritten haben (28, 90). Wahrscheinlich ist auch dann die alleinige Polypektomie ausreichend, wenn der Pathologe feststellt, daß 1. die Abtragung im gesunden Gewebe erfolgte, 2. der Malignitätsgrad nur niedrig ist, und 3. Lymphgefäße nicht befallen sind (38, 48, 143, 151). Im anderen Fall muß sich unbedingt eine Resektion des betroffenen Darmabschnitts anschließen.

Schwieriger zu entfernen sind über 3 cm große Adenome, zumal dann, wenn sie breitbasig aufsitzen. Sie kommen zwar seltener vor, die Komplikationsrate der Polypektomie ist jedoch bei ihnen mit 15,4% besonders hoch (24, 38). In Einzelfällen wurden auch Adenome von 6 cm Größe endoskopisch entfernt. Es ist jedoch fraglich, ob dieses Ziel wirklich anzustreben ist, da die in großen Adenomen vermehrt vorkommenden malignen Veränderungen ohnehin häufig zur Nachresektion zwingen. Wenn man noch die erhöhte Komplikationsrate hinzuzählt, so liegt für Polypen über 5 cm die Operationsfrequenz (wegen Carcinom und Komplikationen nach endoskopischer Polypektomie) zwischen 35,7 und 50% (15, 38). Damit sind sicher die Grenzen der endoskopischen Polypektomie aufgezeigt. Dennoch wird im Einzelfall ein erfahrener Endoskopiker auch die Entfernung größerer Polypen versuchen, wenn ein schlechter Allgemeinzustand des Patienten ein erhöhtes Operationsrisiko erwarten läßt.

Ein besonderes Problem stellen die zumeist im Sigma und Rectum lokalisierten beetartig wachsenden villösen Adenome dar. Hier wird die endoskopische Untersuchung durch gründliche Biopsien zumeist nur zur Diagnose verhelfen; die Therapie ist dann in der Regel chirurgisch. Von den zahlreichen Operationsverfahren (Übersicht bei *Thompson,* 193 und *Darup,* 31) stellt die von *Parks* und *Stuart* erstmals beschriebene transanale submucöse Excision des Tumors einen besonders schonenden Eingriff dar (152). Er ist bei einer Lokalisation des Tumors bis in 12 cm Höhe möglich. Dabei wird die Mucosa mit dem villösen Adenom nach Unterspritzung mit Kochsalzlösung vorsichtig von der Rectummuskulatur abgelöst; anschließend werden dann die Schleimhautränder mobilisiert und wieder miteinander vereinigt.

Sehr kleine Polypen können mühelos durch 2 bis 3 Biopsien mit der normalen Biopsiezange abgetragen werden. Sicher ist die Wahrscheinlichkeit maligner Veränderungen in diesen kleinen adenomatösen Polypen äußerst gering; da sie jedoch wachsen können und spätere Nachuntersuchungen nicht immer möglich sind, sollten auch sie beim ersten Nachweis entfernt werden.

Bei etwa 17–20% der Patienten (Tabelle 14) finden sich mehr als 2 Polypen (79). Sie lassen sich in der Regel in einer Sitzung entfernen. Besonders wichtig sind dann jedoch exakte Dokumentation der Abtragungsstelle des jeweiligen Polypen, getrennte Einsendung und Aufarbeitung, damit Verlaufskontrollen oder eine notwendige chirurgische Therapie auch gezielt möglich sind. Aus einer unzulänglichen Dokumentation können sich erhebliche Probleme ergeben, zumal mit der Zahl der Polypen die Wahrscheinlichkeit eines Carcinoms zunimmt (89).

Komplikationen der endoskopischen Polypektomie sind vor allem Blutung und Perforation. Die Blutungshäufigkeit ist wesentlich von der Größe eines Polypen bestimmt; bei etwa 2% der Polypektomien kommt es zur Blutung (67, 73), davon in 90% der Fälle unmittelbar nach der Abtragung (151, 164). In 10% der Fälle kann es selbst nach mehreren Tagen aus der Abtragungsstelle bluten (64). Deswegen sollte der Patient nach einer Polypektomie zumindest bis zum nächsten Tag stationär beobachtet werden und auf das, wenn auch geringe Risiko in den folgenden Tagen hingewiesen werden. Wenn die Blutung unmittelbar nach der Abtragung auftritt, läßt sie sich durch Nachcoagulation des im Idealfall verbliebenen Stieles rasch beenden. Es ist auch möglich, lokal etwas Adrenalinlösung zu injizieren. Im allgemeinen sind die Blutungen nur kurz und nicht bedrohlich. Bluttransfusionen sind nur selten nötig. Eine sehr seltene Komplikation ist die Perforation des Colons (in 0,5% der Fälle; 9, 67). Sie ist dann leicht möglich, wenn bei sessilen Polypen auch ein größerer Anteil der Colonwand erfaßt und

Tabelle 14. Anzahl der Adenome pro Patient bei 620 Patienten. (Nach *Gillespie* et al., 76)

Anzahl der Adenome	Anzahl der Patienten	%
> 5	16	2,6
5	10	1,7
4	30	4,9
3	47	7,6
2	114	18,2
1	403	65,0

elektrocoaguliert wird. Zur Perforation kann es noch Stunden nach der Polypektomie kommen. Sie verlangt immer eine intensive Beobachtung des Patienten. Wenn sich röntgenologisch nur wenig freie Luft nachweisen läßt, ist ein weiteres Zuwarten möglich. Unter Antibiotikagabe, völliger oraler Nahrungs- und Flüssigkeitskarenz und parenteraler Ernährung gelingt es in etwa 50% der Fälle eine Operation zu vermeiden (151). Auch bei der Coloskopie selbst ist eine Perforation möglich, wenn z.B. das Gerät ohne Lumensicht vorgeschoben oder die Luftinsufflation zu ausgiebig durchgeführt wird (112, 113). Der dabei entstehende hohe intraluminale Druck kann zu erheblicher Schädigung der Colonwand und zur Ausbildung eines Pneumoperitoneums führen. Die Untersuchung in Narkose oder starker Sedierung begünstigt diese Komplikation (189) und sollte deshalb auf diese Weise nicht mehr durchgeführt werden. Die Gefahren der Perforation im Rahmen der Coloskopie sind wegen der ausgeprägten Keimverschleppung größer als bei der Polypektomie; in der Regel ist ein sofortiger operativer Eingriff nötig.

2.5.4 Verlaufskontrollen

Nach der endoskopischen Entfernung eines Adenoms sind regelmäßige Verlaufskontrollen aus mehreren Gründen unbedingt notwendig: 1. An der Abtragungsstelle kann es zu einem Rezidiv kommen; 2. Patienten mit Adenomen entwickeln auch später in einem höheren Prozentsatz Zweitadenome oder Mehrfachadenome (metachrones Wachstum); 3. bei der ersten Coloskopie kann ein weiteres Adenom übersehen worden sein.

Über die Häufigkeit von Reizidiven werden in der Literatur unterschiedliche Angaben gemacht: Bei *Deyle* sind es 1–5% (39), bei *Hancke* und *Remmel* 7% (84, bei *Froböse* et al. 15% (65), bei *Potet* und *Soullard* 22% (155). Dabei dürfte es im Einzelfall schwer sein, ein echtes Rezidiv von einem synchron oder metachron entstandenen Polypen zu unterscheiden. Von *Henry* et al. wurden 154 Patienten im Mittel 7 Jahre lang beobachtet (92). Dabei entwickelten 30% der Patienten erneut Adenome. Im ersten Jahr nach einer Polypektomie war das Risiko eines erneuten Adenomwachstums 16mal größer als in der Normalbevölkerung. Dieses Risiko verminderte sich jedoch mit der Zeit deutlich und war nach 4 Jahren fast mit dem der Normalpopulation zu vergleichen. Unterschiedlich sind in der Literatur die Angaben, in welchen Abständen und ob röntgenologisch oder endoskopisch nachuntersucht werden sollte (38, 66, 76, 79, 151, 156). Grundsätzlich sollte dabei nicht nach einem starren Zeitschema vorgegangen werden; vielmehr empfiehlt es sich, die zeitlichen Abstände der Nachuntersuchungen von der histologischen Diagnose bestimmen zu lassen (66). Nach der unkomplizierten Polypektomie eines gestielten tubulären Adenoms sollte die erste Nachbeobachtung aus den schon genannten Gründen nach 1 Jahr durchgeführt werden. Nach weiteren 2 Jahren empfiehlt sich eine weitere Verlaufskontrolle. Wahrscheinlich sollte dann noch einmal nach weiteren 3–5 Jahren das Colon inspiziert werden, da die Disposition des Patienten, benigne oder maligne Polypen zu entwickeln, wohl bestehen bleibt (110). Erfahrungen an einem größeren Patientengut liegen jedoch nicht vor, so daß sicher auch andere Konzepte möglich sind. Selbstverständlich sind bei Adenomen, die nicht im Gesunden entfernt wurden, kurzfristige Kontrollen nötig. Da Rezidivadenome mit schwerer Dysplasie in kurzer Zeit ein erhebliches Wachstum aufweisen kön-

Tabelle 15. Coloskopische Untersuchungsintervalle nach Polypektomie. (Modifiziert nach *Frühmorgen*, 66)

	Coloskopische Untersuchungsintervalle (Jahre)					
	1/4	1/2	1	2	3	5
Adenom gestielt, im Gesunden entfernt			x		x	
Sessil oder gestielt und nicht im Gesunden entfernt	x		x		x	
Adenom mit schwerer Atypie, im Gesunden entfernt		x		x		x
Nicht im Gesunden entfernt	x		x	x		x
Adenom, überwiegend villös		x	x		x	
Adenom mit invasivem Carcinom im Gesunden entfernt, keine Resektion	x	x	x	x	x	x
Nichtneoplastische Polypen (hyperplastisch, lymphoid, juvenil, Peutz-Jeghers)					x	

nen – in einem 1- bis 4monatigen Beobachtungszeitraum wurden Größen zwischen 0,5 und 1,5 cm Durchmesser gesehen (65) – sollte nach 6 Monaten erneut endoskopiert werden. Nach Polypektomie eines Adenoms mit invasivem Carcinom ohne Nachresektion müssen die Nachuntersuchungen besonders eng und zuverlässig durchgeführt werden (Tabelle 15). Villöse Tumoren haben eine auffallend große Neigung zu Rezidiven; bereits 2 Monate nach Polypektomie konnten Rezidive beobachtet werden (193). Deshalb ist auch bei diesem Typ des Adenoms eine zeitlich engere Verlaufsbeobachtung angebracht. Auch bei den Nachuntersuchungen sollte die Coloskopie an erster Stelle stehen. So ist häufig nur mit kleinen und diskreten Veränderungen zu rechnen, die röntgenologisch leicht zu übersehen sind. Weiterhin bedarf die Abtragungsstelle eines Polypen ohnehin der direkten makroskopischen Inspektion und einer eventuellen erneuten Gewebeentnahme.

Am Ende ist zu fragen, ob das aufgeführte Therapiekonzept zu einer wesentlichen Verminderung der Incidenz des Coloncarcinoms geführt hat. Die Beobachtung, daß die Häufigkeit des Coloncarcinoms zunimmt und sich die Überlebensrate in den letzten 20 Jahren nicht verbessert hat (103), legt eher eine negative Antwort nah. Offenbar geht dieses therapeutische und präventive Vorgehen über wenige Zentren hinaus nur langsam in die Routine einer größeren Zahl von Kliniken ein, so daß sich ein möglicher Erfolg erst in einigen Jahren abzeichnen wird. Die von *Gilbertsen* et al. berichteten Erfolge einer Langzeitbeobachtung von 1800 Patienten nach Entfernung von Rectumpolypen (statt der statistisch erwarteten 80 Rectumcarcinome fanden sich nur 12 ohne Lymphknotenmetastasen) sind zwar nicht für das ganze Colon repräsentativ, stimmen jedoch zuversichtlich.

3 Prämaligne Adenomatosen des Colons

3.1 Definition

Unter einer Polyposis coli versteht man das gleichzeitige Vorkommen einer großen Zahl von Colonpolypen; einer etwas willkürlichen Begrenzung zufolge müssen mehr als 100 adenomatöse Polypen vorliegen, wenn von einer Adenomatosis coli gesprochen werden darf. Andernfalls handelt es sich um multiple adenomatöse Polypen. Von herausragender Bedeutung ist, daß die adenomatöse Polyposis coli gehäuft familiär auftritt. Da sie eine obligate Präcancerose darstellt, verpflichtet die Diagnose bei einem Patienten zu eingehenden Familienuntersuchungen.

3.2 Pathologie

In der Mehrzahl der Fälle finden sich bei einer Adenomatosis coli Hunderte von kleinen oder größeren Polypen im Colon, wobei das Rectosigmoid häufig besonders befallen ist. Manchmal weisen einzelne Mitglieder betroffener Familien nur wenige adenomatöse Polypen auf (202). Es bedarf dann einer genauen Familienanamnese, wenn bei diesen Patienten mit nur solitären Adenomen die Diagnose einer familiären Polyposis coli nicht verkannt werden soll. Ob sich histomorphologisch familiäre und nichtfamiliäre Adenome unterscheiden lassen, ist noch zweifelhaft.

Elektronenmikroskopisch fanden *Birbeck* und *Dukes* (10) apical sitzende Zellgranula in Polypen und Colonschleimhaut von Polyposispatienten, nicht jedoch von Patienten mit solitären Adenomen. Dieser Befund bedarf jedoch noch einer Bestätigung.

3.2.1 Familiäre Adenomatosis coli

Makroskopisch haben die Polypen bei Adenomatosis coli die Formenvielfalt der solitären Adenome: sie können klein, rund und sessil, aber auch groß, gelappt und gestielt sein (Abb. 12). In einigen Fällen läßt sich eine ausgeprägte Adenomatosis coli endoskopisch oder röntgenologisch nicht sicher von polypösen Veränderungen (entzündliche Polypen) bei einer Colitis ulcerosa unterscheiden. Die histologische Untersuchung hilft jedoch rasch weiter. Bei der familiären Adenomatosis sind neoplastische Veränderungen häufig nicht allein auf das Colon beschränkt. Das zeigten Untersuchungen bei 22 Patienten aus 15 Familien; dabei fanden sich in 68% der Fälle auch verschiedene Formen von Magenpolypen. 9 Patienten hatten multiple Magenadenome; in 3 Fällen hatten sich bereits Carcinome entwickelt (205). Auch in einem weiteren Kollektiv von 10 Patienten aus 6 Familien fanden sich adenomatöse und hyperplastische Polypen in allen Abschnitten des Magens (101). Sie können über den Magen hinaus auch im Duodenum angetroffen werden (97, 195, 196, 197, 199, 218). Darüber hinaus sind auch polypöse Strukturen anderen Ursprungs wie z.B. Drüsenkörpercysten des Magenfundus anzutreffen (54, 81, 100, 205). Unklar ist, ob extraintestinale Veränderungen, wie z.B. cystische Läsionen der Schädelknochen (199), zur einfachen familiären Adenomatosis coli gehören, oder ob es sich dann um eine der Sonderformen dieser Erkrankung handelt.

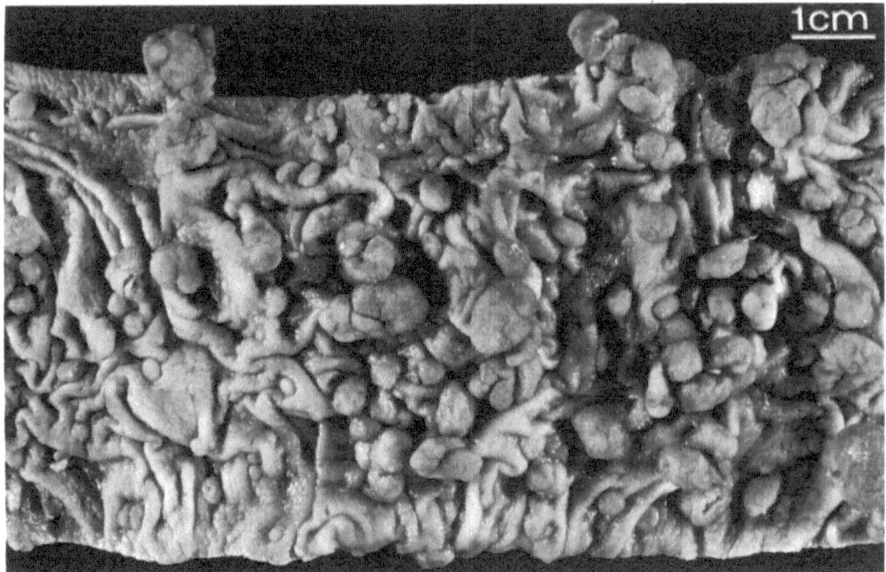

Abb. 12. Adenomatose: multiple, teils sessile, teils gestielte Adenome bei familiärer Adenomatosis coli

3.2.2 Gardner-Syndrom

Bereits 1912 beschrieben *Devic* und *Bussy* (36) das gemeinsame Vorkommen von Adenomatosis coli und Tumoren des weichen und harten Bindegewebes. Erst in den 50er Jahren jedoch konnte der Genetiker *Gardner* durch Familienuntersuchungen ein hereditär auftretendes Krankheitsbild abgrenzen (70). Zu den häufig vorkommenden Tumoren gehörten Atherome, Hautfibrome, Osteome des Schädels und der Röhrenknochen. 1962 beschrieb er nach Verlaufsuntersuchungen seiner Patienten weitere Veränderungen: aggressive Fibromatosen (sog. Desmoide), Zahnanomalien, generalisierte Skelettveränderungen (71). In der Folgezeit wurden noch zahlreiche weitere Anomalien bei Patienten mit Gardner-Syndrom beschrieben: Duodenalcarcinom (153), Papillencarcinom (18), Schilddrüsen- und Nebennierencarcinome, Carcinoid des Dünndarms, lymphatische Polypen des Ileums (176, 192) und Adenome des Dünndarms (9, 107). Auch im Magen (177) finden sich häufig polypöse Veränderungen, die von Adenomen bis zu Drüsenkörpercysten reichen (50). Insgesamt ist es jedoch bei diesen Einzelbeobachtungen nicht hinreichend sicher, ob es sich um wirkliche, dem Syndrom zugehörige, oder nur um zufällig auftretende Veränderungen handelt. Bei den Zahnanomalien handelt es sich zumeist um Odontome und überzählige Zähne (83). Ganz besonders häufig werden Osteome im Bereich des Unterkiefers gefunden (22). Damit gibt die Untersuchung des Kopfes wichtige diagnostische Impulse, zumal auch die pathognomonischen Atherome überwiegend im Bereich des behaarten Kopfes vorkommen (130). Von besonderer Bedeutung ist die Neigung des Bindegewebes zu proliferativen Veränderungen, die zu Verwachsungen und Obstruktionen nach Bauchoperationen führen können (126). Auch das Wachstum der Desmoidtumoren soll durch operative Eingriffe gefördert werden (72, 175). Solche Fibromatosen finden sich häufig in Operationsnarben; sie können aber auch in der Bauchwand und im Retroperitonealraum lokalisiert sein und bei erheblicher Größenzunahme zu Verdrängungserscheinungen oder zur Kompression benachbarter Strukturen, z.B. der Ureteren führen. Das gilt ebenso für fibromatöse Tumoren des Retroperitoneums und Mesenteriums (148, 178).

Nicht immer ist die Diagnose eines Gardner-Syndroms zweifelsfrei möglich, da die klassische Symptomentrias von Adenomatosis coli und Tumoren des weichen und harten Bindegewebes nicht zur gleichen Zeit manifest zu sein braucht (126, 163, 191). Fast immer bestehen seit frühester Kindheit cystische Hauttumoren oder Zahnanomalien; sie entwickeln sich früher als die Colonpolypen und können damit in einer betroffenen Familie ein nützlicher Hinweis auf mögliche weitere Manifestationen des Syndroms sein (126). Eindrucksvoll ist diesbezüglich die Kasuistik von *Feurle* et al. (62), die bei einer 1968 von *Fuhrmann* et al. (68) untersuchten Familie mit einem sich bisymptomatisch darstellenden Gardner-Syndrom – bestehend lediglich aus Haut- und Knochentumoren – 9 Jahre später bei allen befallenen Mitgliedern Colonpolypen und in 2 Fällen auch Coloncarcinome nachweisen konnten. Ungeachtet dieser Befunde wird von einigen Autoren die Eigenständigkeit des Gardner-Syndroms in Zweifel gezogen (122, 179, 197, 198). So fanden *Utsunomiya* et al. (198) bei 93,2% der Patienten mit familiärer Polyposis umschrieben röntgendichte Veränderungen im Unterkiefer, die kleinen Osteomen entsprachen. Tatsächlich ist nur ein Teil der Patienten mit familiärer Polyposis coli prospektiv hinsichtlich extracolischer Veränderungen untersucht worden. Zuzustimmen ist *Leppard* und *Bussy* (122) darin, daß um so mehr solche Veränderungen gefunden werden, je intensiver danach gesucht wird. Auch *Ushio* et al. (197) fanden bei Patienten mit familiärer Polyposis coli zahlreiche Veränderungen der Knochen und der Zähne. Der Schluß, daß diese Erkrankung und das Gardner-Syndrom in jeder Hinsicht ein Krankheitsbild darstellen, lag deshalb nahe (167). Neuere genetische Befunde unterstützen jedoch mehr die Annahme einer eigenständigen Erkrankung: So haben sich Chromosomenanomalien, insbesondere Chromosomentetraploidie in Zellkulturen von Patienten mit Gardner-Syndrom, jedoch nicht in Kulturen von Patienten ohne extracolische Manifestationen nachweisen lassen (29, 30, 131). Sie sind vielleicht eine Erklärung für die allgemeine Bereitschaft des Bindegewebes zu tumorartigen Veränderungen: Zellen mit überzähligem Chromosomensatz haben einen Wachstumsvorteil gegenüber Zellen mit normalem Chromosomensatz (109). Insgesamt scheint es sich bei dem Gardner-Syndrom um eine genetisch fixierte Erkrankung zu handeln, bei der die charakteristische Veränderung die Neigung des Bindegewebes zur Proliferation ist; sie führt zur Ausbildung zahlreicher Tumoren in verschiedenen Organsystemen.

3.2.3 Turcot-Syndrom

1959 beschrieben *Turcot* et al. (194) 2 Geschwister, bei denen sie zunächst im Alter von 15 bzw. 13 Jahren eine Polyposis coli diagnostizierten; bei dem 15jährigen Jungen bestanden bereits maligne Veränderungen. Zusätzlich wurde bei ihnen im Alter von 18 bzw. 21 Jahren autoptisch ein Medulloblastom des Spinalmarks bzw. ein Glioblastom des Frontalhirns und ein chromophobes Adenom der Hypophyse diagnostiziert. Weitere Fälle von Polyposis coli und Glioblastom wurden 1969 von *Baugham* et al. berichtet (8).

Auch die Kombination mit einem cerebralen Lymphon ist möglich (86). Allgemein wird die Kombination einer familiären Adenomatosis coli mit Hirn- bzw. Rückenmarktumoren Turcot-Syndrom genannt. Es wurden jedoch auch bei Patienten mit Gardner-Syndrom Hirntumoren diagnostiziert; damit besteht die Möglichkeit, daß es Überlappungen zwischen dem Turcot- und dem Gardner-Syndrom gibt (20, 180, 217). Neuere genetische Befunde sprechen (s.u.) für ein eigenständiges Krankheitsbild (102).

3.2.4 Zanca-Syndrom

Sehr viel seltener noch als das Turcot-Syndrom ist ein nach *Zanca* benanntes Syndrom, bei dem sich neben einer Adenomatosis coli multiple cartilaginäre Exostosen finden. Diese Knochenveränderungen lassen sich nicht mit den beim Gardner-Syndrom bekannten knöchernen Anomalien vergleichen (219). Ob es sich hierbei wirklich um eine genetisch fixierte Krankheitsentität handelt, ist wegen der Seltenheit des Krankheitsbildes nicht sicher abzuschätzen.

3.3 Genetik

3.3.1 Familiäre Adenomatosis coli

Das familiär gehäufte Vorkommen der Adenomatosis coli ist schon seit etwa 100 Jahren bekannt; fast ebenso lang gilt diese Erkrankung als obligate Präcancerose. Die Incidenz der Erkrankung wird in verschiedenen Gebieten recht einheitlich mit 1:7650 bzw. 1:8300 angegeben (2, 161). Einigkeit besteht auch über den Erbgang: er ist autosomal dominant und nicht geschlechtsgebunden (136). Die aus der Ehe eines Erkrankten mit der heterozygot vorhandenen Anlage und einem Gesunden stammenden Kinder entwickeln zu 50% eine Adenomatosis coli. Sicher handelt es sich aber in einigen Fällen von Erkrankungen um eine echte neue Mutation, da hier auch die eingehende Familienanamnese und -untersuchung ohne Ergebnis bleibt. Dies muß noch aus einem weiteren Grund der Fall sein: die Incidenz der Erkrankung bleibt über die Zeit konstant, obwohl häufig Patienten mit schwer ausgeprägtem Krankheitsbild keine Nachkommen haben oder nicht das dazu nötige Alter erreichen. Die Anlage zur Adenomatosis coli müßte also mit der Zeit seltener werden und demzufolge auch die Incidenz der Erkrankung abnehmen, wenn nicht neue Mutationen für ein weitgehend konstantes Vorhandensein der Anlage sorgen würden. Basierend auf der Annahme eines solchen Gleichgewichtes zwischen Verlust der Anlage und Neumutation wird die Mutationsrate auf 2:100 000 Gene pro Generation geschätzt. Gelegentlich überspringt die Erkrankung eine Generation (42, 158). Die Familienanamnese und Untersuchung, die nur die Eltern und nicht die Großeltern des Patienten erfaßt, kann dann leicht in die Irre und zur Annahme einer nicht hereditären Erkrankung führen.

3.3.2 Gardner-Syndrom

Auch dem Gardner-Syndrom, für das eine Incidenz von 1:14 000 angegeben wird (207), wird ein autosomal dominanter Erbgang zugeschrieben. Das bestimmende und pleiotrop wirksame Gen soll aufgrund der phänotypischen Unterschiede eindeutig von dem die Adenomatosis coli verursachenden abgrenzbar sein (137). Eine andere Hypothese besteht darin, daß das Gardner-Syndrom und die reine Adenomatosis coli bezüglich der Colonpolypen zwar die gleiche Genveränderung haben, daß die extracolischen Veränderungen des Gardner-Syndroms jedoch durch einen zusätzlichen Defekt eines anderen Gens (19) verursacht werden. Eine weitere Möglichkeit ist schließlich, daß das Gardner-Syndrom alle Formen der familiären Adenomatosis coli umfaßt, jedoch die Expressivität des Gens hinsichtlich extracolischer Veränderungen erheblich variiert (19). Bisymptomatisch auftretende Unterformen des Syndroms können evtl. durch schwächere Allele am gleichen Genort erklärt werden, die nur einen Teil des pleiotropen Wirkungsmusters zur Manifestation bringen (68).

3.3.3 Turcot-Syndrom

Die Ansichten über den Vererbungsmechanismus beim Turcot-Syndrom gehen noch auseinander. Es wird sowohl ein autosomal recessiver (137) als auch ein autosomal dominanter Erbgang angenommen (180). Der Hinweis von *Itoh* et al. auf die häufiger vorkommende Blutsverwandtschaft der Eltern betroffener Kinder läßt auf einen autosomal recessiven Erbgang schließen. Für ein endgültiges Urteil ist die bisher publizierte Fallzahl jedoch noch zu klein (102).

3.4 Klinik der Adenomatosis coli

Nach *Raynham* und *Louw* lassen sich 3 Stadien der natürlichen Entwicklung der Adenomatosis coli unterscheiden:

Stadium 1: keine Polypen, keine Symptome; dieses Stadium dauert ungefähr bis zum 14. Lebensjahr;
Stadium 2: symptomloses Auftreten von polypösen Adenomen
Stadium 3: Beginn der Symptome etwa ab 30. Lebensjahr (158).

Diese „Stadieneinteilung" darf nicht zu der falschen Sicherheit führen, daß im Kindesalter keine Polypen oder maligne Veränderungen zu erwarten sind. So wurde eine voll ausgebildete Adenomatosis coli bereits im Alter zwischen 2 und 3 Jahren (2) bzw. dem 7. Lebensjahr beobachtet (6). Dennoch ist natürlich zu diesem Zeitpunkt eine prophylaktische Untersuchung noch nicht gerechtfertigt. Für klinische Belange kann gelten, daß Polypen nicht vor dem 10. Lebensjahr auftreten. In der Regel werden sie etwa um das 27. Lebensjahr diagnostiziert. Es muß jedoch mit einer im Einzelfall unbekannten Latenzzeit von mehreren Jahren gerechnet werden. Wenn Symptome auftreten, ist bei etwa 50% der Patienten bereits ein Carcinom vorhanden. Die Symptome sind anfänglich sehr mild, vieldeutig und werden oft nur mit einer erheblichen zeitlichen Verzögerung richtig interpretiert. Sie können zunächst nur aus leicht ziehenden abdominellen Schmerzen und einer Neigung zu Durchfällen bestehen. Paradoxe Durchfälle (Durchfälle wechselnd mit Obstipation) und sichtbare Blutbeimengungen im Stuhlgang sind dagegen häufig schon Spätsymptome. In vielen Fällen besteht zu diesem Zeitpunkt bereits ein Carcinom. Dabei ist auffallend, daß bei der großen Zahl der Polypen in der Regel nur wenige maligne verändert sind.

3.5 Diagnostik

Die Diagnose einer Adenomatosis coli dürfte i. allg. keine Probleme darstellen. Wenn man sich den Grundsatz zu eigen macht, daß zu jeder Diagnostik bei unklaren abdominellen Beschwerden mehrmalige Untersuchungen des Stuhls auf okkultes Blut und im Anschluß daran eine Rectosigmoidoskopie gehören, dürfte die Diagnose eigentlich in keinem Fall versäumt werden, zumal bei der Adenomatosis coli Rectum und Sigmoid in besonderer Weise befallen sind (173).

Beim Nachweis einer Adenomatosis coli sollte eingehend nach zusätzlichen extracolischen Veränderungen geforscht werden und hierbei besonders auf Veränderungen des Magens, Duodenums und auch besonders der Papillenregion geachtet werden. Eine subtile klinische, am besten auch klinisch-neurologische Untersuchung sowie eine Röntgendarstellung des Schädels und der Röhrenknochen lassen mögliche weitere Veränderungen erkennen und führen evtl. zur Abgrenzung eines Gardner- oder Turcot-Syndroms.

Eine umgassende Familienanamnese ist von größter Wichtigkeit; sie ist die Basis für sich daran anschließende prophylaktische Untersuchungen weiterer Familienmitglieder. Leider wird diese so wichtige ärztliche Aufgabe häufig zugunsten aufwendiger diagnostischer Eingriffe vernachlässigt. Ein eindrucksvolles Beispiel dafür ist eine von *Hantschmann* und *Nemsmann* mitgeteilte Kasuistik (85): Bei einer 36jährigen Patientin waren wegen abdomineller Beschwerden in einer Klinik innerhalb eines Jahres 17 diagnostische Laparotomien durchgeführt worden. Eine Darmresektion erfolgte dabei nicht. Bei der Patientin bestanden seit etwa 6 Jahren Blutstühle; zuvor waren 2 Schwestern bereits wegen einer Adenomatosis coli colektomiert worden.

Strittig ist, wann bei Kindern erkrankter Eltern die Erstuntersuchungen erfolgen sollten. Der Vorschlag, schon im Alter von 6 oder 7 Jahren mit endoskopischen Untersuchungen zu beginnen (32), basiert auf den seltenen Einzelbeobachtungen sehr frühen Polypenwachstums. Er erscheint in dieser allgemeinen Form aber nicht gerechtfertigt. In der Kindheit muß aber erstmals eine eingehende körperliche Untersuchung erfolgen. Lassen sich dann bereits extracolische Veränderungen wie Atherome, Osteome, Hautfibrome, Hautcysten nachweisen, erfolgt die Rectosigmoidoskopie.

Bei negativem körperlichen Befund und fehlendem Nachweis von okkultem Blut im Stuhl ist es gerechtfertigt, die eigentliche Überwachung mit dem 14. Lebensjahr beginnen zu lassen. Auch hier wird eine Rectosigmoidoskopie ausreichen, da eine Adenomatosis coli sehr unwahrscheinlich ist, wenn Rectum und Colonsigmoid keine Polypen aufweisen. Die Überwachung muß lebenslänglich fortgesetzt werden. Die Empfehlung, sie mit dem 40. Lebensjahr zu beenden (87), erscheint ungerechtfertigt, da sich durchaus auch noch nach diesem Zeitpunkt im Einzelfall eine Adenomatosis coli manifestieren kann (146, 165).

3.6 Therapie

Da die Adenomatosis coli eine obligate Präcancerose darstellt, ist mit ihrem Nachweis die Indikation zur Colektomie gegeben. Es bestehen dabei grundsätzlich 2 Möglichkeiten: die totale Proktocolektomie mit endständigem Ileostoma und die Colektomie mit ileorectaler Anastomose. Die 2. Therapieform hat den Vorteil, daß ein Anus praeter nicht notwendig wird. Allerdings muß dann lebenslänglich der Rectumstumpf halbjährlich endoskopisch überwacht werden. Diese Therapieform setzt also eine gute Kooperationsbereitschaft des Patienten voraus. Sie ist erschwert oder unmöglich, wenn das Rectum besonders dicht mit Polypen befallen ist. Bei einer ileorectalen Anastomose müssen sich zweifelsfrei maligne Veränderungen im Bereich der Rectumpolypen ausschließen lassen. Gelegentlich wurde sogar eine Rückbildung von Rectumpolypen nach Durchführung einer ileorectalen Anastomose beobachtet (42, 162, 171). Andererseits können sich aber auch in kurzer Zeit erneut Adenome oder gar ein Rectumcarcinom ausbilden (in 4 bis 8% der Fälle), so daß die Colektomie mit Belassung des Rectums keine sichere Krebsprophylaxe darstellt (171). Da die unbedingt notwendigen endoskopischen Verlaufsbeobachtungen nur selten gewissenhaft eingehalten werden, empfehlen einige Autoren die Proktocolektomie als Therapie der Wahl (2, 127). Die ileorectale Anastomose sollte danach nur bei den in der Regel jungen Patienten durchgeführt werden, bei welchen ein Ileostoma auf unüberwindliche Ablehnung stößt.

Eine weitere Kompromißlösung kann die endoskopische Polypektomie bei den Patienten sein, die – obschon an einer familiären Adenomatosis coli erkrankt – bislang nur wenige Adenome aufweisen (38, 116). Auch hier bedarf es jedoch großer Disziplin des Patienten, an den in der Folgezeit regelmäßig notwendig werdenden coloskopischen Verlaufsuntersuchungen teilzunehmen.

Den Vorteil der Radikalität bei Vermeidung eines Ileostomas bietet eine von *Reifferscheidt* entwickelte sog. Durchzugsoperation, bei der die polypentragende Rectummucosa mit einer adrenalinhaltigen Lösung unterspritzt und anschließend aus dem Muskelmantel ausgeschält wird; durch diesen Muskelmantel wird nur das mobilisierte terminale Ileum gezogen, zum Anus geführt und an der Linia dentata befestigt. Damit bleibt das Kontinenzorgan erhalten, die Rectumschleimhaut ist jedoch radikal entfernt. Dieses Operationsverfahren (modifiziert u. a. von *Utsunomiya*, 200) dürfte sicher eine optimale Therapiemöglichkeit der Adenomatosis coli darstellen; Voraussetzung ist jedoch auch hier, daß noch kein infiltrativ malignes Wachstum im Rectum vorliegt.

Häufiger leiden Patienten postoperativ an ileusartigen Zuständen. *Morson* beobachtete in bis zu 20% der Fälle postoperativ (im Mittel 4 Jahre nach der Colektomie) zum Teil rezidivierende Darmverlegungen, die wahrscheinlich auf eine vermehrte Bindegewebsproliferation und Ausbildung von Adhäsionen zurückgehen. Diese Komplikation ist typisch für das Gardner-Syndrom. Eine weitere, schon erwähnte Komplikation ist das Wachstum von Desmoidtumoren, die in der Regel von der Bauchwand ausgehen und eine beachtliche Größe erreichen können. Häufig wird ihr Wachstum durch Operationstraumen provoziert, weshalb unbedingt eine atraumatische Operationstechnik einzuhalten ist. Sehr große und mit ihrer Umgebung verbackene Desmoidtumoren können inoperabel sein. Nach einer Kasuistik von *Waddell* kann die langfristige kombinierte Gabe von Delta-1-Testolacton, Theophyllin und Chlorothiazid zu einer deutlichen Verkleinerung der Tumormasse führen; damit wird dann vielleicht eine Exstirpation möglich. Beobachtungen an weiteren Patienten sind jedoch nötig.

4 Zusammenfassung

Im vergangenen Jahrzehnt haben morphologische Grundlagenforschung und apparative technische Fortschritte zu einem eindrucksvollen Wissenszuwachs bei den neoplastischen Colonpolypen geführt. Danach entstehen fast alle Coloncarcinome auf dem Boden von Adenomen. Zahlreiche Faktoren der Adenom-Carcinom-Sequenz wurden exakt definiert. Zugleich wurden frühzeitige Diagnosemethoden und risikoarme Therapieformen entwickelt. Es ist anzunehmen, daß damit ein wichtiger Teilerfolg für die Prävention des Coloncarcinoms erreicht wurde. Unbekannt sind bislang noch die Faktoren, welche Entwicklung und Wachstum der Adenome fördern. Hierzu sind weitere epidemiologische und metabolische Studien abzuwarten.

Bei den selteneren Adenomatosen sind Fortschritte im wesentlichen auf die Entwicklung operativer Verfahren, die einen künstlichen Darmausgang vermeidbar machen, beschränkt geblieben.

Literatur

1. Abdel-Bari W (1967) Villous adenoma with focal adenocarcinoma in a Meckel's diverticulum. Am J Clin Pathol 48:183–186
2. Alm T, Sicznerski G (1973) The intestinal polyposis. Clin Gastroenterol 2:577–602
3. Amberg JR, Berk RN, Burhenne J (1977) Colonic polyp detection: role of roentgenography and colonoscopy. Radiology 125:255–257
4. Appel MF (1977) Nature and significance of colonic polyps. South Med J 70: 1213–1214
5. Appel MF, Spjut HJ, Estrada RG (1977) The significance of villous component in colonic polyps. Am J Surg 134:770–777
6. Asmann HB, Pierce ER (1970) Familial multiple polyposis – A statistical study of a large Kentucky kindred. Cancer 25:972–981
7. Axelsson CK, Clausen B, Henriksen FW (1977) Gardner's syndrome. Acta Chir Scand 143:121–125
8. Baughman FA, List CF, Williams JR, Muldoon JP, Segarra JM, Volkel JS (1969) The glioma-polyposis syndrome. N Engl J Med 281:1345–1346
9. Bess MA, Spencer RJ (1979) Colonoscopic polypectomie. Mayo Clin Proc 54:32–34
10. Birbeck MSC, Dukes CE (1963) Electron microscopy of rectal neoplasms. Proc R Soc Med 56:793–797
11. Borchard F (1979) Histomorphologische Klassifikation der Dickdarmpolypen. Med Welt 30:1112–1115
12. Borgaonkar DS, Trips L, Krush AJ, Murphy EA (1977) The identification of individuals at high risk for large bowel cancer and the application of preventive measures in their management. Cancer 40:2531–2533
13. Bremner CG, Ackerman LV (1970) Polyps and carcinoma of the large bowel in the South African Bantu. Cancer 26:991–999
14. Brodribb J, Condon RE, Cowless V, de Cosse JJ (1980) Influence of dietary fiber on transit time, fecal composition, and myoelectrical activity of the primate right colon. Dig Dis Sci 25:260–266

15. Buehler H, Nueesch HJ, Kobler E, Deyhle P (1979) Large polyps of the colon: surgical or endoscopic removal. Schweiz Med Wochenschr 109:619–620
16. Buntain WL, ReMine WH, Farrow GM (1972) Premalignancy of polyps of the colon. Surg Gynecol Obstet 134:499–508
17. Burkitt DP (1976) A deficiency of dietary fiber may be one cause of certain colonic and venous disorders. Am J Dig Dis 21:104–108
18. Bussey HJR (1975) Familial polyposis coli. Johns Hopkins University Press, Baltimore London, p 1–104
19. Bussey HJR, Veale HMO, Morson BC (1978) Genetics of gastrointestinal polyposis. Gastroenterology 74:1325–1330
20. Camiel MR, Mulé JE, Alexander LL, Benninghoff DL (1968) Association of thyroid carcinoma with Gardner's syndrome in siblings. N Engl J Med 278:1056–1058
21. Castleman B, Krickstein HJ (1962) Do adenomatous polyps of the colon become malignant? N Engl J Med 267:469–475
22. Chang CHJ, Piatt ED, Thomas KE, Watne AL (1958) Bone abnormalities in Gardner's syndrome. Am J Roentgenol 103:645–652
23. Christiansen J, Kirkegaard P, Ibsen J (1979) Prognosis after treatment of villous adenomas of the colon and rectum. An Surg 189:404–408
24. Christie JB (1976) Which colonic polyps should be excised endoscopically. South Med J 69:1143–1145
25. Coli RD, Moore JP, La Marche PH, De Luca FG, Thayer WR (1970) Gardners syndrome: a revisit to a previously described family. Am J Dig Dis 15:551–558
26. Coutsoftides T, Lavery J, Benjamin SP, Sivak MV (1979) Malignant polyps of the colon and rectum. Dis Col Rect 22:82–86
27. Cruse P, Lewin M, Clark CG (1979) Dietary cholesterol is co-carcinogenic for human coloncancer. Lancet I:752–755
28. Dammermann R, Wurbs D, Angelkort A (1980) Lokale Resektion früher invasiver Colonkarzinome. Fortschr Gastroenterol Endoskop, 11:124–129
29. Danes BS (1976) Increased tetraploidy: cell-specific for the Gardner gene in the cultured cell. Cancer 38:1983–1988
30. Danes BS, Krush AJ, Gardner EJ (1977) Is Gardner syndrome a distinct genetic disorder? Lancet 2:925
31. Darup K (1978) Klinik und Therapie der villösen Dickdarm- und Mastdarmadenome. Med Welt 29:1157–1162
32. Daum F, Boley SJ (1976) Familial colonic polyposis. N Engl J Med 295:508
33. Day DW, Morson BC (1978) Pathology of adenomas. In: Morson BC (ed) Major problems in pathology. Saunders, Philadelphia London Toronto, pp 43–57
34. Dayal Y, Bass AG, Kraft AR, Glotzer DJ, Goldmann H (1972) Villous adenoma of the duodenum. Am J Surg 124:394
35. Delevelt AF, Cuello R (1975) True villous adenoma of the jejunum. Gastroenterology 69:217–219
36. Devic A, Bussy J (1912) Un cas de plypose adenomateuse generalizee autour de l'intestin. Arch Mal Appar Dig Nal Nutr 6:278–299
37. Deyhle P (1975) Dickdarmkarzinom. Schweiz Apoth Ztg 113:491–508
38. Deyhle P (1978) Endoskopische Therapie von Dickdarmtumoren. In: Seifert G, Classen M (Hrsg) Ergebnisse der Gastroenterologie. Demeter, Gräfelfing, S 74–80
39. Deyhle P (1980) Results of endoscopic polypectomy in the gastrointestinal tract. Endoscopy (Suppl):35–46
40. Deyhle P, Jenny S, Fumagalli J (1973) Endoskopische Polypektomie im proximalen Kolon. Dtsch Med Wochenschr 98:219–220
41. Drasar BS, Hill MJ (1974) Human intestinal flora. Academic Press, London New York San Francisco
42. Dukes CE (1964) The control of precancerous conditions of the colon and rectum. Can Med Assoc J 90:630–635
43. Dunphey JE, Patterson WB, Legg M (1959) Etiologic factors in polyposis and carcinoma of the colon. Ann Surg 150:488–498

44. Eder M (1978) Morphologische Klassifikation der Darmtumoren. In: Seifert G, Classen M (Hrsg) Ergebnisse der Gastroenterologie. Demeter, Gräfelfing, S 69–73
45. Eder M (1978) Proliferation kinetics of intestinal tumors. In: Grundmann E (ed) Colon cancer. Fischer, Stuttgart New York, pp 79–87
46. Eder M (1979) Krebsvorstadien am Darm. Verh Dtsch Ges Pathol 63:96–105
47. Editorial (1966) Current approach to the polyp-cancer controversy. Gastroenterology 51:108–112
48. Editorial (1978) Conservative treatment of rectal tumors. Br Med J 1:602
49. Egger G, Baumgartner G (1977) Familial diffuse polyposis of the colon. Z Gastroenterol 15:645–648
50. Eichenberger P, Hammer B, Floor F, Pelloni S, Bossart K (1980) Gardner's syndrome with glandular cysts of the fundic mucosa. Endoscopy 12:63–67
51. Eisenberg HL, Kolb IH, Yam LT, Grodt R (1964) Villous adenoma of the rectum associated with electrolyte disturbance. Ann Surg 159:604–610
52. Ekelund G, Lindström C (1974) Histopathological analysis of benign polyps in patients with carcinoma of the colon and rectum. Gut 15:654–663
53. Elster K (1973) Histopathologie der tumorösen Kolonerkrankungen. Leber Magen Darm 3:111–117
Elster K (1975) Klassifikation der Kolonpolypen. Klinikarzt 4:486–488
54. Elster K, Eidt H, Ottenjann R (1977) Drüsenkörperzysten, eine polypoide Läsion der Magenschleimhaut. Dtsch Med Wochenschr 102:183–187
55. Enterline HT (1976) Polyps and cancer of the large bowel. Curr Top Pathol 63: 95–141
56. Esser W, Weithofer G, Bloch R (1980) Zur Bedeutung des Fett- und Rohfasergehalts der Nahrung für die Entstehung des Kolonkarzinoms. Z Gastroenterol 18: 30–37
57. Fechner RE (1973) Adenomatous polyp with submucosal cysts. Am J Clin Pathol 59:498–502
58. Fenoglio CM, Lane N (1974) The anatomical presurcor of colorectal carcinoma. Cancer 34:819–823
59. Fenoglio CM, Lane N (1975) The anatomic precursor of colorectal carcinoma. JAMA 231:640–642
60. Fenoglio CM, Kaye GI, Lane N (1973) Distribution of human colonic lymphatics in normal, hyperplastic, and adenomatous tissue. Gastroenterology 64:51–66
61. Ferguson EF, Houston CH (1972) Benign and malignant tumors of the colon and rectum. South Med J 65:1213–1220
62. Feurle GE (1977) Acht Jahre Gardner–Syndrom in einer Familie. Dtsch Med Wochenschr 102:1678–1683
63. Fisher ER, Turnbull RB (1952) Malignant polyps of the rectum and sigmoid. Surg Gynecol Obstet 94:619–625
64. Frimberger E, Kühner W, Seib HJ, Ottenjann R (1978) Kolorektale Adenome. Dtsch Med Wochenschr 103:649–652
65. Froböse HJ, Froböse Ch, Bunnemann H, Otto P (1980) Gibt es Rezidive nach koloskopischer Polypektomie? Ergebnisse zweijähriger Verlaufsbeobachtungen. Fortschr Gastroenterol Endoskop 11:129–130
66. Frühmorgen P (1980) Endoskopische Karzinomfrüherkennung im unteren Gastrointestinaltrakt. Fortschr Gastroenterol 11:10–13
67. Frühmorgen P, Demling L (1979) Complications of diagnostic and therapeutic colonscopy in the Federal Republic of Germany. Results of an inquiry. Endoscopy 2:146–150
68. Fuhrmann W, Kärcher H, Pfeiffer H, Schlyder UW (1968) Ein Beitrag zum Gardner-Syndrom. Dtsch Med Wochenschr 93:145–150
69. Fung CHK, Goldmann H (1970) The incidence and significance of villous change in adenomatous polyps. Am J Pathol 53:21–25
70. Gardner EJ (1951) A genetic and clinical study of intestinal polyposis, a predisposing factor for carcinoma of the colon and rectum. Am J Hum Genet 3:167–176

71. Gardner EJ (1962) Follow-up study of a family group exhibiting dominant inheritance for a syndrome including intestinal polyps, osteomas, fibromes and epidermal cysts. Am J Hum Genet 14:376–390
72. Gardner EJ, Burt RW, Freston JW (1980) Gastrointestinal polyposis: syndromes and genetic mechanisms. West J Med 132:488–499
73. Geenen JE, Schmitt MG, Wu WC, Hogan WJ (1975) Major complications of coloscopy: bleeding and perforation. Am J Dig Dis 20:231–235
74. Gilbertsen WA (1974) Proctosigmoidoscopy and polypectomy in reducing the incidence of rectal cancer. Cancer 34:936:939
75. Gilbertsen WA, Williams SE, Schumann L, McHugh R (1979) Colonoscopy in the detection of carcinoma in the intestine. Surg Gynecol Abstet 149:877–878
76. Gillespie PE, Chambers TJ, Chan KW, Doronzo F, Morson BC, Williams CB (1979) Colonic adenomas, a colonoscopy survey. Gut 20:240–245
77. Glober GA, Klein KL, Moore JO, Abba BC (1974) Bowel transit-times in two populations experiencing similar colon-cancer risks. Lancet I:80
78. Gnauck R (1975) Suchtest nach kolorektalem Krebs. Dtsch Ärztebl 72:1033–1038
79. Granquist S, Gabrielsson N, Sundelin P (1979) Diminutive colonic polypes – clinical significance and management. Endoscopy 1:36–42
80. Grinell RS (1964) The chance of cancer and lymphatic metastases in small colon tumors discovered on x-ray examination. Ann Surg 159:132–138
81. Gruenberg J, Mackmann S (1972) Multiple lymphoid polyps in mamilial polyposis. Ann Surg 175:552–554
82. Haensel W, Berg JW, Segi M, Kurihara M, Locke FB (1974) Large bowel cancer in the Havaian Japanese. J Natl Cancer Inst 51:1765–1779
83. Halse A, Roed-Petersen B, Lund K (1975) Gardner's syndrome. J Oral Surg 33: 673–675
84. Hancke E, Remmele W (1978) Colorectale Polypen. Chirurg 49:757–768
85. Hantschmann N, Nemsmann B (1974) Die familiäre Polypose von Kolon und Rektum. Dtsch Med Wochenschr 99:453–457
86. Hara M, Misugi K, Suda T, Kuwana N (1979) Lymphoma of the brain associated with polyposis of the colon. Report of a case and review of Turcot's syndrome. Acta Pathol JPN 29:233–241
87. Hassan A, Wedell J (1973) Die erblichen Adenomerkrankungen des Dickdarms. Dtsch Med Wochenschr 98:2150–2153
88. Hastings JB (1974) Mass screening for colorectal cancer. Am J Surg 127:228–233
89. Heald RJ, Bussey HJR (1975) Clinical experiences at St. Mark's Hospital with multiple synchronous cancers of the colon and rectum. Dis Col Rect 18:6–10
90. Heberer G, Wiebecke B, Zumtobel V, Hamperl D (1978) Maligne Polypen und früherfaßte Karzinome des Rektums. Münch Med Wochenschr 120:201–206
91. Helwing E (1976) Zur Diagnostik und Behandlung von Kolonpolypen. Med Klin (Munich) 71:825–830
92. Henry LG, Condon RE, Schulte WJ (1975) Risk of recurrence of colon polyps. Ann Surg 182:511–515
93. Hermanek P, Hager T (1978) Der sogenannte maligne Polyp des Kolons und des Rektums. Dtsch Ärztebl 20:1175–1180
94. Hill M (1978) Epidemiology and etiology of colon cancer. In: Grundmann E (ed) Colon cancer. Fischer, Stuttgart New York, pp 15–27
95. Hill MJ, Morson BC, Bussey HJR (1978) Aetiology of adenoma-carcinoma sequence in large bowel. Lancet 1:245–247
96. Hill MJ, Drasar BS, Williams REO (1975) Faecal bile-acids and clostridia in patients with cancer of the large bowel. Lancet 1:535
97. Hoffmann DC, Golliger JC (1971) Polyposis of the stomach and small intestine in association with familial polyposis coli. Br J Surg 58:126–128
98. gestrichen

99. Hubbard TB (1957) Familial polyposis of the colon. The fate of the retained rectum after colectomy in children. Am Surg 23:577–586
100. Iida M, Yao T, Watanabe H, Imamura K, Fuynno S, Omae T (1980) Spontaneous disappearance of fundig gland polyposis: report of three cases. Gastroenterology 79:725–728
101. Itai Y, Kogure T, Okuyama Y, Muto T (1977) Radiographic features of gastric polyps in familial adenomatosis coli. Am J Roentgenol 128:73–76
102. Itoh H, Ohsato K, Yao T, Iida M, Watanabe H (1979) Turcot's syndrome and its mode of inheritance. Gut 20:414–419
103. Jaco D (1977) Colon cancer: etiological issues and prospects for early detection. Prev Med 6:535–544
104. Jaffe RM, Kasten B, Young DS, Mac Lowry JD (1975) False negative stool occult blood tests caused by ingestion of ascorbin acid (Viramin C). Ann Int Med 83: 824–826
105. Jahadi MR, Baldwin A (1975) Villous adenomas of the colon and rectum. Ann J Surg 130:729
106. Kalus M (1972) Carcinoma and adenomatous polyps of the colon and rectum in biopsy and organ tissue culture. Cancer 30:972–982
107. Kassira E, Parent L, Yahouny G (1976) Colon cancer. Am J Dig Dis 21:205–214
108. Kaye GI, Fenoglio CM, Pascal RR, Lane N (1973) Comparative electron microscopic features of normal hyperplastic, and adenomatous human colonic epithelium. Gastroenterology 64:926–945
109. Keshgegian AA, Enterline HT (1978) Gardner's syndrome with duodenal adenomas, gastric adenomyoma, and thyroid papillary-follicular adenocarcinoma. Dis Col Rect 21:255–260
110. Kirsner JB, Rider JA, Moeller HC, Palmer WL, Gold SS (1960) Polyps of the colo colon and rectum; statistical analysis of a long term follow-up study. Gastroenterology 39:178–182
111. Knoch HG (1977) Über Kolon-Rektumpolypen. Zentralbl Chir 102:1034–1039
112. Kozarek RA, Sanowski RA (1980) Use of pressure release valve to prevent colonic injury during colonoscopy. Gastrointest Endosc 26:139–142
113. Kozarek RA, Earnest DL, Silverstein ME, Smith RG (1980) Air-pressure-induced colon injury during diagnostic colonoscopy. Gastrenterology 78:7–14
114. Kozuka S (1975) Primalignancy of the mucosal polyp in the large intestine. Dis Col Rect 18:483–493
115. Kozuka S, Nogaki M, Nogaki M, Ozeki T, Masumori S (1978) Well-differentiated adenoma at the anorectal junction. Dis Col Rect 21:261–265
116. Kropp G (1976) Massenpolypektomien und Bergungsmodus im Kolon. Dtsch Med Wochenschr 101:19–20
117. Kurzon RM, Ortega R, Rywlin AM (1974) The significance of papillary features in polyps of the large intestine. Am J Clin Pathol 62:447–454
118. Lane N, Kaplan H, Pascal RR (1971) Minute adenomatous and hyperplastic polyps of the colon: divergent pattern of epithelial growth with specific associated mesenchymal changes. Gastroenterology 60:537–551
119. Lange HH, Renner E (1975) Prärenale Niereninsuffizienz durch villöses Kolonadenom. Dtsch Med Wochenschr 100:246–250
120. Larey RJ, Burbank GB (1962) Mucus secreting villous adenoma of the colon presenting as circulatory collapse. N Engl J Med 267:609–611
121. Laufer I, Smith NCW, Mullens JE (1976) The radiological demonstration of colorectal polyps undetected by endoscopy. Gastroenterology 70:167–170
122. Leppard B, Bussey HJR (1975) Epidemoid cysts, polyposis coli and Gardner's syndrome. Brit J Surg 62:387–393
123. Lipkin M (1977) The identification of individuals at high risk for large bowel cancer: an overview. Cancer 40:2523–2530
124. Lipkin M (1974) Proliferative changes in the colon. Am J Dig Dis 19:1029–1032

125. Livstone EM, Troncale FJ, Sheahan DG (1977) Value of a single forceps biopsy of colonic polyps. Gastroenterology 73:1296–1298
126. Lockhart-Mummery HE (1967) Intestinal polyposis: the present position. Proc R Soc Med 60:381–388
127. Löhlein D, Ziegler H, Pichlmayer R (1976) Polypose des Dickdarms. Chirurg 47: 439–445
128. Lovett E (1976) Family studies in cancer of the colon and rectum. Br J Surg 63: 13–18
129. Lynch HT, Lynch PM (1979) The cancer-family syndrome. Dis Col Rect 22: 106–110
130. Lynne-Davies G, Brown I (1974) Multiple sebaceous gland tumors associated with polyposis of the colon and bony abnormalities. Can Med Assoc J 110:1377–1379
131. Mark J, Mitelman F, Deucker H, Norryd C, Trauberg KG (1973) The specificity of the chromosomal abnormalities in human colonic polyps. Acta Pathol Microbiol Scand 81:85–90
132. Marshak RH, Lindner AE, Maklansky D (1976) Adenomatous polyps of the colon. A rational approach. J Am Med Assoc 235:2856–2858
133. Marshak RH, Lindner AE, Maklansky D (1977) Familial polyposis. Am J Gastroenterol 67:177–189
133a. Maskens AP (1979) Histogenesis of adenomatous polyps in the human large intestine. Gastroenterology 77:1245–1251
134. Massarrat S (1981) Screening-Test auf kolorektalen Krebs. Dtsch Med Wochenschr 106:412–413
135. McKelvey STD (1979) The management of suspected tumours of the colon: the role of colonoscopy in general surgery. Br J Surg 66:306–308
136. McKusick VA (1962) Genetic factors in intestinal polyposis. J Am Med Assoc 182:271–277
137. McKusick VA (1974) Genetics and large-bowel cancer. Am J Dig Dis 19:954–957
138. Meltzer AD, Ostrune BJ, Isard HJ (1966) Villous tumour of the stomach and duodenum: report of 3 cases. Radiology 87:511–513
139. Mendeloff AJ (1976) A critique of "fiber deficiency". Am J Dig Dis 21:109–112
140. Miller B, Strohmeyer G (1979) Divertikulose und Karzinom des Dickdarms als Faserstoffmangelkrankheiten: Tatsachen oder Hypothese. Internist 20:195–200
141. Morson BC (1974) The polyp-cancer sequence in the large bowel. Proc R Soc Med 67:451–457
142. Morson BC, Sobin LH (1976) Histological typing of intestinal tumours. International histological classification of tumours, 15. World Health Organization, Geneva
143. Morson BC, Bussey JHR, Samoorian AS (1977) Policy of local excision for early cancer of the colorectum. Gut 18:1045–1050
144. Mudd DG, McKelvey STD, Norwood W, Elmore DT, Roy AD (1980) Faecal bile acid concentrations of patients with carcinoma or increased risk of carcinoma in the large bowel. Gut 21:587–590
145. Mughal S, Filipe MS (1978) Histogenesis of malignant transformation in the colonic epithelium. Acta Gastroenterol Belg 41:215–225
146. Muto T, Bussey HJR, Morson BC (1975) The evolution of cancer of the colon and rectum. Cancer 36:2251–2270
147. Muto T, Kamya J, Sawada T, Kusama S, Itai Y, Ikenaga T, Yamashiro M, Hino Y, Yamguchi S (1980) Colonoscopic polypectomy in diagnosis and treatment of early carcinoma of the large intestine. Dis Col Rect 23:68–75
148. Naylor EW, Gardner EJ, Richards RC (1979) Desmoid tumors and mesenteric fibromatosis in Gardner's syndrome. Report of kindred 109. Arch Surg 114: 1181–1185

149. Nicoloff DM, Ellis LM, Humphrey EW (1968) Management of villous adenomas of the colon and rectum. Arch Surg 97:254–260
150. Otto HF (1978) Kolorektale Adenome. Dtsch Med Wochenschr 103:835
151. Panish JF (1979) Management of patients with polypoid lesions of the colon-current concepts and controverses. Am J Gastroenterol 71:315–324
152. Parks AG, Stuart AE (1973) The management of villous tumours of the large bowel. Br J Surg 60:688–692
153. Parks TG, Bussey JR, Lockhart-Mummery HE (1970) Familial polyposis coli associated with extracolonic abnormalities. Gut 11:323–329
154. Pierce ER (1972) Pleiotropism and heterogenity in hereditary intestinal polyposis. Birth Defects 8:52–62
155. Potet F, Soullard J (1971) Polyps of the rectum and colon. Gut 12:468–482
156. Prager EM, Swinton NW, Young JL, Weidenheimer MC, Corman ML (1974) Follow-up study of patients with benign polyps discovered by procto-sigmoidoscopy. Dis Col Rect 17:322–324
157. Rabinowitz P, Farber M, Friedmann JS (1962) Depletion syndrome in villous adenoma of the rectum. Arch Int Med 109:265–269
158. Raynham WH, Louw JH (1966) Familial polyposis of the colon. South Afr Med J 40:857–865
159. Reddy BS, Wynder EL (1977) Metabolic epidemiology of colon cancer: fecal bile acids and neutral sterpids in colon cancer patients and patients with adenomatous polyps. Cancer 39:2533–2539
160. Reddy BS, Weisburger JH, Martin CW, Hedges A, Wynder EL, Lipkin M (1977) Metabolic epidemiology of colon cancer: fecal bile acids and cholesterol metabolites of patients with colon cancer, adenomatous polyps, familial polyposis or ulcerative colitis. Gastroenterology 72:1117
161. Reed TE, Neel JV (1955) Genetic study of multiple polyposis of colon. Am J Hum Genet 7:236–263
162. Reifferscheid M (1971) Kontinenzerhaltung bei Radikaloperation der diffusen präkanzerösen Kolon- und Rektumpolypose. Dtsch Med Wochenschr 96:1997–2000
162a. Rider JA, Kirsner JB, Moeller HC, Palmer WL (1959) Polyps of the colon and rectum: a four year to nine year follow-up study of five hundred thirty seven patients. J Am Med Assoc 170:633–638
163. Roedl W (1979) Das Gardner Syndrom, drei eigene Beobachtungen mit unterschiedlicher Organmanifestation. Fortschr Geb Röntgenstr Nuklearmed 130: 558–563
164. Rogers BHG, Silvis SE, Neben OT, Sugawa C, Mandelstam P (1975) Complications of flexible fiberoptic colonoscopy and polypectomy. Gastrointest Endos 22:73–77
165. Rösch W (1975) Familiäre Polyposis. Klinikarzt 4:494–498
166. Roy AD, Ellis H (1959) Potassium secreting tumors of large intestine. Lancet 1: 759
167. Sanchez MA (1979) Be aware of Gardner's syndrome. Am J Gastroenterol 71:68
168. Sander R, Pösl H, Weber W, Spuhler A (1979) Koloskopische Polypektomie – ein kalkulierbares Risiko. Leber Magen Darm 9:121–127
169. Sato E (1974) Adenomatous polyps of large intestine in autopsy and surgical material. Gann 65:295–305
170. Schewe S, Feifel G, Heldwein W, Weinzierl H, Wolf W, Bolte HD, Konrad E (1979) Sensitivität des Haemoccult-Tests bei kolorektalen Tumoren. Dtsch Med Wochenschr 104:253–256
171. Schier J (1974) Die familiäre Polypose als obligate Krebsvorstufe. Langenbecks Arch Chir 337:771–775
172. Schrock LG, Polk HCJ (1974) Rectal villous adenoma producing hypokalemia. Ann Surg 40:54–58

173. Schwarzkopf W, Lenner V, Loth R (1977) Klinik und Therapie der familiären Polyposis coli et recti. Leber Magen Darm 7:113–117
174. Schwermann M, Borchard F (1979) Morphometrische Untersuchungen an Adenomen mit verschiedenem Dysplasiegrad sowie an Adenokarzinomen des Dickdarmes. Verh Dtsch Ges Pathol 63:670
175. Shous AR, Estrin J, Najarian JS (1975) Gardner's syndrom and fibromatosis: review of the problem and report of a case. Dis Col Rect 18:128–133
176. Shull LN, Fitts ChT (1974) Lymphoid polyposis associated with familial polyposis and Gardner's syndrome. Ann Surg 180:319–322
177. Simmen HP, Müller G, Roth A, Hasler T (1979) Das Gardner-Syndrom. Dtsch Med Wochenschr 104:799–803
178. Simpson RD, Harrison EG, Mayo ChW (1964) Mesenteric fibromatosis in familial polyposis. Cancer 17:526–534
179. Smith WG (1968) Familial multiple polyposis. Dis Col Rect 11:17–31
180. Smith WG, Kern BB (1973) The nature of the mutation in familial mutliple polyposis. Dis Col Rect 16:264–271
181. Spjut HJ, Estrada RG (1977) The significance of epithelial polyps of the large bowel. Pathol Annu 12:147–170
182. Spratt JS, Ackermann LV (1962) Small premary adenocarcinoma of the colon and rectum. J Am Med Ass 179:337–346
183. Spratt JS, Ackermann LV, Moyer CA (1958) Relationship of polyps of the colon to colonic cancer. Ann Surg 148:682–698
184. Stemmermann GN (1970) Patterns of disease among Japonese living in Hawaii. Arch Environ Health 20:266–273
185. Stevenson GW (1980) Who needs radiology. Gastrointest Endosc 26:119–125
186. Stewart HL (1971) Geographic pathology of cancer of the colon and rectum. Cancer 28:25–28
187. Stroehlein JR, Fairbanks VJ, McGill DB, Go VLW (1976) Hemoccult detection of fecal occult blood quantitated by radioassay. Dig Dis 21:841–852
188. Takolander RJ (1977) Villous papilloma of the colon and rectum. Almquist & Wiksell, Stockholm, pp 1–76
189. Teague RH, Salmon PR, Read AE (1973) Fiberoptic examination of the colon: a review of 255 cases. Gut 14:139–142
190. Tedesco FJ, Wayl JD, Avella JR, Villalobos MM (1980) Diagnostic implications of the spatial distribution of colonic mass lesions (polyps and cancers). Gastrointest Endosc 26:95–98
191. Thomas KE, Watne AL, Johnson JG, Roth E, Zimmermann B (1968) Natural history of Gardner's syndrome. Am J Surg 115:218–226
192. Thomford NR, Greenberger NJ (1968) Lymphoid polyps of the ileum associated with Gardner's syndrome. Arch Surg 96:289–291
193. Thomson JPS (1977) Treatment of sessil villous and tubulo-villous adenomas of the rectum. Dis Col Rect 20:467–472
194. Turcot J, Desprês JP, Pierre FSt (1959) Malignant tumors of the central nervous system associated with familial polyposis of the colon. Dis Col Rect 2:465–468
195. Tytgat GN, Huibregtse K, Muller J, Weinstein W (1977) Combined familial adenomatous polyposis of the colon and of the stomach – a morphological and cell kinetic study. Gastroenterology 72:1143
196. Ulrich B, Moschinski D, Becker HJ, Rumpf P, Jacobs G (1975) Differentialdiagnose und chirurgische Therapie der familiären Polyposis. Langenbecks Arch Chir 340:137–146
197. Ushio K, Sasagawa M, Doi H, Yamoda T, Ichikawa H, Hojo K, Koyama Y, Samo R (1976) Lesions associated with familial polyposis coli. Studies of lesions of the stomach, duodenum, bones and teeth. Gastrointest Radiol 1:67–80
198. Utsunomiya J, Nakamura T (1975) The occult osteomatous changes in the mandible in patients with familial polyposis coli. Br J Surg 62:45–51

199. Utsunomiya J, Maki T, Iwama T, Matsunaga Y, Ichikawa T, Shimomura T, Hamaguchi E, Aoki N (1974) Gastric lesions of familial polyposis coli. Cancer 34:745–754
200. Utsunomiya J, Iwama T, Imajo M, Matsuo S, Sawai S, Yaegashi K, Hirayama R (1980) Total colectomy, mucosal protectomy, and ileoanal anastomosis. Dig Col Rect 23:459–466
201. Vander SA, Mandell GH (1968) Villous adenoma of the appendix. Arch Surg 97: 562–566
202. Veale AMO (1965) Intestinal polyposis. Eugenics laboratory memoirs. Cambridge University Press, Cambridge Melbourne New York
203. Waddell WR (1975) Treatment of intra-abdominal and abdominal wall desmoid tumours with drugs that affect the metabolism of cyclic 3',5'-adenosine monophosphate. Ann Surg 181:299–302
204. Walker ARP, Burkitt DP (1976) Colonic cancer – hypotheses of causation, dietary prophylaxis and future research. Am J Dig Dis 21:910–917
205. Watanabe H, Enjoji M, Yao T, Ohsato K (1978) Gastric lesions in familial adenomatosis coli. Their incidence and histologic analysis. Hum Pathol 9:269–283
206. Weiss O (1973) Polype controversy. Am J Proctol 24:481–485
207. Wennstrom J, Pierce ER, McKusick VA (1974) Hereditary benign and malignant lesions of the large bowel. Cancer 34:850–857
208. Wheat MW, Ackermann LV (1958) Villous adenomas of the large intestine. Ann Surg 147:475–487
209. Wiebecke B, Brandts A, Eder M (1974) Epithelial proliferation and morphogenesis of hyperplastic, adenomatous and villous polyps of the human colon. Virchows Arch (Pathol Anat) 364:35–49
210. Wienbeck M (1979) Neue Gesichtspunkte bei malignen Dickdarmerkrankungen. Med Welt 30:1108–1111
211. Winawar SJ (1976) Fecal occult blood testing. Am J Dig Dis 21:885–888
212. Winawer SJ, Leidner SD, Miller DG, Schottenfeld D, Befler B, Kurtz RC, Sherlock P, Stearns M (1977) Results of a screening program for the detection of early colon cancer and polyps using fecal occult blood testing. Gastroenterology 72: 1150
213. Winawer SJ, Leidner SD, Boyle C, Kurtz RC 91979) Comparison of flexible sigmoidoscopy with other diagnostic techniques in the diagnosis of rectocolon neoplasia. Dig Dis Sci 24:277–281
214. Wolff WI, Shinya H (1974) Earlier diagnosis of cancer of the colon through colonic endoscopy. Cancer 34:912–931
215. Wolff WI, Shinya H (1975) Definitive treatment of "malignant" polyp of the colon. Ann Surg 182:516–525
216. Wynder EL, Kajitani T, Ishikama S, Dodo H, Takano A (1969) Environmental factors of cancer of the colon and rectum. Cancer 23:1210–1220
217. Yaffee HS (1964) Gastric polyposis and soft tissue tumors. A variant of Gardner's syndrome. Arch Dermatol 89:806–808
218. Yonemoto RH, Slayback JE, Byron RL, Rosen RB (1969) Familial polyposis of the entire gastrointestinal tract. Arch Surg 99:427–434
219. Zanca P (1956) Multiple hereditary cartilaginous exostosis with polyposis of colon. US Armed Forces Med J 7:116–120

Endotoxins and the Pathogenesis of Hepatic and Gastrointestinal Diseases

H. LIEHR[1]

1 The Municipal Hospital Saarbrücken, Academic Department of Medicine, Theodor-Heuß-Straße 2, D–6600 Saarbrücken

Keywords: *Endotoxin – Crohn's disease – Liver disease – Pancreatitis – Ulcerative Colitis.*

1 Introduction

In 1893 the Paris correspondent of *The Lancet* referred to a presentation by *M. Pavlow*, as follows: "If (sic), by means of a ligature placed on the portal vein (sic), the blood is compelled to deviate from the liver and pass directly into the general circulation, poisonous symptoms appear, consisting of fever and nephritis, with albuminuria. That this nephritis is not due to hypertension of the blood in the renal vessels is proved by the fact that no such kidney trouble is caused by ligature of the inferior vena cava although this manoeuvre is productive of a greater tension in the renal vessels than the operation in question. A wound artificially produced in an animal whose portal vein has been tied heals very slowly, whereas a similar wound in an animal where the inferior vena cava has been ligatured cicatrises without difficulty. The conclusion is that when the (sic) blood is prevented from passing through the liver toxaemia occurs, which is solely due to the fact that the liver no longer plays a protective role against toxines which are being continually fabricated in the intestinal canal."

Bogendörfer (1928), Würzburg, quoted in his review *Über intestinale Autintoxikation Magnus-Alsleben,* who in his *Handbuch der normalen und pathologischen Physiologie* documented the finding that intestinal mix administered to rabbits in the ear vein is followed by death of the animal. The same amount injected into the portal vein is, however, well tolerated by the animal. *Rutenberg* et al. (1967) injected bacterial endotoxin (1 mg/kg) into the ear vein of rabbits. The mortality rate was 89%. The same amount of endotoxin administered to rabbits via the portal vein resulted in a survival rate of 85%. *Bogendörfer* (1928) made a clear distinction between exo- and the endotoxins of intestinal bacteria. He stated that the toxic effect of bacteria is not connected with the intact and viable bacteria but solely with their detritus. From *Fischler's* investigations (1925) into the detoxification function of the liver in the setting of a portacaval anastomosis (*Eck-Fistel*), *Bogendörfer* was able to state that the liver has a barrier function against intestinal toxins.

In 1975 *Nolan* published a scheme that was thought to summarize the most recent knowledge of the role of endotoxin in liver disease (Fig. 1). It did not differ widely from *Bogendörfer's* observation except the toxin was said to be endotoxin of gram-negative bacteria and the antitoxic function of the liver was determined as the phagocytic function of the liver reticuloendothelial system. Both of these views from a base from which still unanswered questions about the physiopathology of liver diseases may be explained. Further aspects are suggested by the fact that the initial event seems to be the entrance of endotoxins from the gut into the *milieu interieur* of the organism.

The gut is generally accepted to be a large reservoir of endotoxin-producing, gram-negative bacteria and the organism protects itself by the barrier function of the gut mucosa. In cases of intestinal diseases this barrier may be impaired and consequently the organism is additionally involved in the detoxification of endotoxins. Therefore, gastro-

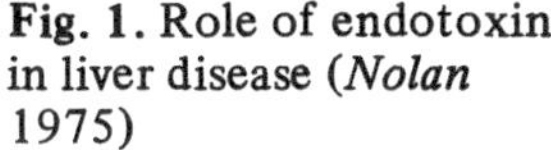

Fig. 1. Role of endotoxin in liver disease (*Nolan* 1975)

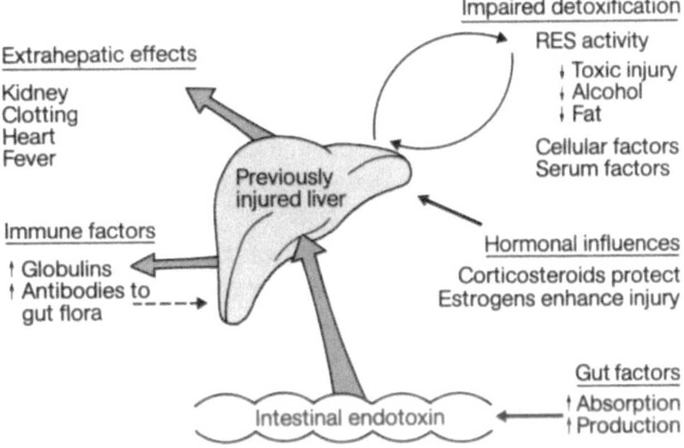

intestinal diseases are candidates for disorders in which endotoxins may play a role in the pathogenesis.

It is also well established that in circulatory disorders the mucosa becomes altered similar to states of circulatory shock (review *Flenker* and *Liehr* 1978). Based on this fact, Fine's Principle (*Fine* 1958, 1965; *Palmerio* and *Fine* 1969) which states that gut-derived endotoxemia triggers the irreversibility of shock of varying origin. Within the physiopathology of such a mechanism the important role of the liver was stressed (*Fine* 1958), because of the ability of Kupffer's cells to handle endotoxins.

In the past numerous efforts were made to obtain results whose implications could be extrapolated in man (for review *Urbaschek* et al. 1975). A more rapid advancement of knowledge concerning the role of endotoxins in human pathology was provided by *Limulus polyphemus* (Fig. 2), an animal largely unchanged since prehistoric

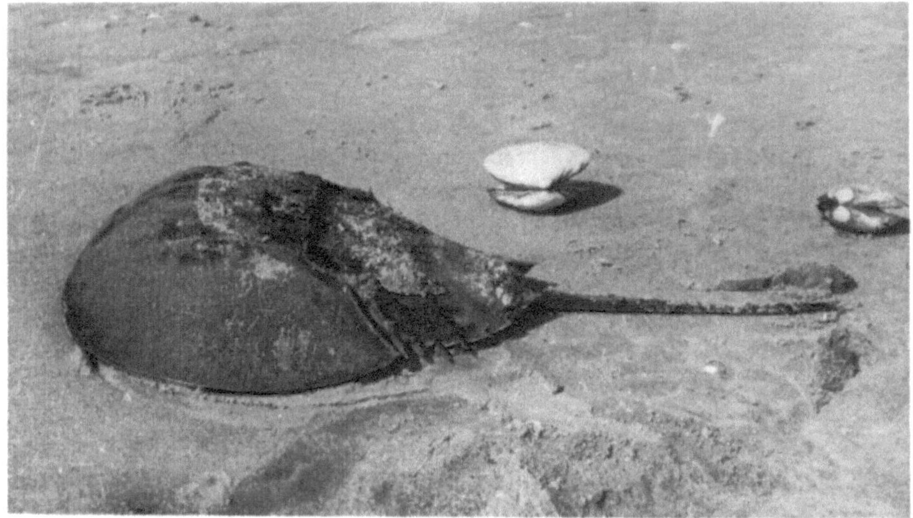

Fig. 2. Dead *Limulus polyphemus* on the seashore near Atlantic City, United States. (Courtesy of Prof. H. Wernze)

times which often dies while in shallow waters for reproduction (*Ankel* 1958). The explanation for this phenomenon was given by both the bacteriologist *F.B. Bang* and the hematologist *J. Levin. Bang* discovered that gram-negative sepsis had occurred in these animals, but he wondered why intravascular clotting was also present. *Levin,* who was familiar with blood coagulation phenomena, interpreted this latter fact as result of endotoxin-induced, disseminated intravascular coagulation (*Bang* 1956; *Levin* and *Bang* 1964).

The result of their cooperation was the establishment of a test using the clottable protein of blood amebocytes from *Limulus polyphemus* (*Levin* and *Bang* 1968; *Levin* 1979a,b).

The test was first applied in clinical work by *Levin* and *Bang* (*Levin* et al. 1972) in patients with gram-negative sepsis. In 14% of 281 patients endotoxemia was detected, and hypotension and death occurred twice as frequently in these patients. Almost all of the patients had elevated levels of fibrinogen degradation products in their serum. It was concluded that the test can be used prognostically. In a more general way *Caridis* et al. (1972) gave further evidence for endotoxemia in man and they were able to identify endotoxemia in patients with nonseptic or septic disorders. If the endotoxemia was derived from a septic focus that was eliminated, the endotoxemia promptly disappeared. In the absence of any septic focus the endotoxemia was usually accompanied by hepatic injury, bleeding from the gastrointestinal tract, hemorrhagic or septic pneumonitis (*shock lung*), a failing peripheral circulation, and a high mortality. In these latter patients the gut lumen was implicated as the source of the endotoxin.

The biomedical and clinical research performed in this field up to now justifies discussion of certain aspects felt to be significant in the physiopathology and the pathogenesis of human diseases, especially those of the gastrointestinal tract including the liver.

2 Chemical Characteristics of Endotoxins

Endotoxins are constituents of the cell wall of gram-negative bacteria and consist of three major parts, a basal core, an O-specific chain, and lipid A. The O-specific chain determines the immunologic specificity, whereas lipid A is responsible for other biologic effects which make up the toxicity of the substance. Structural analysis evidenced that endotoxins are lipopolysaccharides having a molecular weight of anywhere from 1 to 20×10^6 daltons. Further detailed information is given in the following reviews: *Lüderitz* et al. (1971), *Nowotny* (1966), *Berry* (1977), *Galanos* (1975), *Galanos* et al. (1979).

Physically, the molecule is extremely stable. *Tsuji* and *Harrison* (1979) investigated endotoxin resistance to dry heat. They demonstrated more than 99% destruction when endotoxins were exposed for 15 min to 250°C, whereas with a temperature of 190°C it took more than 135 min were to achieve the same results. ^{60}Co irradiation of 4.5 Mrad is necessary to destroy 88% of the tested endotoxin. These properties may explain the found endotoxin contamination of commercial therapeutic preparations so frequently (*Fumarola* and *Jirillo* 1979).

3 Biologic Effects of Endotoxins

Present knowledge on the variety of the biologic effects of single dose endotoxin administration to a nontolerant organism emerges from experimental work performed either in models of exogenous endotoxemia or in in vitro studies after the addition of endotoxin to defined test systems. In 1965 *Zweifach* and *Janoff* critically reviewed more recent aspects of the problem of endotoxemia.

At least four publications in the past decade (*Kadis* et al. 1971; *Urbaschek* et al. 1975; *Berry* 1977; *Cohen* 1979) have comprehensively reviewed current knowledge on the broad spectrum of different biologic events caused by endotoxins. Virtually no organ or regulation system is unaffected. This is due partially to the mutual interference of various biologic regulations. If one tries to summarize the chain of events taking place, it would be best described as a state of gram-negative sepsis or septic shock. Since this article is designed primarily to discuss the significance of endotoxins in gastrointestinal diseases, including pathologic states of the liver, a selection of associated endotoxin-induced changes will be included.

3.1 Pyrogen Reaction

It is commonly known that a pyrogen reaction occurs after endotoxin administration, and this forms the basis for the well-known in vivo test for the detection of pyrogens in rabbits as test animals (DAB 8; USP 1975; *Tomasola* 1979). The fever reaction, as measured by an increase in the basal body temperature, is dose-dependent. Human beings react more strongly than rabbits and there are differences in the response to the endotoxins of various bacteria (*Greisman* and *Hornick* 1969). The mechanisms that lead ultimately to a fever reaction are thought to be due to release of an endogenous pyrogen (EP) from a variety of cells such as granulocytes and monocytes. *Kampschmidt* and *Upchurch* (1970) isolated EP from rabbit granulocytes by means of Sephadex G-200 columns. Prostaglandins of the E group are probably involved in the chain of events, and also cyclic adenosine monophosphate (*Siegert* et al. 1976). The fever reaction is principally an endotoxin-mediated effect (*Atkins* 1960; *Atkins* and *Bodel* 1972; *Berry* 1977; *Westphal* and *Sommer* 1977).

3.2 Attachment to Cell Membranes

Evidence has been provided by several authors that endotoxins interact with the surface of various cell types, and this interaction is thought to determine the mitogenic effect on B-lymphocytes by insertion of the lipid A component into the lipid bilayer of the cell membrane (*Andersson* et al. 1973; *Dumont* 1975). *Springer* et al. (1970, 1974) detected an endotoxin receptor on the surface of red blood cells and *Springer* and *Adye* (1975) on isolated human platelets, granulocytes, and leukocytes; these findings have been comprehensively reviewed by *Berry* (1977). *Ramadori* and *Hopf* (1979) demonstrated that endotoxins may also become attached to hepatocytes.

3.3 Complement Activation

In 1955 *Pillemer* et al. observed a loss of complement hemolytic activity when endotoxin was added to guinea-pig serum in vitro. *Gilbert* and *Braude* (1962) observed decreases in complement in rabbits predominantly after administration of endotoxin doses above LD_{50}, and suggested that complement might be involved in the mechanism responsible for the lethal action of endotoxin.

The complement system becomes activated by endotoxin via each the classical and the alternative pathway (*Morrison* and *Ulevitch* 1978). The C_3-bypath activation (*Götze* and *Müller-Eberhard* 1970, 1971) predominantly happens by the polysaccharide component of endotoxin whereas the lipid A portion of the molecule activates complement via the classical pathway (for details see *Morrison* and *Ulevitch* 1978). This is important inasmuch as activation of the complement cascade results finally in the occurrence of enzymatically triggered, cytolytic activity. This terminal reaction is assumed to be due to the insertion of nascent C5b, 6,7 into the phospholipid bilayer of the cell membrane and subsequent reaction with C8 and C9. This forms the suggested mechanism of transmembrane channel formation by insertion of terminal components of the complement system (*Mayer* 1976; *Müller-Eberhard* 1980).

The anticomplementary activity of endotoxin requires a high molecular weight as apparently present in case of endotoxin aggregation (*Galanos* and *Lüderitz* 1976). In endotoxin shock in rats complement activation happens biphasically. A very early activation occures within minutes after endotoxin administration and is followed by a late one developing gradually within hours. The first phase of activation seems to be due to the direct anticomplementary effect of endotoxin, whereas the second one is caused indirectly through mechanisms determining endotoxicity (*Freudenberg* and *Galanos* 1978). This latter explanation was also given when the biphasic behaviour of complement activation in galactosamine hepatitis in rats was discussed (*Liehr* et al. 1978b). Interestingly, in experimental pancreatitis in rats induced by Na-taurocholate, inulin and copra venum factor (*Seelig* and *Seelig* 1975), a comparable biphasic activation of complement was observed (*Seelig* and *Seelig*, personal communication). This also was the fact in clinical states of acute pancreatitis (*Liehr* et al. 1979a).

3.4 Activation of the Coagulation System

Intravascular coagulation after an intravenously administered single dose of endotoxin was first observed by *Apitz* (1934). Numerous investigations were carried out during subsequent decades to study this effect (see review by *Müller-Berghaus* and *Lasch* 1975). A generalized Shwartzman reaction can be produced by a second, spaced injection of endotoxin (*Thomas* and *Good* 1952), and is characterized by disseminated microthrombosis in the vascular periphery, e.g., in lungs, kidneys and adrenal cortex (details are given by *Hjort* and *Rapaport* 1965 and by *Müller-Berghaus* and *Lasch* 1975).

The event that first activates the coagulation cascade is still a matter of debate (*Lüscher* 1975). The central role of Hageman factor activation (*Rodriguez-Erdmann*

1964a–d; *Müller-Berghaus* 1969) was questioned by renewed investigation of the problem by *Müller-Berghaus* and *Schneberger* (1971), since inhibition of Hageman factor actigation by lysozyme did not inhibit the Shwartzman reaction. Mechanisms other than the intrinsic pathway were thought to be responsible: for instance, tissue thromboplastin or vasculokinase initiated clotting by the extrinsic pathway (*Müller-Berghaus* and *Lasch* 1963).

As was recently discussed by *Lüscher* (1975) and by *Heene* and *Lasch* (1977), the problem is rendered more complex by the fact that in cases of endothelial lesions at least three other enzymatic systems will interfere with each other: (1) activation of the plasma-prekallikrein factor with the subsequent release of kinins; (2) activation of the plasminogen-plasmin system, which acts on (3) the complement system.

Taking into account that the complement system per se becomes activated by endotoxins (*Götze* and *Müller-Eberhard* 1971), *Lüscher* (1975) proposed a representation (Fig. 3) to represent the multiple reactions involved. Not included was the action of the reticuloenthelial (RE) system, whose central role in the clearance of activated coagulation factors and platelets was reviewed recently by *Heene* and *Lasch* (1977) and *Kaplan* (1980).

3.5 Endotoxins and the Vascular Endothelium

The investigations of *Bonameaux* (1961), *French* et al. (1964), and *Zucker* and *Borelli* (1962) indicate that vascular endothelium becomes damaged during endotoxin shock, with consequentthrombus formation. *McGrath* and *Stewart* (1969) systematically in-

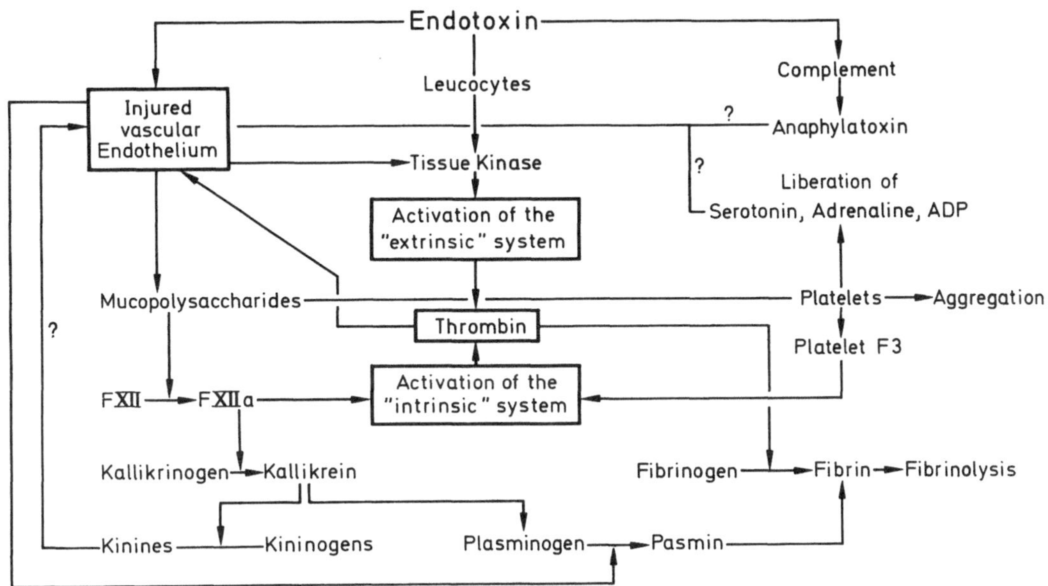

Fig. 3. Activation of the coagulation system by endotoxin and mutual interference with other biologic systems, not regarded by the author (*Lüscher* 1975)

vestigated the extent of damage to endothelial cells and the formation of blood cell aggregates on the vascular surface caused by endotoxin. They reported that essentially every cell of the endothelial sheets appeared to be severely damaged within 1 h of endotoxin treatment and the damage was still present at 24 h. Platelets, plaques, and red blood cells were found associated with such lesions. This was supported by the results of *Gaynor* et al. (1970) and further evidence for the action of endotoxin on the vessel wall was provided by *McKay* (1973).

In a vital microscopy study, *Urbaschek* (1971) and *Urbaschek* and *Urbaschek* (1975) observed not only similar changes in vivo but also degranulation of perivascular mast cells. Histaminemia is the result of this which itself leads to swelling and contraction of endothelial cells (*Majino* et al. 1969). Since endotoxins potentiate the effect of histamine by up to 900% (*Urbaschek* and *Versteyl* 1965; *Urbaschek* et al. 1966) a vicious circle may be formed. This mechanism is also involved in endotoxin release from the intestine by vasoactive substances (*Cuevas* and *Fine* 1973).

3.6 Metabolic and Hormonal Changes Induced by Endotoxin

Disorders in fat metabolism were observed by *Huth* et al. (1970, 1975), who reported an increase in the free fatty acid and free glycerol concentrations with subsequent increases in the levels of serum triglycerides and cholesterol. The levels of α-lipoproteins were decreased, whereas those of β-lipoproteins were found to be enhanced. This pattern was similar to the changes seen in liver disease and activation of the sympathicoadrenal system by endotoxins and the release of histamine were considered responsible.

Another metabolic perturbation is the endotoxin-induced impairment of gluconeogenesis (*Filkins* and *Cornell* 1974; *Berry* 1977). In a recent summary *Berry* et al. (1980) gave evidence that the cortisol-mediated induction of enzymes of the metabolic glucose pathways such as tryptophan oxygenase, phosphoenolpyruvate carboxykinase (PEPCK), glycogen synthase, glucose-6-phosphatase and fructose, 1-6 diphosphatase is inhibited by a glucocorticoid-antagonizing factor (GAF). This factor has hormonal properties and is released from macrophages when the latter are exposed to endotoxin (*Wahl* et al. 1975). *Moore* et al. (1977) disclosed that T-cell activity is needed for the release of GAF, since an injection of endotoxin in nu/nu mice failed to block the glucocorticoid induction of tryptophan oxygenase and PEPCK. Other studies (*Moore* and *Berry* 1976) implied that GAF and interferon are identical.

Endotoxisocis is also associated with functional hyperinsulinism and intensified insulin response to glucose stimulation (*Buchanan* and *Filkins* 1976; *Spitzer* et al. 1976). Since states of functional depression of the RE system (RES) sensitize rats to insulin-induced death by seizure and endotoxin-induced hypoglycemia, the hypothesis was put forward that the RES modulates the metabolic action of endotoxin (*Filkins* 1977; *Hadbaveny* et al. 1978). More insight into the mechanisms involved was provided by the studies of *Filkins* and *Yelich* (1980). The authors measured separately hepatic insulin extraction, gluconeogenesis, pancreatic insulin secretion, and plasma insulin concentrations in rats either after RES blockade or endotoxin injection. They found no evidence that the hepatic RES played a role in insulin removal. A dramatic increase in pancreatic insulin secretion was observed, however, in isolated, perfused pancreata from endotoxic, carbon-blockaded donor rats. These findings suggested a positive modulator mechanism of β-cell insulin release by the RES or a decreased removal of a potent endogenous insulinotropic agent by the altered RES in the liver. Thus one of the first metabolic effects of endotoxin reported in the literature i.e., the depletion of liver glycogen reserves (*Zeckwer* and *Goodell* 1925), is explained although the original explanation was stimulation of the sympathetic nervous system.

Endotoxin administration affects the renin–angiotensin system (RAS), whereby an early increase in plasma-renin activity was observed 12–20 min after injection to dogs (*White* et al. 1966). An immediate fall in systemic arterial blood pressure follows because of splanchnic blood pooling of up to about 70 ml/kg within the first 20 min (*Rutherford* et al. 1961). Thus changes in RAS after endotoxin injection may well be a response to the hypotensive state. Cats, however, in which such a splanchnic pooling effect is much less pronounced (*Rutherford* et al. 1961) but which also responds to endotoxin challenge with early systemic hypotension, an increase in blood angiotensin concentration was also observed (*Hall* and *Hodge* 1971). *Erdös* et al. (1974) suggested that the RAS has a significant role in controlling the maintenance of blood pressure in endotoxemia. *Wernze* and *Weiß* (1979) were interested in knowing the effect of exogenous endotoxemia on RAS over a 2-day period following the administration of a nonlethal dose of endotoxin to rats. Plasma renin concentrations were found to be decreased at 6 h and 9 h after the challenge, but were increased at 48 h. The plasma renin substrate concentration was found to be increased to 3-fold over baseline values during the first 24 h, but had normalized at 48 h. A stimulation of hepatic synthetic rates of the hormone resulting from corticosterone excess was observed during the period under discussion and was thought responsible for the changes, rather than an increased consumption of renin substrate. The angiotensin II plasma levels were found unaltered during the early phases of endotoxemia, but increased from 24 h. *Wernze* and *Weiß* (1979) concluded, therefore, that the RAS only participates in biologic regulation during the late stages of endotoxemia.

The corticosteroid excess in endotoxemia reported by *Wernze* and *Weiß* (1979) is in accordance with earlier observations of *McDonald* et al. (1956) and *Melby* et al. (1960), who observed increased release of blood corticosteroids by the adrenal cortex after the administration of endotoxin to man. Hypophysectomy, however, abolishes such changes (*Melby* et al. 1960; *Wexler* et al. 1957). The endotoxin, therefore, appears not to act directly on the adrenal cortex. *Moberg* (1971) reinvestigated the mode of action of endotoxin on the hypothalamic-pituitary-adrenal axis in rats to which either typhoid-paratyphoid vaccine or pseudomonas polysaccharide was administered intraperitoneally. The study showed that endotoxin acts via the neural control of ACTH and not directly upon the pituitary to release ACTH, but the nature of endotoxin action on the nervous system was undetermined.

No evidence is yet available of the presence of similar changes in patients with gastrointestinal or hepatic diseases and also under endotoxin stress. If such disorders need an explanation in those patients, however, endotoxemia has to be taken into account as a possible causative event.

3.7 Effects on the Central Nervous System

Agarwal (1975) and *Schmahl* (1975) did not find sound evidence to implicate the CNS as a target for primary endotoxin damage. *Schmahl* (1975) interpreted the observed alterations in energy metabolism as secondary to concomitant circulatory failure. If endotoxin was injected into the cerebrospinal fluid, however, noxious effects on the cerebral cortex were observed (*Schmahl* et al. 1976). It appears, therefore, that an intact blood–brain barrier protects the brain against endotoxin. On the other hand, *Arieff* et al. (1974) found that electrolyte disorders of the blood-brain barrier occur in hyperinsulinism resulting in an increase of sodium influx into the brain even before the blood glucose concentration decreases. Since hyperinsulinism is part of the picture of endotoxicosis (see above), endotoxin-mediated alterations of the CNS may occure via disorders in insulin homeostasis.

3.8 Effects on the Liver

From a hepatologic point of view it is difficult to distinguish the direct action of endotoxins on liver parenchyma from secondary effects since beside lung and kidney the liver also serves as a shock organ (review *Flenker* and *Liehr* 1978). *Boler* and *Bibighaus* (1967), prompted by the need for "a more thorough, sequential study of morphologic and histochemical changes in animals given endotoxin alone (Oklahoma Shock Tour Symposium, 1966)," investigated the ultrastructural alterations of dog liver during endotoxin shock. The earliest alterations observed were loss of glycogen from hepatocytes, desquamation of sinusoidal endothelium, and vacuolization of hepatocytes. Numerous alterations in granular endoplasmatic reticulum, mitochondria, and cell membranes and the formation of myelin figures were observed and considered to be results of the nearly necrotic state of the hepatocytes.

One must take into account that the endotoxin doses used led to profound states of shock in the dogs wider investigation. This also holds true for the investigations of *Sleeman* et al. (1967), who measured elevated transaminase activity in experimental endotoxemia in dogs. Increases of SGOT and SGPT were recorded from 2.5 h during a state of hypotension where arterial pressures around 50 mmHg had developed within 5 min of endotoxin administration. It is difficult, therefore, to decide whether liver cell alterations are direct consequences of endotoxin action on hepatocytes or whether the latter become damaged because of circulatory disorders induced by endotoxins.

Levy et al. (1968) investigated the same problem in mice as an in vivo model. The animals were subjected to a nonlethal dose of endotoxin. The essence of their findings was the observation of vacuolization of hepatocytes, dilated endoplasmatic reticulum, and mitochondrial swelling. Beside swelling of Kupffer's cells, Disse's space was found to be widened. The bile duct canaliculi appeared to be dilated, and the number of canalicular microvilli was found to be decreased. These findings are reminiscent of those recorded in recent investigations by *Utili* et al. (1976) on endotoxin-induced cholestasis.

Liehr et al. (1975b) studied the effect of a nonlethal dose of *Escherichia coli* endotoxin on transaminase activity in rats. An increase of both SGOT and SGPT was observed, peaking during a state of a hyperdynamic circulation at 1 h after endotoxin injection. Under light microscopy this observation was collateral with the detection of single cell necroses of the liver parenchyma. In this study a model for impaired clearance of endotoxins i.e., a portacaval collateral circulation, was also investigated along with the question whether such induced impairment of endotoxin clearance enhances endotoxin toxicity on the liver. The results indicated overt hepatic necrosis and led to the conclusion that a portacaval collateral circulation finally enhances endotoxin toxicity to the liver.

The investigations of *Schumer* et al. (1970) into the effect of endotoxemia on liver cell mitochondria in man are of clinical relevance. Liver biopsy specimens were obtained from patients operated on for gallbladder disease or for a duodenal ulcer and mitochondria isolated from this material were challenged with *E. coli* endotoxin. Inhibition of succinate-stimulated respiration of isolated mitochondria was found, and also a slow respiration rate after the addition of adenosine diphosphate.

Mela et al. (1971) and *Mela* (1975) thought that the alterations in mitochondrial energy-linked functions observed after endotoxin administration to rats were connected with disturbance in the integrity of the mitochondrial membrane.

Such changes in the hepatic ultrastructure are likely to be responsible for decreased hepatic microsomal drug metabolism in endotoxemia. *Gorodischer* et al. (1976) demonstrated that sublethal endotoxin administration to rats resulted in a decrease in activities of bilirubin UDPGA transferase, aniline hydroxylase, and benzpyrene hydroxylase, and in cytochrome P-450 content. Since no correlation was found between the extent of hepatocyte damage and degree of alteration in enzyme activities, a direct effect of endotoxin on hepatocyte function was proposed.

Impairment of liver function, as measured by sulfabromophthalein (BSP) kinetics after endotoxin injection, has been demonstrated by other authors (*Bradely* and *Conan* 1947; *Hicks* et al. 1948; *Lovejoy* et al. 1965). *Blaschke* et al. (1973) investigated the problem again with healthy volunteers to whom endotoxin from *S. abortus equi* was administered. Significant changes in values for the compartmental parameters of BSP were found. The greatest changes were in the values for BSP reflux from liver to plasma, which increased, and for relative hepatic storage capacity, which decreased. The findings were in line with previous investigations. Similar changes were observed when etiocholanolone was used as the pyrogen. The authors suggested, therefore, that fever itself, rather than the endotoxin, acts directly on the hepatocyte to produce the abnormalities.

In conclusion, all these observations provide evidence that the liver is susceptible to endotoxin action and responds, whatever mechanism is acting, with altered hepatocyte function, liver parenchymal cell death, and changes in the biliary excretory apparatus of the liver.

Utili et al. (1976) used isolated perfused liver as a model to study endotoxin toxicity on the liver and found no leakage of enzymes from hepatocytes, which would indicate direct induction of hepatocytolysis by endotoxin. There seems to be a mechanism, therefore, which acts in vivo as a mediator and triggers liver cell death. Endotoxin-induced activation of the complement system may be responsible. This suggestion is based on the following facts: (1) In the study of *Utili* et al. (1976) a complement-free perfusate was used, to which endotoxin was added. (2) If an in vivo situation were used as model, and if the complement system were activated via the C_3-bypass by inulin administered into the portal vein, focal liver cell necroses develop (*Seelig* et al. 1977). (3) Endotoxemia develops in experimental hepatitis induced by D-galactosamine and the grade of hepatic necrosis correlates closely with the amount of circulating endotoxins (*Grün* et al. 1977). When galactosamine was administered to complement-deficient mice virtually no hepatic necrosis was observed, although both endotoxemia and the galactosamine-induced biochemical alterations of hepatocytes were present (*Liehr* et al. 1978b). It was suggested, therefore, that endotoxemia may be the key, but the complement system is the lock for endotoxin-induced hepatocyte necrosis. The presence of a membrane defect was considered a precondition for such a mechanism. Support to this proposal was given by an experiment in which D-galactosamine and endotoxins were administered simultaneously. The dose of galactosamine chosen (200 mg/kg body wt.) is known to induce alterations of the cell membrane exclusively without liver cell necroses (*El Mofty* et al. 1975; *Farber* and *El Mofty* 1975). The dose of endotoxin (1.5 mg/kg body wt.) was known to be sublethal, and only leads to focal liver cell necrosis without clinical significance (*Liehr* et al. 1975b). The combination, however, resulted in fulminant liver necrosis with death of the animals within 24 h. Complement fixation on hepatocyte membranes was observed by immunohistology (*Liehr* et al. 1978a). Recent investigations of *Rasenack* et al. (1980) resulted in controversial findings. The authors observed in the isolated perfused rat liver the occurance of liver cell necrosis after the addition of D-galactosamine to the perfusate. *E. coli* endotoxin was not effective in enhancing these alterations. Unfortunately, no proof was provided that the perfusate medium was free of both endotoxin and complement factors.

In conclusion, endotoxin initiates a complement-mediated hepatocytolysis, which is potentiated in the presence of otherwise caused liver cell membrane defect if attachment of endotoxins to the liver cell surface (*Ramadori* and *Hopf* 1979) also costitutes such a condition. Further evidence that endotoxin is hepatotoxic in nature was provided by *Yoshino* (1980). The author observed a significant increase of blood ammonia levels in endotoxin-poisoned rabbits. Derangement of energy metabolism with effect in ureagenesis was found to be the contributing factor. Thus, reduced ammonia clearance by the liver was the cause of the observed hyperammonemia. Structural changes of hepatocytes also were observed in the endotoxin-poisoned animals. These changes consisted in swelling of hepatocyte mitochondria deposition of fine fat droplets in the cytoplasm of hepatocytes and membrane alterations.

The investigations of *Utili* et al. (1976, 1977) cited earlier, which provoked a discussion of the mechanism of endotoxin-induced liver cell necrosis, were originally designed to demonstrate that endotoxins have a cholestatic effect. In the model of isolated, perfused rat liver the authors demonstrated that endotoxin leads to a dose-dependent impairment of bile flow and sulfabromophthalein (BSP) excretion. The authors also demonstrated that indocyanine green excretion decreases. Kinetic analysis revealed an endotoxic effect on the secretory mechanisms of the hepatocytes. The clinical implication of these findings was the development of intrahepatic cholestasis in gram-negative sepsis. Support was given by *Nikolow* et al. (1979), who studied the influence of endotoxin on biliary secretion in otherwise healthy rats. After the administration of 2.0 mg/kg endotoxin, which is slightly above a normally nonlethal dose (*Liehr* et al. 1975b), bile flow decreased to about 50% of normal, and the cholic acid concentration of the bile fell to about 70% of normal. An inhibitory effect of endotoxin on bile secretion was, therefore, proposed. The endotoxin-induced cholestasis may be an explanation for increased values of alkaline phosphatase during extrahepatic infections in man (*Neale* et al. 1966) and exogenous endotoxemia in experimental animals, although in the latter situation degranulated leukocytes attached to the sinusoidal vasculature were deemed responsible for this alteration (*Urbaschek* 1975). Probably both explanations are correct and synergistically account for the increase in alkaline phosphatase activity after endotoxin administration.

Endotoxins may also alter liver hemodynamics. *Nolan* and *O'Connell* (1965) investigated portal hepatic blood flow in the isolated, perfused rat liver after portal administration of endotoxin doses that are rendered sublethal by an intact animal. An immediate dose-dependent slowing of the hepatic blood flow was observed.

Liehr et al. (1975b) investigated liver blood flow by a flow fraction method in the intact rat after the administration of a sublethal dose of endotoxin. Within 1 h of endotoxin injection, the total hepatic blood flow was found to be increased as result of increased cardiac output. The arterial hepatic blood supply was unaltered. In later stages, however, increased liver blood flow was also due to an increased arterial hepatic blood supply, indicating vasodilation of the hepatic artery. This is consistent with the observations of *Rutherford* et al. (1976) in mild, severe, and late refractory endotoxin shock in monkeys. The hepatic arterial flow fraction of cardiac output was increased to about 100% in all settings, while total hepatic distribution of cardiac output was increased to about only 50%. The changes probably result in increased vascular resistance of the liver and influence the portal pressure, which might explain increases in portal vein pressure in monkeys shortly after endotoxin injection (*Kuida* et al. 1961). We do not yet know the clinical significance of these changes, especially their role within the still unknown mechanism leading to rupture of esophageal varices.

In conclusion, the action of endotoxins on the liver comprises (1) action on hepatocytes with subsequent functional disorders or with necrosis which supposedly is complement-dependent and is intensified when a membrane defect of hepatocytes is present; (2) direct action on the biliary secretory function leading to intrahepatic cholestasis; and (3) hemodynamic alterations with supposedly increased vascular resistance of the liver.

3.9 Effects on the Kidney

Pathomorphological lesions of the kidney form the picture of the Shwartzman–Sanarelli reaction (*Bohle* et al. 1958; *Müller-Berghaus* and *Lasch* 1963, 1975; *Rodriguez-Erdmann* 1973). It is thought that endotoxin-induced disorders within the microcirculation with subsequent formation of fibrin-rich thrombi are the physiopathologic basis. *Müller-Berghaus* and *Lasch* (1975) stress, that after an only preparative endotoxin injection, microclots were never found. Thus, a fundamental difference exists between these two experimental conditions.

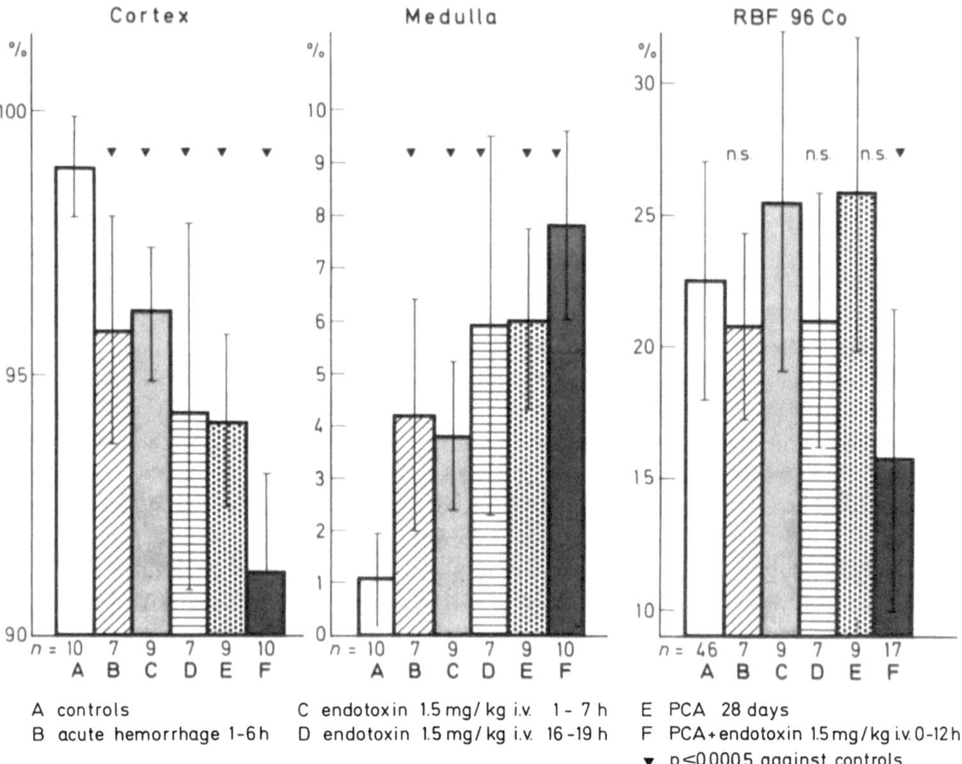

Fig. 4. Influence of endogenous and exogenous endotoxemia in rats on total renal blood flow (RBF) as percentage of cardiac output (CO) and on the intrarenal blood flow distribution as percentage of RBF. *A*, untreated control animals; *B*, hemorrhage (30% of total blood volume); *C*, 1–7 h after IV sublethal dose of endotoxin (1.5 mg/kg); *D*, 16–19 h after exogenous endotoxemia (1.5 mg/kg). An effect of endogenous endotoxemia subsequent to the previous induced exogenous one may be a contributing factor; *E*, renal hemodynamics 28 days after a total protacaval shunt was constructed. The frequency of endotoxemia in such a situation is near 90% (see Table 3); *F*, same situation as in *E*, but 0–12 h later supposing a sublethal dose of endotoxin (1.5 mg/kg) on the already present endogenous endotoxemia. Endotoxin dose dependently alters the intrarenal hemodynamics predominantly, while total RBF is altered except in *F*, where profound endotoxemia is present. (*Grün* et al. 1976)

Beside the phenomenon of intravascular coagulation, renal circulatory disorders are present as well. These consist predominantly of vasoconstriction and subsequent decrease of renal function (*Gillenwater* et al. 1963; *Cavanagh* et al. 1970). *Wolter* et al. (1977) investigated this phenomenon in minipigs by angiography: In healthy animals an intra-aortically administered sublethal dose of endotoxin led to bilateral vasoconstriction of the juxtaglomerular arteries of the kidney. If endotoxin was injected selectively into one renal artery, such vascular disorders were absent in the opposite organ. Thus, an intrarenal mechanism seems to act. Similar impairments of vascular regulation were observed in minipigs after a portacaval anastomosis was constructed. It was

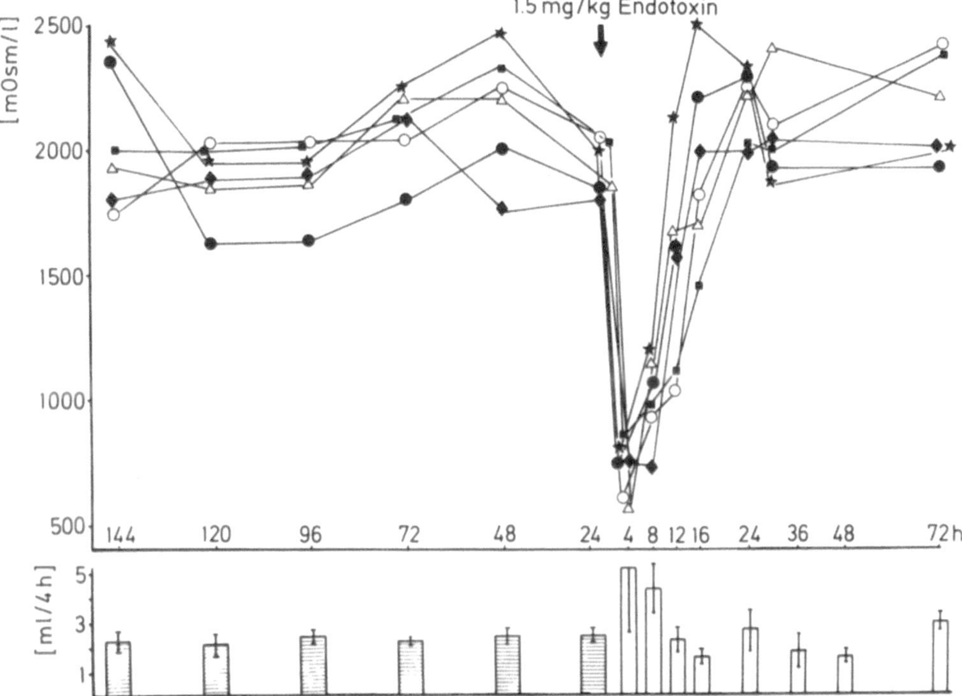

Fig. 5. Effect of a sublethal dose of endotoxin on urine osmolality and urinary secretion in rats. (*Grün* et al. 1976)

concluded that the developing endogenous endotoxemia detected by the Limulus assay was causative.

These investigations supported the results of flow fraction measurements of the renal and intrarenal hemodynamics in rats subjected to different experimental conditions (*Grün* et al. 1976) (Fig. 4). Shortly after endotoxin was administered intravenously, cortical perfusion decreased in favor of an 4- to 5-fold increase in the medullary blood flow. The changes tended to normalize 3 h after endotoxin injection. The total renal blood flow was unaltered in this study, but was found to be increased in mild stages of endotoxin shock in monkeys by *Rutherford* et al. (1976). In early and late refractory endotoxin shock, however, total renal blood flow decreases.

Studies on renal function during the period of intrarenal redistribution of blood flow from the cortex revealed a decrease in urine osmolality to 25% of normal, even in low-dose, exogenous endotoxemia. Profound dose-dependent alterations of the urinary sodium excretion were observed, which outlasted the hemodynamic changes (Figs. 5 and 6) (*Liehr* and *Grün* 1978a).

This latter finding may be due to some further effects of endotoxin on the kidney. *Fritz* (1973) observed a cytotoxic effect of endotoxin on kidney cells in monkeys. Inhibition of energy production and utilization by kidney cell mitochondria were found by *Mela* (1975). Thus, beside intrarenal hemodynamic disorders cellular derangements also account for renal impairment through endotoxin action.

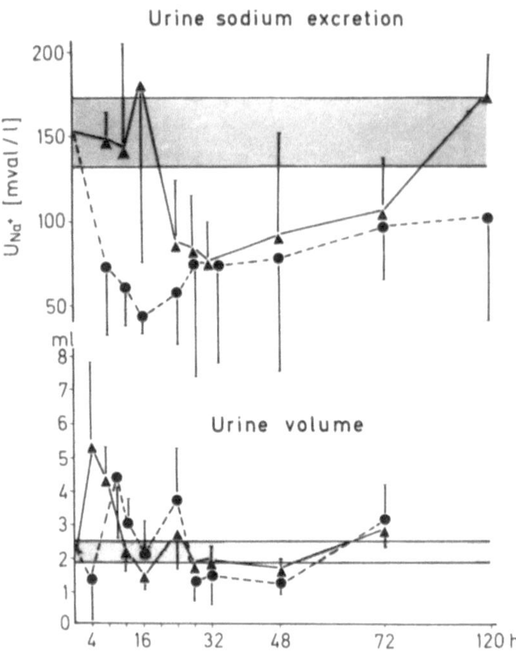

Fig. 6. Dose-dependent alterations of renal function after a sublethal dose (1.5 mg/kg) (▲—▲) and a LD_{30} (●—●) of endotoxin in rats. The shaded area represents baseline values. (*Grün* et al. 1976)

The data evaluated in experimental animals are supported by a study of exogenous endotoxemia in man. *Lathem* (1956) investigated clearances of inulin and PAH, and sodium and potassium concentration before and after administration of lymphoid-paralymphoid vaccine. A reduction in urine volume occurred during the vasoconstrictive phase in association with a decrement in glomerular filtration rates. This was present from 2 h after the challenge. An analysis of the data given on urine sodium excretion revealed a more concentrated urine, if calculated on the basis of urine volume, but sodium excretion calculated as mEq/min was significantly low, predominantly 150–160 min after vaccine administration.

The action of endotoxins on the kidney can be summarized as follows: (1) In low-grade endotoxemia the kidney responds hemodynamically by vasoconstriction causing an intrarenal corticomedullary shift in blood flow. Functionally polyurea and decrease of urine osmolality will result. In high-grade endotoxemia the hemodynamic changes become more marked, oliguria develops and also acute tubular necrosis. The changes are reminiscent of those seen in the Shwartzman–Sanarelli reaction. (2) A cytotoxic effect of endotoxin also takes place.

This is a brief selection from the literature dealing with experimental aspects of endotoxin action on the kidney. A more comprehensive view of the problem was recently given by *Liehr* and *Jacob* (1981). The authors were able to state that at least by hitherto evaluated experimental data the conclusion can be reached that endotoxin is harmful to the kidney. However, the clinical condition may be represented by an other kind of endotoxemia as evoked experimentally in laboratory animals. In latter cases nearly exclusively a bolus injection of endotoxin was used whereas under clinical conditions rather a chronic or intermittent endotoxemia can be expected. There is no information from experimental medicine on the effects of such kind of endotoxemia.

Table 1. Endotoxemia and renal failure in liver disease (*Liehr* and *Jacob* 1981)

Author	Disease	LAL negative	LAL positive	Remarks
Wilkinson et al. (1974)	FHF	0	14	Study of 22 consecutively admitted patients; classification of renal failure
Wardle (1974)	HRS	0	2	Case study; HRS not classified
Wardle (1975)	HRS	0	3	Case study; HRS not classified
Liehr et al. (1976)	Cirrhosis	2	6	Study of 29 consecutively admitted patients; dilution method for LAL basis for calculation
Bailey (1976)	Obstructive jaundice	0	12	Case study of jaundiced cancer patients; renal failure judged by creatinine clearance
Wilkinson et al. (1976)	Cirrhosis obstr.jaund.	4 0	21 6	Case study
Prytz et al. (1976)	Cirrhosis	1	4	Case study; renal failure mentioned only in patients who died in hepatic failure
Sautter et al. (1977)	Cirrhosis	3	3	Study of 21 consecutively admitted patients
Clemente et al. (1977)	Cirrhosis	13	9	Case study; Classification of renal function

When looking into the clinical literature, *Liehr* and *Jacob* (1981) felt that there is only circumstantial evidence that endotoxin is a causative factor of renal failure in liver disease. As can be seen by the related studies summarized in Table 1, a quite higher number of patients with renal failure also had endotoxemia, but a considerable number of patients were reported negative for endotoxemia, although renal failure was present. Whether or not this is merely a function of the drawbacks of the Limulus test needs clarification. By the remarks given in Table 1 evidence accrues that only a limited number of studies fullfils the criteria of a prospective design. We feel thse objections should be remembered when a conclusion is given of how at present endotoxin action on the kidney is determined by a variety of authors.

3.10 Endotoxin and the Systemic Circulation

Knowledge about the effects of endotoxin on the general circulation has mainly emerged from studies performed with the purpose of evaluating endotoxin shock. The main changes will be summarized briefly: Immediately after endotoxin injection blood pressure decreases. This is due to vasomotoric abnormalities triggering vasodilatation of the vascular periphery (*Weil* and *Shubin* 1971). These changes are much more marked in dogs, probably due to the splanchnic pooling phenomenon in this species, the latter being triggered by intrahepatic vascular sphincter mechanisms (*Brobmann* et al. 1970).

In the subhuman primate *Kuida* et al. (1961) reported gradual development of hypotension unrelated to pulmonary vasoconstriction or hepatic venous constriction.

Early release of histamine may modify the changes in the circulation as suggested by *Hinshaw* (1971), *Urbaschek* (1971), *Vick* et al. (1971), *Urbaschek* and *Urbaschek* (1975). *Lambert* et al. (1969) observed the opening of multiple arteriovenous shunts in the vascular periphery during endotoxin action, with a subsequent decrease in peripheral vascular resistance resulting in a hyperdynamic state (*Hegglin* and *Rutishauser* 1962). Similar changes were observed in rats subjected to a sublethal dose of endotoxins (*Liehr* et al. 1975b). All the problems inherent in the definition of mechanisms acting on the systemic circulation after intravenous administration of endotoxin were discussed recently by *Nagler* and *Levenson* (1971). *Siegel* (1965) discussed all the controversies including endotoxin toxicity on the heart itself. This latter effect was refuted by *Londe* et al. (1967) on the basis of studies on endotoxin action on the isolated canine heart.

3.11 Endotoxin and Histamine Release

Histamine is released rapidly after endotoxin injection and is widely accepted as mediating the early vascular and hemodynamic changes induced by bacterial lipopolysaccharides (for review *Hinshaw* 1971; *Schauer* 1974). *Vick* et al. (1971) measured differences in histamine release depending on the dose of endotoxin administered. Lethal doses of *E. coli* and endotoxin produce a precipitous fall in arterial blood pressure, a sharp increase in plasma histamine, and an abrupt decrease in circulating platelets. The increase in histamine occurred within the first 30–60 s. In contrast, sublethal doses produced no significant elevation of plasma histamine.

Urbaschek and *Versteyl* (1965) and *Urbaschek* et al. (1966) made the observation that the combination of threshold doses of histamine and endotoxin amplifies the biologic effects of histamine by up to 900%. The authors suggested that the increase in the histamine effect by endotoxin is a general phenomenon and also affects the smooth blood vessel muscles. The interaction of endotoxin and histamine in causing disturbances in microcirculation was demonstrated by in vivo microscopic studies (*Urbaschek* 1967, 1971).

The importance of endotoxin action on mast cells was stressed by *Cuevas* and *Fine* (1973) in inducing colon wall edema with subsequent transmural escape of intraluminal endotoxins.

3.12 Endotoxins and Immunologic Reactions

Endotoxins are known as potent mitogens for B lymphocytes (*Andersson* et al. 1972). *Andersson* et al. (1973) suggested that the lipid A component of the endotoxin molecule becomes inserted into the lipid bilayer of B-cells thus initiating mitogenesis. *Skidmore* et al. (1975) investigated the correlation between mitogenic, immunogenic, and adjuvant effects of endotoxin. The authors demonstrated in mice an enhanced immune response to bovine serum albumin. The dependence of the observed adjuvant effect on spleen cells was also demonstrated. *Gormus* and *Shands* (1976) produced evidence that the ability of endotoxin to stimulate a mitogenic response in spleen cells and to induce IgM production is by a different mechanism. The induction of antibody formation in B cells by endotoxin obviously needs an additional signal from the T cells (*Kagnoff* et al. 1974). *Hoffmann* et al. (1975) demonstrated that endotoxin-induced production of antibody to sheep red blood cells was independent of T cells and suggested that either B cells are rendered incapable of receiving T-cell signals by the presence of endotoxin or that endotoxin interferes with the appropriate association of subcellular components in the immune response.

Lagrange et al. (1975) observed an augmented antibody response to sheep red blood cells when endotoxin was given together with the antigen and that this response was invariably accompanied by depression of delayed-type hypersensitivity. The explanation was given that the early production of antibody curtails the T-cell response, which is inhibited by the products of the humoral response. In contrast, if endotoxin is given appropriately after antigenic stimulation, cell-mediated immunity is enhanced (*Lagrange* and *Mackaness* 1975).

These effects of endotoxin on the immune system are only a few of many that were reviewed recently by *Louis* and *Lambert* (1979). To the three major effects, activation of B lymphocytes, and adjuvant and suppressive effects, the author added a fourth effect, the induction of anti-DNA and other autoantibodies by endotoxin. It was concluded, therefore, that endotoxins should be considered as potential candidates for the triggering of autoimmune tissue injury (Fig. 7).

Recently *Mergenhagen* et al. (1980) presented evidence that endotoxin activated macrophages produce a fibroblast-activating factor. A similar event is triggered in macrophages by antigen-committed T lymphocytes. These macrophages release monokines which activates fibroblasts to produce increased concentrations of cAMP and PGE_2 and to proliferate. These fibroblasts also show increased collagen synthesis, which leads to connective tissue formation. This chain of events might play a crucial

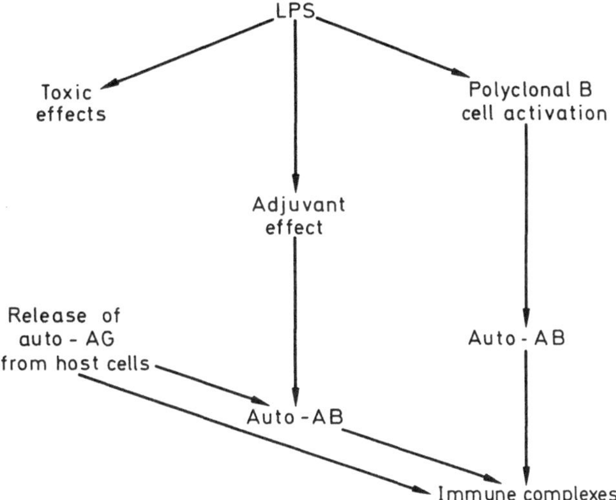

Fig. 7. Induction of autoantibodies and immune complexes by endotoxin. (*Louis* and *Lambert* 1979)

role in the outcome of various chronic liver diseases, for instance in the development of cirrhosis. Similarly it might have relevance for the appearance of sclerosing processes in the course of disease with enhanced and excessive macrophage, i.e., Kupffer's cell activation by endotoxin or also by phagocytosis of foreign protein (*Bradfield* and *Souhami* 1980). This might occur in ulcerative colitis, Crohn's disease, celiac disease or after ileal bypass, some of which are known to develop systemic endotoxemia.

The significance of these endotoxin-mediated changes in the immune system is still ill-defined from the view of endogenous endotoxemia, probably because endotoxemia in man has been investigated clinically only during the past few years since an endotoxin assay became available.

If the immune system is altered because of endogenous endotoxemia, the fact is part of the "spillover" phenomenon (*Bradfield* 1974). The term describes how antigens which are normally removed from the bloodstream by Kupffer's cells appear in the peripheral blood because the RES in the liver fails. The antigen now has access to the spleen, which responds by producing antibody. Since most of the phagocytic cell system of the organism is represented by Kupffer's cells, i.e., 80%–90% (*Biozzi* and *Stiffel* 1965) and thus forms about 15% of liver mass (*Gates* et al. 1961) the liver becomes an immunologic organ (*Triger* 1976). Evidence for the importance of antigen spill-over in chronic liver disease was given by investigations into antibody formation of the hypergammaglobulinemia (*Bjørneboe* 1971; *Bjørneboe* et al. 1972; *Protell* et al. 1971; *Prytz* et al. 1974, 1976; *Prytz* 1979; *Thomas* et al. 1976; *Triger* et al. 1972, 1973). The result of these studies was that the increase in γ-globulin in chronic liver disease is not an attribute of liver disease or the mesenchymal reaction within the diseased organ, but merely due to the RES failing in its normal clearance function.

The formation of antilipopolysaccharide antibodies as indication of endotoxin spill-over was first demonstrated by *Keraan* et al. (1974) in rats following the construction of a portacaval anastomosis. *Schüßler* et al. (1978) recently reported the occurrence of lipid A antibodies in eight patients with liver cirrhosis, and the authors attributed the finding to the appearance of endotoxin in the blood.

4 Biologic Clearance of Endotoxins

When endotoxin is administered parenterally a number of mechanisms are involved in the clearance and detoxifying processes.

Within the cellular mechanisms the phagocytic properties of the reticuloendothelial system are of major significance. *Braude* et al. (1955), *Fritze* and *Doering* (1959), and *Wiznitzer* et al. (1960a) demonstrated that circulating endotoxin is cleared and detoxified predominantly by the RES of the liver. That cells with phagocytic activity are involved was proven by *Rutenberg* et al. (1960), who used peritoneal macrophages harvested from the peritoneal cavity of rabbits. Further evidence for this mechanism is provided by the fact that a certain dose of endotoxin is lethal if administered into a systemic vein, but is harmless if injected directly into the portal vein or the splenic artery (*Rutenberg* et al. 1967).

The kinetics of clearance are dose-dependent. Small amounts are cleared more rapidly then larger doses. This was explained by *Caridis* et al. (1973), who demonstrated that a high dose of endotoxin liberates additional endotoxins from the gut, accounting for the persistant endotoxemia observed after the administration of high doses. Support was given by the observation that rabbits pretreated by intra-intestinally administered kanamycin showed no differences in the clearance rates of high or low doses of endotoxin.

The kinetics of clearance also depend on hemodynamic factors (i.e., blood flow through liver and spleen), since celiac blockade (*Palmerio* 1963) or denervation of the spleen (*Glass* et al. 1969) facilitates very rapid endotoxin clearance.

Differences in the kinetics of clearance in the liver are found if endotoxin is administered via the arterial route or the portal vein (*Wolter* et al. 1978). The clearance of endotoxin from the hepatic arterial blood is less efficient by a factor of 10 than endotoxin clearance from the portal blood. With respect to the investigations of *Rappaport* (1973), who demonstrated that sinusoidal perfusion is much more rapid when dependent upon arterial rather than portal, venous blood supply, the intrasinusoidal bloodstream velocity was held to be responsible for the observed differences in endotoxin clearance (*Wolter* et al. 1978). An inverse correlation between the velocity of blood flow and the efficiency of colloid extraction by Kupffer's cells has been mentioned by *Dobson* (1957), *Brauer* (1958), and *Brauer* et al. (1956). The significance of these observations concerns all settings of a protacaval collateral circulation, especially liver cirrhosis. In these settings the liver blood supply depends predominantly on arterial blood flow.

The cellular site of endotoxin clearance is provided by granulocytes and monocytes (*Brunning* et al. 1964), as well as by platelets (*Das* et al. 1973). This allows the interpretation that in clinical situations of endotoxemia a decrease of platelets does not necessarily reflect hemostatic disorders, such as disseminated intravascular coagulation, but also mirrors clearance processes.

Humoral factors are of further significance in the mechanisms of endotoxin detoxification. Human or horse serum is able to inactivate the pyrogenic activity of endotoxin upon prolonged incubation (*Hegemann* 1954, 1956; *Goodale* et al. 1956), and similar observations have been reported concerning reduced endotoxin lethality, Shwartzman reaction, tumor-necrotizing properties, and antigenic characteristics (*Hegemann* 1954, 1956; *Goodale* et al. 1956; *Landy* et al. 1957; *Ho* and *Kass* 1957; *Kelly* et al. 1957; *Cluff* 1956; *Stauch* and *Johnson* 1959). This property of serum or plasma was ascribed as due to an endotoxin detoxifying component (EDC), and was shown to be dependent on a two-stage reaction: (1) an anion-dependent binding and degradation of endotoxin by a heat-stable α_1-lipoprotein; and (2) subsequent enzymatic (esterase) detoxification by a heat-labile α_1-globulin. It was concluded that this reaction reflects the principal site of detoxification in the blood compartment. Interestingly, no other natural substrates beside endotoxins are known for these esterases (*Skarnes* and *Rosen* 1971).

Another humoral factor is the plasma fibronectin, which is also called α_2-SB-glycoprotein, an opsonin of endogenous materials (*Blumenstock* et al. 1978; *Saba* et al. 1978a,b; *Kaplan* 1980). This opsonic, cold-insoluble globulin modifies phagocytosis. It seems reasonable to assume that this system is also involved in endotoxin detoxification, but definite determinations of this particular process are needed.

A further aspect of humoral factors which act in endotoxin detoxification was provided by *Ulevitch* et al. (1979). The authors demonstrated that endotoxin binds to high density lipoprotein (HDL). This interaction inhibits a variety of toxic reactions of endotoxin. *Freudenberg* et al. (1980) did further investigations on this fact. They demonstrated that endotoxin interacts with HDL through its lipid A portion. Thus, the known property of endotoxin to sensitized erythrocytes was found to be abolished in vitro. Yet it is unknown whether the HDL concentration in animal or human plasma is a determinant of endotoxin susceptibility. *Bog-Hansen* et al. (1978) evaluated that HDL-associated arylesterase is an acute phase protein inducible by endotoxin. This latter enzyme was shown to be involved in the humoral detoxification of endotoxin (*Skarnes* et al. 1971). Their observations form the hypothesis of endotoxin tolerance in cases of any type of induced increase of HDL plasma fraction or related enzymes.

5 A Proposed Clinical Picture of Endotoxemia

A brief review of some principal biologic changes induced by endotoxins has been presented above. The author, however, is fully aware that this review is not fully comprehensive. Nevertheless, the data examined allow the theoretical construction of a clinical picture of endotoxemia. Such a syndrome comprises the changes itemized below.

Once endotoxemia has developed, early falls in both platelet and leukocyte counts reflect endotoxin clearance mechanisms. Fever develops. The systemic blood pressure decreases but the peripheral circulation will not be constricted and the skin appears to be warm. The heart rate is increased, partly because of the hyperdynamic state that develops. The urine output may initially increase, but the sodium content remains low. The result of investigations of the coagulation system during this early state suggest hypercoagulation. More sensitive investigations reveal hyperinsulinemia and a decrease in complement factors, resulting in decreased total hemolytic activity. Examination of blood proteins by electrophoresis will show the α_2-fraction to be below normal values. Normalization of these parameters will occur in rapidly resolving endotoxemia. If the latter persists, further disorders will appear.

The circulation is still hypotensive, and the patient becomes oliguric with a low sodium concentration in his urine. The alkaline phosphatase level in the blood rises. The serum bilirubin increases, and both fractions, the direct and the indirect bilirubin, increase, reflecting intrahepatic cholestasis and eventually hemolysis. Coagulation disorders are present, now reflecting a state of intravascular coagulation. The presence of fibrin degradation products is an indication of such a state, as well as a prolonged thrombin time. As to hemodynamic parameters, the central venous pressure decreases. The hyperdynamic state changes into a hypodynamic circulatory situation. If such final states are prevented and the victim survives, the IgM immunoglobulins increase before an increase in the IgG immunoglobulins can be recorded.

All these features are theoretical, since no comprehensive study concerning of the clinical picture of endotoxemia in man is yet available that includes all these proposed mechanisms.

6 Assay for Endotoxins

Before the Limulus amebocyte lysate (LAL) test was introduced by *Levin* et al. (1970) only bioassays were available, e.g., lethality of endotoxin in chick embryos (*Finkelstein* 1964), lethality of endotoxin in lead-sensitized rats or mice (*Filkins* 1970), and most importantly the pyrogen reaction in rabbits (*Bennet* and *Cluff* 1957). All these tests provided indirect evidence for the presence of endotoxins in the test material and are hardly applicable for routine clinical use.

6.1 Limulus-Amebocyte Lysate (LAL) Test

The principle of the LAL in vitro test for endotoxins is an endotoxin-induced gelation of a clottable protein of the blood amebocytes from *Limulus polyphemus*. It was postulated that an enzymatic system mediates this reaction (*Levin* and *Bang* 1968). Further studies on this subject (*Young* et al. 1972) demonstrated that a heat-labile component is activated by endotoxin and accelerates the reaction of endotoxin with a heat-stable fraction that contains the clottable protein. The enzyme is a serum protease (*Young* et al. 1972; *Tai* and *Liu* 1977; *Liu* et al. 1979). These authors also demonstrated that the reaction depends on temperature and pH.

Tomasola et al. (1977) correlated the biologic activities of tritiated endotoxins and native endotoxin preparations on the Limulus test with rabbit pyrogen testing and complement-activation assays. The strong correlation between the three test systems suggested that the same active site of the endotoxin molecule is identified by the three different assays.

The test system offers the possibility to detect as little as 0.0001 μg/ml of *E. coli* endotoxin, although this low concentration will not lead to a solid gel but only to a fluid gel or merely gel granula or gel flocculation (for review see *Sullivan* et al. 1976; *Levin* 1979a,b).

Gel formation is usually used as the end point of the test, but differences in optical density (*Levin* and *Bang* 1968) or the percentage of increase in light scattering (*Levin* et al. 1970) are also suitable for this purpose. *Dubczak* et al. (1979) reported a quantitative method for detection of endotoxin using LAL by nephelometry. This method is thought to be a substantial improvement over other methods. *Valois* (1979) used a spectrophotometric method (360 μm). The lowest concentration of endotoxin she measured was 20 fg/ml. The method is based on turbudity due to polymerization of the precipitable protein (coagulogen-coagulin) of LAL (*Liu* et al. 1979). This principle also was used by *Fink* et al. (1981), who achieved a sensitivity of 200 fg endotoxin.

All these methods may give accurate test results with nonbiologic fluids, but problems arise when plasma or ascites are investigated. *Levin* et al. (1970) demonstrated the presence of an inhibitor in human blood that interferes with LAL coagulation. The nature of this inhibitor is not entirely determined, but probably can be attributed to bile salts (Table 2) (*Liehr* et al. 1976). Further experiments on the inhibitory activity have shown that, at least in patients with liver cirrhosis, individual and interindividual

Table 2. Inhibitor effect of bile and different bile salt on the gelation activity of endotoxin on Limulus lysate (*Liehr* et al. 1976)

		Endotoxin (*E. coli*, Difco) test		
		1.0 μg	0.1 μg	0.05 μg
Limulus lysate*	0.1 ml	3+/3+[a,b]	3+/3+	3+/3+
+ bile fluid (1:10)	0.1 ml	Ø / Ø	– –	– –
+ Na chenodesoxycholate	0.7 mg/0.1 ml	Ø / Ø	– –	– –
+ Na taurocholate	1.5 μg/ 0.1 ml	+ / +	+ / +	+ / +
+ Na taurodesoxycholate	1.5 μg/ 0.1 ml	+ / +	(+) / Ø	(+) / Ø
+ Na taurochenodesoxycholate	1.5 μg/ 0.1 ml	+ / +	+ / +	(+) / +
+ Na glycocholate	1.5 μg/ 0.1 ml	+ / +	+ / +	+ / +
+ Na glycodesoxycholate	1.5 μg/ 0.1 ml	+ / +	(+) / (+)	Ø / +
+ Na glycochenodesoxycholate	1.5 μg/ 0.1 ml	+ / +	+ / +	+ / (+)

[a] 3 + = firm gel; 1 + = gel granula; (+) = increased opalescence; Ø = negative
[b] Incubation time 4 h/24 h at 37°C
* Byk Mallinckrodt, Dietzenbach, W. Germany

Table 3. Plasma endotoxin inhibitory capacity[a]

Pat. no.	Observations (daily check up)	P.E.J.C. ng/ml
1	16	24 ± 35
2	8	39 ± 42
3	3	67 ± 58
4	7	271 ± 213
5	18	137 ± 213
6	8	132 ± 152
7	6	83 ± 26
8	4	265 ± 490
9	2	100 ± 0
10	7	130 ± 166
11	1	5
12	35	43 ± 29
13	16	27 ± 39
14	5	33 ± 42
15	15	61 ± 34
16	8	75 ± 26

[a] Quantification of plasma inhibitory capacity on endotoxin activity on Limulus gelation in liver cirrhosis: 0.1 ml of 10-fold dilutions of 1 mg endotoxin was added to 0.1 ml standardized Limulus lysate (Byk-Mallinckrodt, Dietzenbach, W. Germany). Plasma-inhibitory capacity was calculated from the first negative tube in the endotoxin dilution series (*Liehr* 1980b)

differences are present (Table 3) (*Liehr* 1980b). Thus pretreatment of plasma is needed. Different procedures were proposed. Originally, plasma diluted 1:10 with pyrogen-free double-distilled water was used as well as plasma chloroform extraction (*Levin* et al. 1970). Further experiments revealed that dilution of plasma 1:100 increases the sensitivity of the test, or conversely the inhibitor activity can be lowered (*Liehr* et al. 1976). From a biologic point of view the two different pretreatment procedures may also lead to two different answers. When the dilution technique is used free circulating endotoxins will be detected, whereas the chloroform extraction method will probably also measure endotoxin already bound to platelets (*Das* et al. 1973). In clinical use the question as to whether there are free circulating endotoxins seems important. We preferred the dilution method (*Liehr* et al. 1976; *Liehr* 1980b). In order to abolish the plasma inhibitory activity, *Jacob* et al. (1977) and *Du Bose* et al. (1980) used a boiling procedure in combination with plasma dilution. It was suggested by *Liehr* and *Jacob* (1981) that by such a procedure, HDL bound endotoxin may be liberated. At present no unique opinion has established which of all the proposed different methods is superior.

Initially it was a matter for dispute, whether a positive LAL test is specific enough to justify assertion of the presence of endotoxins, but recently the specific of the test was accepted (for review *Cohen* 1979). The early doubts were probably due to endotoxin contamination by substances other than endotoxins, which also caused gel formation (*Fumarola* and *Jirillo* 1976, 1979; *Yin* 1975). In addition, the test correlates well with the more generally accepted endotoxin assays (for review *Tomasola* 1979).

It is still unclear whether a quantitative answer can be achieved, since the kind of test inhibitors is hitherto ill defined. When this problem is solved, question arises, namely, whether quantification of endotoxemia contributes to a better insight into the clinical part of the problem. We have discussed elsewhere (*Liehr* 1979a, 1980b) that the amounts of circulating endotoxins rendered noxious by the organism will differ, depending upon the actual state of the defence system.

6.2 Radioimmunoassay

Leibowitz and *Nolan* (1979) tried to establish a radioimmunometric assay for qualitative and quantitative detection of endotoxins. The authors used a ^{125}I-labeled antibody to *E. coli* 026 and achieved a sensitivity of 1 μg endotoxin. This test at least offers the possibility of some accurate biomedical studies on absorption and disappearance rates of exogenous endotoxins in experimental conditions. The use of an antibody e.g., against the lipid A component, might provide a broader application, but this is not yet available.

7 Endotoxemia in Man

Since the LAL test became applicable numerous studies have been carried out on different experimental and clinical diseases (Tables 4, 5), and revealed a high frequency

Table 4. Frequency of endotoxemia in experimental liver diseases in rats (*Liehr* and *Grün* 1979)

Model	*n*	Limulus gelation test* (percentage of test result)		
		+++/++	+	Negative
Normal controls	21	–	5.0	95.0
GalN[+] hepatitis (1 g/kg i.p.)	142	27.5	50.0	22.5[a]
PCA[++]	34	44.1	44.1	11.8
CCl_4 Cirrhosis				
Plasma	30	46.7	33.3	20.0
Ascites	24	41.7	45.8	12.5
ANIT[+++] Cholestasis	10	70.0	30.0	–
Common bile duct ligation	14	21.5	57.1	21.4

[+] Galactosamine; [++] portacaval anastomosis; [+++] α-Naphthyl-iso-thiocyanate
* By +++/++ (= gel formation in test tube), and + (= gel granula)
[a] Mainly between 0 and 6 h following GalN administration

of endotoxemia in such disorders. This prompted the discussion on whether the endotoxemia remains a mere epiphenomenon or provides evidence of pathogenetic significance in clinical situations. The first workers to demonstrate the possibility of endotoxemia in man were *Levin* et al. (1970, 1972) and *Reinhold* and *Fine* (1971). *Caridis* et al. (1972) investigated patients with severe clinical states due to varying causes, and concluded that endotoxemia involved a poor prognosis and was frequently associated with liver damage. Since most of the continuing work on this field is carried out in patients with hepatic or gastrointestinal diseases, the discussion will be limited to these disorders. Before we go into detail, a general comment on the interpretation of different frequencies of endotoxemia reported by various authors is felt to be necessary.

As mentioned earlier, the application of the LAL test in plasma requires pretreatment of the plasma. Various techniques are available, but only few comparative studies have been carried out other than our unpublished studies (Fig. 8). They indicate that the dilution technique is more sensitive than the chloroform extraction method. *Du Bose* et al. (1980) found that the plasma inhibitor is removed by either chloroform extraction or dilution boiling of plasma, but the authors did not test the plasma dilution method in addition. Thus, this basic methodologic approach to the LAL test requires further investigation. Furthermore, different types of scoring may be used, which will also influence the figures on the frequency of endotoxemia. A third and more general remark is that endotoxemia does not necessarily mean endotoxicosis, which defines the appearance of clinical symptoms and disorders attributable to endotoxin action. This was illustrated recently in patients in need of intensive care following surgery (*Liehr* et al. 1979; see also *Liehr* 1980b): Ten patients treated surgically for polytrauma or abdominal diseases were examined daily over a period of 12 ± 8 days. Over the total period of 131 days endotoxemia was detected on 61 days, but only on 37 days was this found combined with endotoxicosis, as diagnosed by decreases in complement factors and in

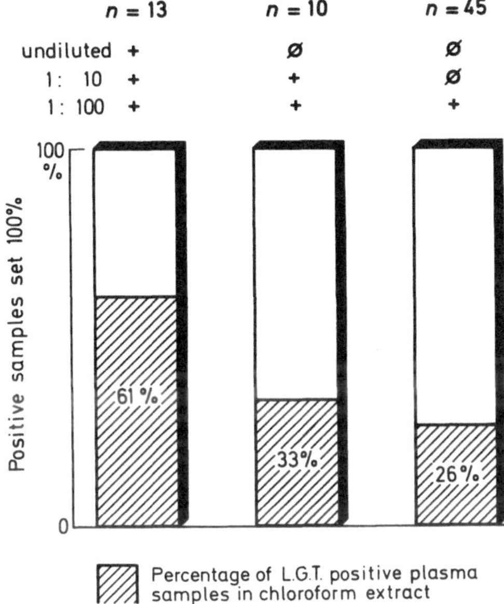

Fig. 8. Comparison of sensitivities of the Limulus assay performed by the dilution and chloroform extraction methods. Detection of endotoxins by the plasma dilution method was normalized to 100%. The figures indicate that on plasma dilution an inhibitor is also diluted, which interferes with the chloroform extraction method

α_2-macroglobulin, and increase in plasma insulin and glucagon concentrations. Thus, endotoxemia detected by the LAL test does not in every case also reflect endotoxicosis.

Tables 5a and 5b summarize the hitherto reported frequency of endotoxemia in various liver and gastrointestinal diseases, as well as figures on portal endotoxemia and on endotoxin in ascitic fluid of patients with liver cirrhosis. The figures generally indicate that endotoxins were frequently detected in the various biologic fluids, but the data of the different studies are not comparable. This is due to the use of different methodologies (as indicated in the tables), and different LAL preparations, the latter influencing the test sensitivity. It has also to be taken into account that in various studies by the same group repeat patients are included. Therefore, the total number of patients investigated may even less.

Nevertheless, these objections the data justify evaluation of whether endotoxemia has implications for both pathogenesis and the course of different diseases.

7.1 Mechanism of Endotoxemia

At least three different mechanisms are known by which endogenous endotoxemia may develop: (1) insufficient clearance of endotoxins from the portal blood because of a failing liver RES; (2) transmural escape of endotoxins from the gut and absorption through the peritoneal cavity; and (3) absorption of endotoxins into the lymphatic

Table 5a. Frequency of systemic endotoxemia reported in various liver diseases and frequency of endotoxin detection in portal blood and ascitic fluid

	Viral Hepatitis	FHF	Cirrhosis	Alcoholic hepatitis	CAH	Obstrictive jaundice	Cholangitis	Portal blood	Ascites	LAL technique
Caridis et al. (1972)	–	2/2[a]	2/2	–	–	–	–	–	–	ph shift
Wilkinson et al. (1974)	–	14/22	–	–	–	0/7	–	–	–	chloroform
Wardle (1974)	–	3/3	2/10	–	–	4/16[a]	4/4	–	–	ph shift
Wardle (1975)	–	3/3	–	–	–	11/15[b]	4/4	–	–	ph shift
Liehr et al. (1975a)	–	–	9/9	–	–	–	–	–	2	dilution
Liehr et al. (1976)	–	–	23/29	–	–	–	–	–	–	dilution / chloroform[c]
Wilkinson et al. (1976)	–	–	21/25	–	–	6/12	–	–	–	chloroform
Tarao et al. (1976)	–	–	16/36	–	–	–	–	–	16/20	chloroform
Earley (1976)	–	–	–	–	–	13/24	–	16/24		chloroform
Prytz et al. (1976)	–	–	15/31	–	–	–	–	9/21[d]	–	dulution
Sautter et al. (1977)	–	–	13/21	–	–	–	–	–	–	dilution
Jacob et al. (1977)	–	–	–	–	–	–	–	33/34[e]	–	boiling-dilution
Liehr et al. (1977)	13/35	3/3	135/170	6/6	6/12	–	–	–	29/33	dilution
Tarao et al. (1977)	–	–	26/46	–	0/12	–	–	–	23/29	chloroform
Clemente et al. (1977)	–	–	9/43	–	–	–	–	–	18/21	ph shift
Triger et al. (1978)	–	–	1/5	1/9	1/6	–	–	7/30	–	chloroform
Magliulo (1978)	37–50%	–	–	–	–	–	–	–	–	–
Tarao et al. (1979)	–	–	37/75	–	–	–	–	–	–	chloroform
Van Vliet et al. (1980)	7/17	–	2/20	–	–	–	–	–	–	dilution-boiling
Piai et al. (1980)	–	–	18/27	–	–	–	–	–	12/24	dilution-boiling
Iwasaki et al. (1980)	5/23	9/12	25644	–	5/16	9/27	–	–	26/30	chloroform

[a] Number of patients positive for endotoxemia per total number of patients investigated; [b] Preop. patients; [c] Postop. patients; [d] Simultaneously performed; [e] Ulcer patients; [f] patients with various colonic diseases

Table 5b. Frequency of systemic endotoxemia in gastrointestinal diseases and acute pancreatitis

	Ulcerative colitis	Crohn's disease	Acute pancreatitis	LAL technique
Caridis et al. (1972)	–	–	1/1[a]	
Fossard and *Kakkar* (1974)	–	–	3/3	chloroform
Liehr and *Grün* (1977)	2/4	7/11	–	dilution
Liehr et al. (1978, 1980)	–	–	22/23	dilution
Colin et al. (1979)	7/11	13/19	–	chloroform

[a] Number of patients positive for endotoxemia per total number of patients investigated

vasculature. It seems unlikely that endotoxemia develops exclusively by any one of these three possible mechanisms; a synergistic action where one mechanism may dominate the others, depending ultimately on the kind of disease seems more likely. *Cuevas* and *Fine* (1972) investigated the route of absorption of endotoxin in nonseptic shock by means of the Limulus assay, using the superior mesenteric artery ligation in rabbits as their model, and found endotoxemia predominantly in the systemic circulation, while the portal blood remained free of endotoxin or contained very small amounts. Sixty minutes after release of the ligature, however, the endotoxin content of systemic and portal blood was comparable (Table 6). This is in line with the findings of *Fossard* and *Kakkar* (1974), who were able to detect endotoxin in the portal blood of dogs only after endotoxin had been injected into the peritoneal cavity or when the bowel had been perforated or made ischemic. Systemic endotoxemia was found at 30 min and 180 min.

Table 6. Circulating endotoxin following occlusion of the superior mesenteric artery in rabbits (*Cuevas* and *Fine* 1972)

Expt. no.	Before occlusion	15 min*	1 h	2 h	3 h
1	0	0,5	0,5	0,5	0,5
2	0	1	1	1	1
3	0	2	2	2.5	2.5
4	0	0.25	0.25	0.5	0.5
5	0	0.1	0.1	0.1	0.25
6	0	0.08	0.08	0.1	0.1
Mean	–	0.65	0.65	0.79	0.81

Values are given in μg/ml plasma

* In experiments not included in this table, samples taken 5 min after occlusion were positive in 3 of 4 experiments. The maximal concentration, 0.30 to 2.5 mg/ml plasma, was reached within 15 min and remained the same for 30 min

7.1.1 Insufficient Clearance from Portal Blood

Endotoxins were detected in the portal blood of about 40% of patients operated on for gastric or duodenal ulcer (*Prytz* et al. 1976). *Jacob* et al. (1977) investigated portal blood in patients operated on for ulcerative colitis and colon cancer and found a 100% frequency of portal endotoxemia. The systemic blood was investigated simultaneously in both studies and showed a much lower frequency of positive LAL results. The second fact of this conclusions can be extended by the first study on portal endotoxemia in man, which was done by *Bailey* (1976) in patients with jaundice due to bile duct obstruction. The frequency of portal endotoxemia correlated well with lack of intestinal bile salts in the gut lumen and a plasma bilirubin greater than 8.5 mg/100 ml. One of the essences of the study was that the intraintestinal bile salt concentration determines directly whether or not endotoxin absorption from the gut is enhanced. This clinical observation was supported by related experimental results. *Triger* et al. (1978) used a percutaneous transhepatic technique to obtain portal venous blood for measurement of the presence of bacteria and endotoxin. Samples drawn from hepatic and peripheral veins were also investigated. The authors found endotoxin in 7 of 30 samples of portal venous blood, but in none of these 7 cases was endotoxin also in the peripheral blood. There was no correlation with the extent of the disease. Even in patients with moderately severe portal hypertension and portal endotoxemia, the peripheral blood was endotoxin free. Three basic facts emerge from these studies: (1) Portal endotoxemia may occur in man; (2) the frequency depends on whether the colon is diseased or not; and (3) the liver acts as a filter for endotoxin absorbed into the portal blood stream.

In the presence of portal endotoxemia, systemic endotoxemia will develop if the liver RES fails in its clearance properties. Basically this should happen, especially in liver disease. Experimental work provided support for this finding, and decreased RE phagocytic capacity was observed in models of acute and chronic liver disease (*Grün* and *Liehr* 1977; *Grün* et al. 1980). The clinical data available are controversial. In liver cirrhosis normal and decreased values of RE function were reported (*Biozzi* and *Stiffel* 1965; *Paumgartner* et al. 1967; *Cooksley* et al. 1973). *Franke* et al. (1972) measured RE function by ^{113m}I-colloid plasma clearance kinetics. In 40 patients with liver cirrhosis and hepatitis an increase in plasma half-life was observed. *Kurahori* et al. (1979) measured phagocytic activity by means of intravenous injection of chondroitin sulfate iron colloidal particles to patients with liver cirrhosis and chronic active hepatitis. In chronic persistent hepatitis 7 of 18 patients had increased phagocytic activity and 3 of the 18 patients had decreased RE function. Twenty-five patients with chronic active hepatitis were investigated. High RE clearance capacities were found in 2 patients, but decreased RE function in 9. In the group of 15 patients with liver cirrhosis 5 had normal and 10 decreased RE phagocytic activity. No data concerning the grade of a portacaval collateral circulation were given in these studies, allowing an estimate of decrease in portal blood flow, since the latter is a determiant of liver RE function (*Biozzi* and *Stiffel* 1965; *Wolter* et al. 1978; *Grün* et al. 1980). This is considered important, because the grade of the portacaval collateral circulation determines the frequency of systemic endotoxemia: when no clinical signs of portacaval collaterals were present, the frequency of systemic endotoxemia was 15% in 28 blood samples from 4 patients,

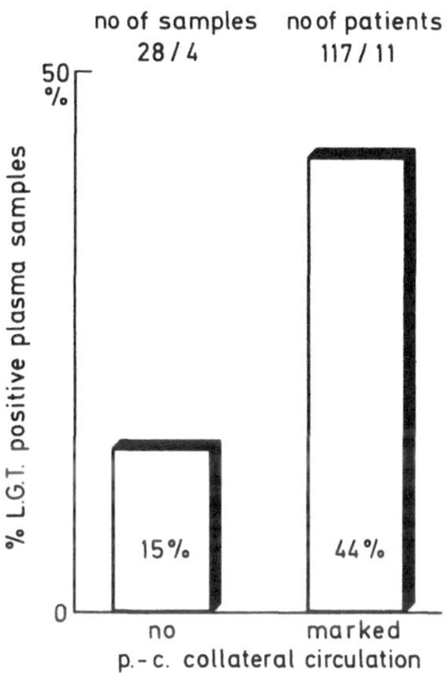

Fig. 9. Differences in the frequency of systemic endotoxemia in patients with liver cirrhosis who either had no signs of a portacaval collateral circulation or had a marked portacaval collateral circulation. The differentiation was achieved by both radiology of the esophagus and endoscopy of the esophagus and the peritoneal cavity. (*Liehr* and *Grün* 1977)

but was 44% in 117 blood samples from 11 patients who had a marked portacaval collateral circulation (Fig. 9) (*Liehr* and *Grün* 1977).

Data from *Iwasaki* et al. (1980) and *Kohno* et al. (1980) are in line with these observations, since in both studies an inverse correlation of hepatic blood flow and frequency of endotoxemia was found.

We do not know the influence of the grade of portal pressure in these groups of patients. This should not be neglected, since *Olcay* et al. (1974) found systemic endotoxemia in experimental, acute portal hypertension in rats shortly after the portal vein was occluded.

Altogether our knowledge of RE function, particularly in relation to endotoxemia, is still incomplete. There is also a considerable lack of clinical information about viral hepatitis. Morphological studies (*Kühn* 1947, 1980) indicate that the RES is affected in this disease, and *Paumgartner* et al. (1967) found increased values for RE function 3 weeks after the onset of icterus, but their reports give no information about RE function in the early stages of the disease. In patients with cholestasis a decreased RE function was found by *Drivas* et al. (1976), who suggested that this abnormality causes the endotoxemia as observed in a earlier study (*Wardle* 1974).

The expression spillover has been used to describe the detection of potentially harmful substances circulating in the peripheral blood that normally should be cleared by the liver Kupffer's cells (*Bradfield* 1974). Discussing the measurement of Kupffer's cell function in man, *Bradfield* (1980) suggested that the assessment of spill-over of endogenous substances such as endotoxin, antigens from the gut, and immune complexes already comprises a test of overall Kupffer's cell function. Such a type 1 test also involves measurement of blood clearance of exogenous test particles such as albumin, altered autologous red cells, polyvinyl pyrolidone, ^{99m}Tc-sulfur colloid, and labeled liposomes.

Brunswig (1980) discussed the factor VIII-associated protein as a substance that is cleared by Kupffer's cells, thus supplementing the list of endogenous substances suitable for assessment of Kupffer's cell function by type 1 test. Since *Brunswig* (1980) observed high titers of factor VIII-associated protein in liver cirrhosis, and a positive correlation of these findings with the grade of the portacaval collateral circulation as well as with a positive Limulus test, he concluded that the RES fails in such organ disorders. Similar conclusions were reached in the case of acute viral hepatitis, where in early stages of the disease the factor VIII-associated protein was found enhanced in the peripheral blood.

This brief review of the problem of RE failure as cause of systemic endotoxemia makes it evident that the clinical side is hitherto ill defined, thus being highly speculative.

7.1.2 Transmural Escape from the Gut

The possibility of a leakage from the gut wall with subsequent escape of intestinal bacteria into the peritoneal cavity was demonstrated by *Schweinburg* and *Heimberg* (1949) and *Schweinburg* et al. (1949) during attempts to establish peritoneal irrigation as a treatment of uremia. The clinical importance of the finding is the explanation of the high frequency of bacterial contamination of ascitic fluid in patients with liver cirrhosis (*Conn* and *Fessel* 1971; *Correia* and *Conn* 1975). It was confirmed later that the leakage is not limited to viable bacteria, but also includes their toxic products, i.e., endotoxin (*Ravin* et al. 1960; *Wiznitzer* et al. 1960b).

Besides chemical irritation due to irrigation fluids (*Schweinburg* and *Heimberg* 1949; *Schweinburg* et al. 1949), which constitutes an exogenous alteration of the gut wall, endogenous mechanisms may also prepare the gut wall to release endotoxin.

Altered arterial perfusion of the intestine after clamping of the superior mesenteric artery (SMA) leads almost immediately to systemic endotoxemia (*Cuevas* and *Fine* 1972) (Table 6), and the damaged mucosa was thought to be responsible. *Shute* (1977) ascertained whether by intraluminal oxygen insufflation the function of the mucosal "barrier" could be maintained. It was observed that the amount of endotoxin in the venous intestinal blood was significantly less in treated rats after SMA clamping than in rats that did not receive intraluminal oxygen. The intestinal hypoxia, therefore, seems to be a determining factor the function of the mucosal barrier. This fact is ultimately applicable to all low-flow states in clinical conditions, especially in liver cirrhosis complicated by severe gastrointestinal hemorrhage, e.g., bleeding from esophageal varices. Beside intestinal hypoxia, increased permeability of gut vessel wall is a further condition for allowing endotoxin to permeate transmurally from the intestinal lumen.

Cuevas and *Fine* (1973) demonstrated that vasoactive substances administered by drip infusion produce gut-derived endotoxemia via the development of colon wall edema. The persistence of endotoxemia after infusion of vasoactive substances has been terminated suggested that circulating endotoxin initiates the continuing release and so creates a self-perpetuating process.

Nolan et al. (1977) demonstrated that the escape mechanism follow Mischaelis-Menton kinetics.

The importance of this mechanism in the pathogenesis of experimental liver disease was demonstrated by evaluating the extrahepatic chain of physiopathologic events in galactosamine hepatitis in rats (*Liehr* et al. 1978b). It was found that galactosamine degranulates mast cells in vitro and in vivo (*Heine* et al. 1978). The subsequent histaminemia shown to develop in this model by *Gäng* et al. (1976) was implicated in induction of the colon wall edema observed to be present very early after administration of galactosamine.

Increased plasma levels of histamine were found in acute viral hepatitis in man (*Geller* and *Kozlova* 1976), and indirect evidence was provided by *Gäng* et al. (1976), thus supplying a clinical approach to the problem. In chronic human liver disease such as liver cirrhosis, increased plasma levels of histamine were observed by *Beger* et al. (1975).

Investigations of ascitic fluid in patients with liver cirrhosis by means of the LAL test whose the endotoxins were detected in considerable frequency (*Tarao* et al. 1976; *Liehr* and *Grün* 1977; *Clemente* et al. 1977) may furnish clinical support for the action of such mechanisms. The endotoxemia in acute pancreatitis (*Liehr* et al. 1978a, 1980) may also be due to transmural escape of endotoxins from the gut, in which edema of the transverse colon is thought to develop (*Fine* 1975a).

7.1.3 Absorption into the Lymphatic Vasculature

The absorption of endotoxins into lymphatic vessels was demonstrated experimentally by *Daniele* et al. (1970) and by *Gans* and *Matsumoto* (1975). No clinical data are available on this mechanism. Thus, the significance of this type of endotoxemia for gastrointestinal and hepatic diseases is still to be defined.

7.2 Significance of Endotoxemia in Hepatic and Gastrointestinal Disease

It was mentioned earlier that the detection of endotoxins circulating in the systemic blood of patients with gastrointestinal or liver disease does not necessarily mean that this endotoxemia is also accompanied by endotoxin-induced biologic effects. Studies on experimental endotoxemia in man (*Berg* et al. 1956; *Hörder* and *Kickhöfen* 1957; *Ollodart* et al. 1967) give some information about the threshold doses. When 0.1 mg of *S. abortus equi* endotoxin is administered intravenously, pyrexia develops and an initial decrease in the leukocyte count with subsequent leukocytosis can be observed (*Berg* et al. 1956). *Hörder* and *Kickhöfen* (1957) found increased fibrinolytic activity after the administration of 0.5 μg *E. coli* endotoxin. If the dose is increased to 1 μg *E. coli* endotoxin/kg more severe symptoms will develop, such as shaking chill, decrease in white blood cell count, and vasoconstriction (*Ollodart* et al. 1967). Calculated on a mean, normal plasma volume, the initial endotoxin plasma concentration was 2,0 μg/100 ml in the patients described by *Ollodart* et al. (1967). In comparison, *Caridis* et al. (1972) observed plasma levels of 4.6 μg/100 ml in critically ill patients who finally died, whereas patients with plasma levels of 1.4 μg/100 ml endotoxin survived. Although these data must be interpreted with caution, the critical plasma concentration of endotoxin in man does seem to be around 2.0 μg/100 ml, excluding a state of tolerance. In comparison with rats where a plasma concentration of 5.0 mg/ 100 ml is sublethal (*Filkins* and *Cornell* 1974; *Liehr* et al. 1975b) humans appear to be highly sensible to endotoxins. In the case of liver disease accompanied by portacaval collateral circulation it has been reported that in rats (*Liehr* et al. 1975b) and in pigs (*Wolter* et al. 1977) a normally innocuous dose of endotoxins becomes lethal if a portacaval shunt is constructed some days before the administration. Thus the presence of a portacaval collateral circulation was judged to replace the preparation dose of endotoxin normally required before the Shwartzman mechanism can be induced by a subsequent provocative injection (*Liehr* et al. 1975b). This implies that patients with liver cirrhosis will be more sensitive to endotoxin than are healthy subjects.

From these facts we conclude that the presence of endotoxemia cannot reliably predict whether this disorder will lead to endotoxicosis and also explains the difficulty in stating whether endotoxemia is of pathogenetic significance and whether endotoxemia determines the clinical picture and course of a disease.

The basic discussion about the pathogenetic significance of endotoxins in human disease must center on whether certain symptoms known from experimental work to be caused by these bacterial products correlate with positive endotoxin assays in patients. Such a study may be carried out by observing day-to-day changes over a fairly long period, or studying the use of drugs with proven anti-endotoxin action. The disappearance, after such treatment, of sumptoms presumably caused by endotoxins will be a direct proof for endotoxin action.

7.2.1 In Fulminant Hepatic Failure and Viral Hepatitis

Caridis et al. (1972) were the first to detect endotoxemia in fulminant hepatic failure (FHF), which was considered to involve a poor prognosis. *Wilkinson* et al. (1974) next claimed endotoxemia to be of significance in this severe state of liver disease because of three different observations: (1) Patients in whom endotoxemia persisted died, whereas patients in whom endotoxemia disappeared spontaneously survived; (2) there was a close correlation between disseminated intravascular coagulation and a positive Limulus assay; and (3) functional renal failure as evaluated by low inulin- and p-aminohippurate clearance rates was present only when endotoxins were found in systemic venous blood. In addition, the authors observed that gastric mucosal hemorrhages and pulmonary alveolar hemorrhage occurred virtually exclusively in the endotoxin-positive patients.

The source of endotoxemia was thought to be the gut reservoir and the mechanism of endotoxemia was attributed to failure of Kupffer's cells.

The work cited earlier is the only comprehensive study in this field to date, and it contains a number of suggestions to account for disorders that were previously virtually unexplained in FHF. There is no doubt that the changes within the coagulation system in FHF of varying origin are due to both synthetic and consumption disorders (*Rake* et al. 1970), but the trigger mechanism of an increased utilization of coagulation factors was still a matter of debate. *Gans'* (1964) experiments showed that gut-derived substances including endotoxins were the trigger, other workers did not mention by which mechanism consumption coagulopathy is induced (*Rake* et al. 1973).

The galactosamine hepatitis is an experimental model for liver damage in which endotoxemia finally determines the pathogenesis and the clinical picture of the disease (for review *Liehr* et al. 1978b). The development of disseminated intravascular coagulation (DIC) in this disorder (*Grün* et al. 1972; *Müller-Berghaus* and *Reuter* 1972) was found to be strongly correlated with the period of endotoxemia (*Grün* et al. 1977). Thus both clinical and experimental data show that endotoxin seems to contribute to the coagulation disorders in FHF. The investigations of *Wardle* (174) based on three endotoxin-positive patients with FHF, who all had DIC, are a useful contribution to this interpretation. On the other hand, the necrotic process per se may activate the complement system (*Rapp* and *Borsos* 1970) closely linking it with coagulation activation (see earlier), and provides another explanation for DIC in FHF. It is difficult, therefore, to determine which trigger is the major one. Based on the time span for galactosamine hepatitis in which the coagulation disorder (*Grün* et al. 1977) precedes the overt activation of complement (*Liehr* et al. 1978b) we favor endotoxemia as acting first.

The failure of renal function observed by *Wilkinson* et al. (1974) was interpreted as due to endotoxin action via a stimulation of the sympathetic nervous system which forms the basis for endotoxin action on the kidney as discussed earlier (for review *Wilkinson* 1977; *Liehr* and *Grün* 1978a). Recently Danish authors (*Ring-Larsen* et al. 1979) expressed some doubt as to whether endotoxemia triggers renal failure in FHF. Using the nonhepatic pig for their experiments, they proposed that endotoxemia might be expected to develop; on the other hand, no alterations of renal blood flow or function were observed. Unfortunately endotoxemia itself was not measured.

The observation by *Wilkinson* et al. (1974) of gastric mucosal hemorrhage during endotoxemia in FHF may well be linked to endotoxin action on the stomach. *Richardson* et al. (1973) observed a decrease in gastric mucosal blood flow after endotoxin injection into pigs. The hemodynamic disorders were most marked within the mucosa of the corpus in which the development of erosions was observed. *Sevitt* (1967) observed a similar topographic pattern of gastric erosions in burn patients, for whom endotoxemia, it was suggested, would determine the final outcome (*Cuevas* et al. 1973/1974). *Margaretten* and *McKay* (1971) investigated the histology of endotoxin-induced gastric erosions and found them lying near mucosal vessels which were occluded by thrombi rich in fibrin.

The discussion of renal failure, consumption coagulopathy, and gastrointestinal bleeding caused by endotoxemia in FHF is based on clinically observed correlations, and therefore is scarcely speculative. Other aspects, however, lack clinical support.

It was mentioned earlier that endotoxin blocks gluconeogenesis by a variety of mechanisms. The hypoglycemia in FHF (*Samson* et al. 1967) may therefore be a symptom of endotoxin action.

In summary, both experimental and clinical observations produce strong evidence that endotoxemia develops in FHF and modifies the extrahepatic symptomatology of the disease by its biologic activities. The opposite view, that the endotoxemia is responsible for modification of hepatitis into fulminant hepatic failure, is also discussed. This theory is derived predominantly from experimental work.

Two models for experimental hepatitis relevant to endotoxins have been examined, the D-galactosamine-induced liver damage in rats (*Grün* et al. 1977; *Liehr* et al. 1978b) and frog virus hepatitis in mice (*Gut* et al. 1980). Galactosamine hepatitis, which normally is nonlethal, can easily be modified into FHF by (1) blockading the RES to achieve a less efficient biologic clearance of endogenous endotoxemia; and (2) by superimposing a normally nonlethal exogenous endotoxemia upon endogenous endotoxemia (*Grün* et al. 1974b; *Liehr* et al. 1978a). In this model the endogenous endotoxemia is primarily mediated by galactosamine-induced histaminemia (*Liehr* et al. 1978b).

In contrast, FV3 hepatitis is a model for liver damage in which Kupffer's cell destruction is the first direct event (*Gendrault* et al. 1977, 1980), thus allowing endotoxins to spill over from the protal blood into the general circulation. *Gut* et al. (1980) wondered, therefore, what the effect of endotoxin on the model would be. The authors observed that in mice infected with FV3 the LD_{50} of endotoxin decreased down to 6% of the dose in noninfected animals. If at different intervals after virus challenge the animals recieved a normally sublethal dose of endotoxins, a high percentage of mortality was demonstrated. In a third experiment endogenous endotoxemia was prevented by colectomy in rats given the LD_{100} of FV 3. The mortality decreased down to 19%. The authors concluded that the absence of endotoxin detoxification leads to endotoxemia, resulting in liver cell death by endotoxicosis.

Taken together these experiments provide good evidence that endotoxemia mutates uncomplicated hepatitis to FHF, but at present data on human subjects are lacking. The only information in this context is given by *van Vliet* et al. (1980), who investigated endotoxemia in acute viral hepatitis in correlation with the severity of the disease. It was found that in 7 of 11 patients with levels of glutamate-pyruvate transaminase above 1350 U/liter the frequency of endotoxemia was 63%, but it was 0% in patients with lower levels. The overall clinical outcome of the two groups of patients did not differ, but increase of bilirubin and decrease in the platelet count was less severe in the latter group. We cannot decide from these data whether hepatitis was more severe because of endotoxemia or whether endotoxemia was present because of severe hepatitis, but we may conclude that endotoxemia is to be expected in more severe cases of hepatitis. The endotoxemia in addition causes further disorders, which together form the clinical picture of FHF.

We predict that support will have to be given to the view that FHF is caused by endotoxemia. The overall interpretation of the situation will vary inasmuch as FHF can no longer be considered exclusively the expression of a hyperactive antigen-eliminating process, but must be recognized as a Shwartzmann-like reaction of man in which the virus challenge acts as a preparation event, and where the subsequent development of endogenous endotoxemia acts as a mechanism of provocation (*Liehr* et al. 1976).

7.2.2 In Alcoholic Hepatitis

The figures given in Table 5a indicate that alcoholic hepatitis is associated with endotoxemia in all six patients observed by *Liehr* et al. (1977) and in 1 of 9 patients investigated by *Trigger* et al. (1978).

Toxic liver damage is a well-defined clinical and histologic entity, but no concrete knowlege exists about the mechanisms that lead to an inflammatory reaction in a previously alcohol-induced fatty liver (*Galambos* 1974). The extrahepatic symptoms of the disease, such as pyrexia, leukocytosis, hemolysis, and disorders in fat metabolism fit the definition of *Zieve's* syndrome (*Zieve* 1958), but are also systemic consequences of endotoxemia. These similarities suggest that endotoxins act pathogenetically in alcoholic hepatitis.

Ali and *Nolan* (1967) demonstrated experimentally that alcohol administered orally to rats depressed the function of the RES as measured by half-time clearance of aggregated albumin. On the basis of these experimental findings the authors discussed primarily whether the depressive effect of alcohol on the RES has a role in alcohol-induced liver injury. They suggested that the alcohol effect demonstrated may be important in both induction and perpetuation of the disease, for bacterial toxins produced in the gastrointestinal tract may increase host sensitivity to endotoxin, as described by *Beeson* (147). The experimental findings do have clinical support. Alcoholics, even with mild liver disease, show a reduced clearance of aggregated albumin (*Cooksley* et al. 1973), which is consistent with the results of *Tarao* et al. (1977), who demonstrated that colloid liver scans show markedly reduced activity in acute alcoholic hepatitis with endotoxemia. This is supported by the findings of *McDougall* and *Williams* (1979). *Liu* (1979) determined the half-time of radiolabeled human serum albumin in 12 male, acute alcoholic patients without overt clinical evidence of liver cirrhosis. Within the first 24 h of hospitalization the half-time was significantly prolonged and returned to normal values 4–7 days later. This observation was considered to explain the increased susceptibility to bacterial infection in alcoholic patients (*Capps* and *Coleman* 1923; *Nolan* 1965). The implication is consistent with the experimental work of *DiLuzio* and *Williams* (1980a), who demonstrated that chronic ethanol ingestion in mice enhances the susceptibility to *S. aureus* infection, a defect which can be abolished by immunostimulation with glucan.

Kupffer's cell depression by alcohol may be an explanation for endotoxemia in alcoholics. *Nolan* et al. (1980) investigated endotoxin clearance by means of an immunoradiometric assay for endotoxins in rats following acute and chronic administration of alcohol. In both conditions a significant impairment in endotoxin clearance was present. The authors concluded, therefore, that alcohol-induced failure of the RES to remove and detoxify gut-derived endotoxins may be an important mechanism in the liver injury itself. *Wilkinson* et al. (1980) feel that alcohol-induced inhibition of Kupffer's cell activity leaves the hepatocytes totally unprotected from the toxic effects of endotoxins and this leads to liver injury.

French and *Burbige* (1979) tried to summarize whether lymphocyte-hepatocyte interaction may lead to hepatocellular death and perpetuation of the hepatitis process. This view includes the observations of *Leevy* et al. (1976), who suggested, after observing a decrease in the response of cultured lymphocytes to phytohemagglutinin and other mitogens in alcoholics, that these abnomralities may largely account for the regulatory defect in cell-mediated immunity in these patients. Although T-cell proliferation is not influenced by endotoxin (*Andersson* et al. 1972), the induction and suppression of cell-mediated immunity seems very sensitive to endotoxin. Cell-mediated immunity was enhanced when endotoxin was given shortly after sensitization, but was suppressed when endotoxin was given at the height of the T-cell response (*Lagrange* and *Mackannes* 1975).

Endotoxins have B-cell mitogenic properties (*Louis* and *Lambert* 1979) which may account for the increased production of immunoglobulins of the classes G, A, and M. *Berenyi* et al. (1974) investigated cellular immunity in alcoholic cirrhosis. Beside a loss of cell-mediated immunity the authors observed increases in the levels of different classes of immunoglobulins in severe stages of alcohol addiction, even in the absence of alcoholic cirrhosis.

At present the role of endotoxins in alcoholic hepatitis is not fully understood. It seems attractive to implicate endotoxins in this particular disease, at least by comparing the clinical symptoms with the well-known biologic effects of endotoxin. More information is needed, however, from both experimental and clinical investigations. Whether alcohol prepares the gut for increased transmural release of endotoxins requires investigation since in alcoholics *Bode* et al. (1979) observed bacterial growth in parts of the intestine that are normally sterile. Thus an increased intestinal endotoxin pool has also to be taken into account.

7.2.3 In Chronic Active Hepatitis

Table 7 lists data indicating the detection of endotoxemia in three of seven outpatients with chronic persistent hepatitis. The patients showed virtually no sign of endotoxin action. This finding is still open to interpretation. *Kurahori* et al. (1979) observed an increased RE phagocytic capacity in 7 of 18 by such patients, which may indicate a state of tolerance to the endotoxemia. On the other hand, *Brunswig* (1980) considers the RE system in such states to be impaired on the basis of his findings of increased plasma levels of the factor VIII-associated protein.

Chronic active hepatitis may be due to autoimmuncytotoxicity (*Meyer zum Büschenfelde* (1979). From this point of view it is of interest that endotoxins trigger the formation of autoantibodies (*Louis* and *Lambert* 1979). It needs to be clarified whether this fact contributes to the liver pathology, to the immunology of the disease, or to the extrahepatic autoimmune phenomena.

7.2.4 In Liver Cirrhosis

Liver cirrhosis of different origins is one of the best investigated liver diseases relevant to both endotoxemia and the supposedly endotoxin-mediated disorders.

The frequency of freely circulating endotoxins was 79% in 135 of 170 patients investigated (*Liehr* and *Grün* 1977, 1979). The figures are based on (1) a dilution technique of the Limulus assay including plasma dilutions of 1:100 and (2) many fold investigations. If no sequential investigations were carried out, although the same technique of the Limulus test was applied, the frequency of endotoxemia observed reduced to 15 of 31 patients investigated (*Prytz* et al. 1976). If other techniques are used, the number of patients positive for endotoxemia varies as given in Table 5a.

The principle of these findings was doubted by *Fulenwider* et al. (1980), who were unable to substantiate the occurrance of endotoxemia in liver cirrhosis. The study was done by using a new LAL preparation as done by *Sullivan* and *Watson* (1974). As an explanation the possibility was raised (*Liehr* 1981) that heparin as always used as anticoagulant by *Fulenwider* et al. (1980) was reason for the negative results, since the particular new LAL preparation was proven to be sensitive to heparin (*Sullivan* and *Watson* 1975).

The prognosis of patients with liver cirrhosis and endotoxemia was evaluated by *Tarao* et al. (1977). In their experience, death occurred with 6 months in 47.8% of the patients with a positive endotoxin test, whereas only 16.7% of those with a negative test died in the same period. In a previous study these authors (*Tarao* et al. 1976) mention the rare occurrence of biologic action during endotoxemia, and endotoxin tolerance was suspected. This example illustrates clearly the difference between endotoxemia and endotoxicosis (*Liehr* 1980b).

Liver cirrhosis is not unique clinical and physiopathologic entity. The diagnostic term "cirrhosis of the liver" comprises mild stages of the disease as well as severe stages, at least as judged by the amount of the protacaval collateral circulation. As mentioned earlier the portacaval collateral circulation is one determinant of an impaired functional state of the RE system. This implies that the grade of the portacaval collateral circulation would influence the frequency of systemic endotoxemia. The results of these investigations are summarized in Fig. 9, indicating that endotoxemia is less frequent in cases of a moderate collateral circulation but frequent when the collateral circulation is marked (*Liehr* and *Grün* 1977). Thus, endotoxemia is more frequent in patients with per se a poor prognosis because of the underlying disease.

Apart from disorders of the clearance mechanism, an increase in the endotoxin pool size may be an additional contributory factor. As with alcoholics (*Bode* et al. 1979), *Martini* et al. (1957) gave evidence that the flora in the ileum of cirrhotic patients contains many coliform organisms, and in some cases the organisms may extend up to the jejunum and duodenum. This latter finding was never observed in healthy subjects, in whom bacteria were rarely found in the ileum, and then only in small numbers. The authors originally linked their findings to the pathogenesis of hepatic encephalopathy and the suspected causative role of bacterial metabolites. Whether their findings are also important for the endotoxin theory is unclear, but this seems reasonable and needs final confirmation.

In further characterization of endotoxemia in liver cirrhosis, the data given in Fig. 10 demonstrate that endotoxemia is not a permanent situation, but occurs episodically.

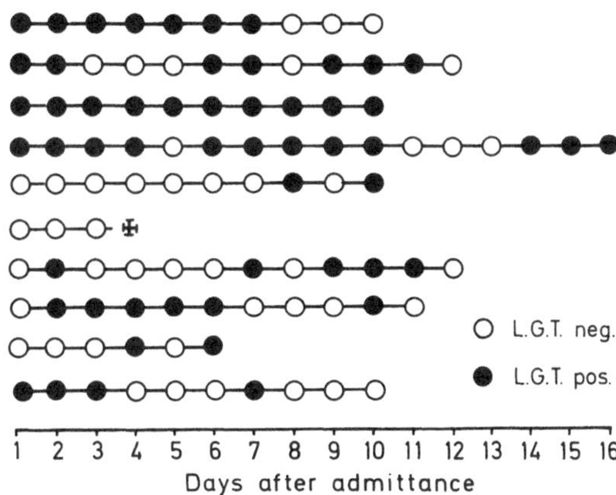

Fig. 10. Day-to-day changes in the Limulus assay result in 10 consecutive patients with liver cirrhosis. The data indicate that endotoxemia in such patients is episodic. (*Liehr* and *Grün* 1977)

Thus, the appearance of endotoxemia in liver cirrhosis (1) depends significantly on the state of the disease and (2) has to be judged an occasional event. We feel that this biologic behavior explains the differences in the data in the literature describing endotoxemia in liver cirrhosis. Different assay techniques may also influence the findings.

We base our conclusion on the fact that endotoxemia is due to the shunting of endotoxin-containing portal blood away from the liver RES via portacaval collaterals. Other mechanisms may act conjointly, as discussed earlier, such as transmural escape of endotoxins into the peritoneal cavity, or absorption into the lymphatic vessels.

We have already mentioned that endotoxemia does not necessarily imply endotoxicosis. We base our assertion on the fact that in a number of outpatients a positive Limulus assay was found (Table 7) (*Liehr* 1980). This could mean either that the amounts of circulating endotoxins are below the biologic threshold ot that the RES is functionally in a hyperactive state during which more endotoxin is rendered innoxious than under normal conditions. Comparative studies are needed to evaluate the problem of endotoxicosis in liver cirrhosis.

Liehr et al. (1976) investigated 33 patients with liver cirrhosis of predominantly alcoholic origin over a period of 10 days by means of the Limulus assay. Disorders in renal function and of the coagulation system, a pyrogen reaction, and symptoms of encephalopathy were correlated with the Limulus assay result. The figures summarized in Table 8 demonstrate that the clinical disorders were present predominant in states of a positive Limulus assay, which is consistent with endotoxicosis in these patients.

The renal failure was of the functional type (*Vesin* 9162) comprising oliguria and urine sodium concentration of less 10 mVal/liter. Comparable observations were made by *Wilkinson* et al. (1976), who investigated a group of 45 patients with liver cirrhosis, 25 of whom had renal failure with raised plasma urea and creatinine concentrations. The urine sodium concentration was 10 mmol/liter or less in 18 patients. In 21 of the 25 patients a positive Limulus assay was found. The creatinine clearance in these patients was 8 ± 2 ml/min compared with 15 ± 1 ml/min in the 4 patients with a negative Limulus assay.

Clemente et al. (1977) investigated the combination of endotoxemia with failure of renal function in 43 patients with liver cirrhosis. Twenty-one patients had normal renal function as defined by an increased plasma urea concentration, a glomerular filtration rate below 45 ml/min, and a urinary sodium concentration below 10 mOsm/liter. Two different types of renal failure were observed, in one of which a rapidly pro-

Table 7. Frequency of a positive Limulus assay for endotoxin in systemic blood in outpatients

		LAL result	
	n	+	∅
Posthepatitis state[a]	43	16	27
Chronic persistent hepatitis	7	3	4
Chronic active hepatitis	3	3	–
Fatty liver	13	2	11

[a] 4–8 weeks after onset of icterus (*Liehr* 1980b)

gressive course led to oligoanuria within a few days, while in the other the renal impairment remained steady without a tendency to progressive deterioriation. Endotoxemia was present in 8 of 10 patients with progressive renal failure, but only in 1 of the 12 patients with steady functional renal failure. On the basis of these findings it was suggested that endotoxemia might play an important role in the appearance of progressive renal failure in cirrhosis with ascites. Support was given by the observation of improvement of renal function when endotoxemia disappeared spontaneously. The absence of endotoxemia in cases of steady renal failure was attributed to a less sensitive Limulus assay, but factors unrelated to endotoxemia could not be excluded.

Like the situation with exogenous experimental endotoxemia in animals (see earlier) these clinical observations show the wide spectrum of expressions of this type of renal impairment. *Wilkinson* (1977) feels that functional disorders form one end of the spectrum with acute tubular necrosis at the other. In a recent review of the problem *Wilkinson* and *Williams* (1978) concluded:

1. The renal failure is often characterized by intact tubular structure and function ("functional renal failure"), the pathogenesis of which appears to be renal vasoconstriction.
2. There is little evidence to support the widely held view that the renal vasoconstriction is secondary to pooling of blood in the splanchnic circulation.
3. Mounting evidence from several different sources suggests that it is due to an active vasoconstriction caused by circulating endotoxins, the endotoxemia being due to failure of the liver-to-filter the toxins absorbed from the gut into the portal circulation.
4. The renal vasoconstriction may be perpetuated by activation of the renin-angiotensin system within the kidney.

Beside endotoxin-induced vasoconstriction, glomerular and peritubular fibrin deposits, because of disseminated intravascular coagulation, may occasionally be of contributory significance in modifying the functional type of renal failure to acute tubular necrosis or even renal cortical necrosis.

The scheme given in Fig. 11 is a synthesis of the effects and interrelation, ships proposed by *Wilkinson* and *Williams* (1978).

Currently there is no evidence that renal failure in liver cirrhosis and in fulminant hepatic failure are physiopathologically different (*Wilkinson* 1977; *Liehr* and *Grün* 1978a). From a more general point of view *Wardle* (1975b) put forward the hypothesis that acute renal failure in various clinical states beside liver diseases is due to the numerous noxious effects of endotoxins, and thus fits with a Shwartzman equivalent.

In the sequential study cited earlier of endotoxemia in liver cirrhosis (*Liehr* et al. 1976) coagulation disorders predominantly were found associated with endotoxemia. The type of the coagulation disorder was consumption coagulopathy as revealed by hypofibrinogenemia, thrombocytopenia, hyperfibrinolysis, and the detection of fibrin degradation products. Because of the well-known properties of endotoxins to activate the coagulation system (see above), the endotoxemia in liver cirrhosis was suggested as a trigger for the consumption coagulopathy in liver cirrhosis, as already put forward before by *Gans* et al. (1972) and by *Wardle* (1974).

Clemente et al. (1977), who investigated endotoxemia in liver cirrhosis also in connection with the often found combination with hemorrhagic gastritis, did not find

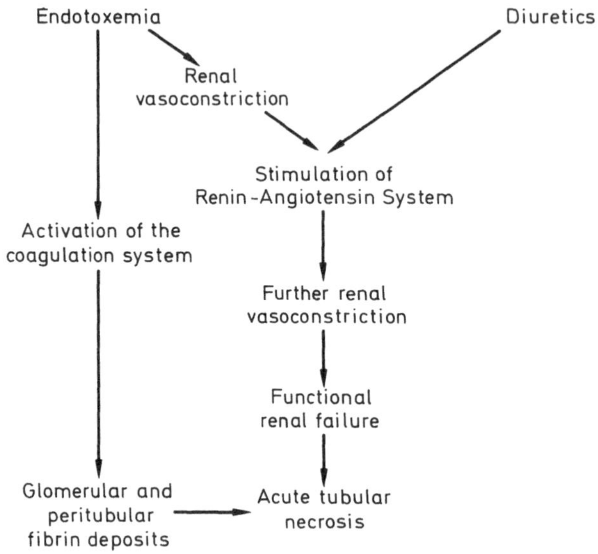

Fig. 11. Scheme of events resulting in renal failure in liver cirrhosis. (*Wilkinson* and *Williams* 1978)

Table 8. Correlation of clinical symptoms in 33 patients with liver cirrhosis with the frequency of a positive Limulus test for detection of endotoxin in the systemic blood (*Liehr* et al. 1976)

	n^a	Limulus gelation test	
		Positive	Negative
Bleeding esophageal varices	9	7	2
Functional renal failure	8	6	2
Consumption coagulopathy	16	13	3
Encephalopathy	13	10	3
Pyrogen reaction	11	9	2

[a] Number of observations in the total group of patients

evidence of overt consumption coagulopathy in endotoxin-positive patients with this bleeding disorder.

It is difficult to explain these descrepancies exclusively on the basis of the data published. On the other hand, studies of treatment with polymyxin B (*Sautter* et al. 1977), which will be discussed in detail later, showed that antiendotoxin action is followed by an improvement in the coagulation disorder in liver cirrhosis.

The association of encephalopathy with endotoxemia is often found and still unsolved problem. As indicated earlier Section 3.7 no real evidence was given that endotoxins have a direct effect on the central nervous system. Thus, only indirect influences may be discussed (*Liehr* and *Grün* 1978b). During endotoxemia hyperinsulinemia is a consequent event (*Clowes* et al. 1975; *Filkins* and *Yelich* 1980; *Liehr* et al. 1979, see also *Liehr* 1980b). Hyperinsulinemia was evaluated by *Arieff* et al. (1974) as a situation in which electrolyte disorders of the blood-brain barrier occur already before systemic hypoglycemia has developed. These disorders consisted of an increased influx of sodium into the brain.

Experimentally, chronic hyperinsulinism induces morphological changes of the brain which are indistinguishable from those characteristic of chronic hepatic encephalopathy (*Oberdisse* and *Schaltenbrandt* 1943/44). It is relevant to note that the encephalopathy in Reye's syndrome was found to be closely related to endotoxemia rather than hyperammonemia (*Cooperstock* et al. 1975).

If a pathogenetic connection between endotoxemia and encephalopathy in liver cirrhosis exists at all, an indirect action of endotoxins via derangements of insulin homeostasis may be an explanation (*Liehr* and *Grün* 1978b).

In Table 8 a pyrogen reaction was observed in 9 of 11 patients in whom a test for systemic endotoxemia was positive. From a biomedical point of view such a reaction needs no special explanation and may help to confirm the specificity of the Limulus assay for endotoxins.

The systemic hemodynamic in liver cirrhosis is altered in favor of a hyperdynamic circulation, characterized by a high cardiac output and low peripheral resistance (for review see *Liehr* et al. 1976). Experimental and clinical investigations have revealed that these changes are dependent on the grade of the portacaval collateral circulation (*Liehr* et al. 1976b). It is thought that the opening of arteriovenous (AV) shunts in the vascular periphery is the first active event, followed by a regulatory adjustment of cardiac output (*Hegglin* and *Rutishauser* 1962). *Baltzer* (1971) demonstrated that the flow through the peripheral AV anastomoses is 12% of cardiac output, and data in the literature vary between 5.3% and 23.3% (*Martini* et al. 1972). It is still a matter for debate by which mechanism the changes of the peripheral vasculature are triggered, and both histamine (*Baltzer* 1971; *Martini* et al. 1972) and endotoxins (*Liehr* et al. 1976b) are implicated. The latter interpretation is based on the observation that administration of endotoxin to experimental animals results in the opening of the peripheral AV anastomoses (*Lambert* et al. 1969; *Liehr* et al. 1975b). Since the action of endotoxin is associated with histamine liberation (see earlier), the substances may act together. Support can be given by the observations summarized in Fig. 12. In efforts to influence the hyperdynamic circulation in endotoxemia due to toxic colon, an antiendotoxic drug (polymyxin B) was followed by normalization of altered hemodynamic parameters. We recognize that a possible linkage between a hyperdynamic circulation and systemic endotoxemia is definitely unproven, but it does appear to be a reasonable supposition.

The presence of endotoxin in the ascitic fluid which was observed in frequency of around 80% (*Liehr* et al. 1975a; *Tarao* et al. 1976; *Liehr* and *Grün* 1977; *Clemente* et al. 1977; *Piai* 1980) may be of clinical importance besides demonstrating a mechanism of endotoxin entry into the systemic circulation. Ascites reinfusion has become a frequent treatment for tense water accumulation in the peritoneal cavity. *Wilkinson* et al. (1975) reported on the observation that in some patients treated in this way disseminated intravascular coagulation developed during the reinfusion. This observation supported similar notes by *Levy* et al. (1973), who reported on disseminated intravascular coagulation and widespread hemorrhagic diathesis as side-effects of ascites reinfusion. The endotoxin content of the fluid is the likely cause. *Wapnik* et al. (1979) showed that recirculation of ascitic fluid by the peritoneovenous shunt increased sys-

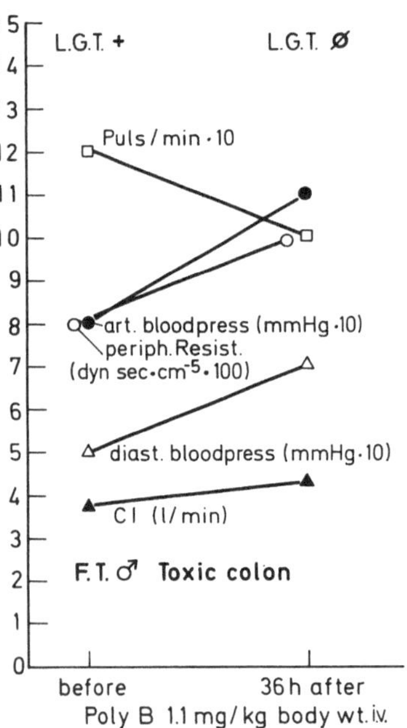

Fig. 12. Influence on the systemic hemodynamics of polymyxin B, an antiendotoxic drug given IV to a patient with toxic colon who had developed systemic endotoxemia. (*Liehr* 1979a)

temic endotoxin levels in eight patients studied for this problem, but they did not find any adverse effect, and this problem did not influence the overall good result of the procedure.

To complete the clinical picture of endotoxemia in liver cirrhosis, an example is given in Fig. 13, which shows the day-to-day changes in different, but routinely recorded, parameters in a patient with liver cirrhosis of alcoholic origin. During 18 days of observation five episodes of endotoxemia occurred, before a portacaval end-to-side shunt (PCA) was constructed. The data measured before PCA revealed consistent increases in the immunoglobulin classes IgM and IgG. Since bacteremia was absent in this patient this finding may be due to the episodes of endotoxemia. Support for such an interpretation can be given by the investigations of *Prytz* et al. (1976) and *Prytz* (1979), which indicated that in patients with endotoxemia the concentrations of immunglobulins are more enhanced as opposed to those without endotoxemia.

The changes in the plasma fibrinogen levels before, during, and after episodes of endotoxemia are felt to be the result of phases of different degrees of intravascular consumption of coagulation factors. Decreases in platelet counts precede the phases of endotoxemia. We feel such changes are more likely to be due to the fact that platelets are also involved with the clearance processes of endotoxins (*Das* et al. 1973) rather than due to their well-known involvement in hemostasis.

The evident changes in alkaline phosphatase activity during phases of endotoxemia may reflect the cholestatic effect of endotoxin but may also be due to degranulated leukocytes attached to the sinusoidal vasculature since the peak enzyme levels in the plasma occur collaterally with the decreases in leukocyte counts.

Beside the role of endotoxemia in modifying or even evoking the extrahepatic symptomatology of liver cirrhosis, the question remains open whether endotoxins are

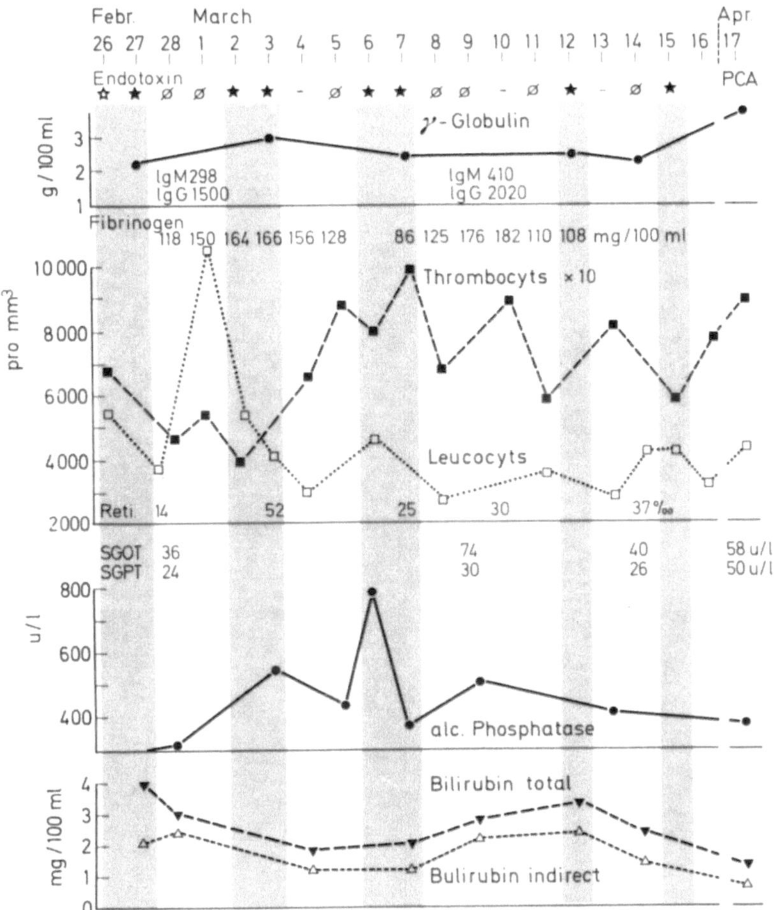

Fig. 13. Day-to-day changes in clinicochemical picture in a patient with liver cirrhosis who developed frequent episodes of systemic endotoxemia. (*Liehr* and *Grün* 1979b)

responsible for the liver pathology itself. From a clinical point of view this problem has never been investigated, although experimental data would justify such efforts.

In 1954 evidence accumulated that antibiotics delay the development of dietary hepatic necrosis and fibrosis in rats (*György* 1954; *Luckey* et al. 1954). The essence of the studies was that the protective effect of antibiotics is lost if the intestinal flora become resistant to the antibiotic, but if the rats are still kept under germ-free conditions they do not develop liver necrosis. *György* (1954), therefore, believed that the abnormalities that lead to cirrhosis are enhanced by intestinal bacterial activity. *Rutenberg* et al. (1957) explored the possibility that absorbable broad-spectrum antibiotics added to the daily choline-deficient diet delay the development of cirrhosis for about 100 days, whereas nonadsorbable antibiotics prevent the development of cirrhosis for as long as 750 days (Fig. 14). The authors mentioned the pertinent observation that choline deficiency impairs the ability of the RES to dispose of invading intestinal bac-

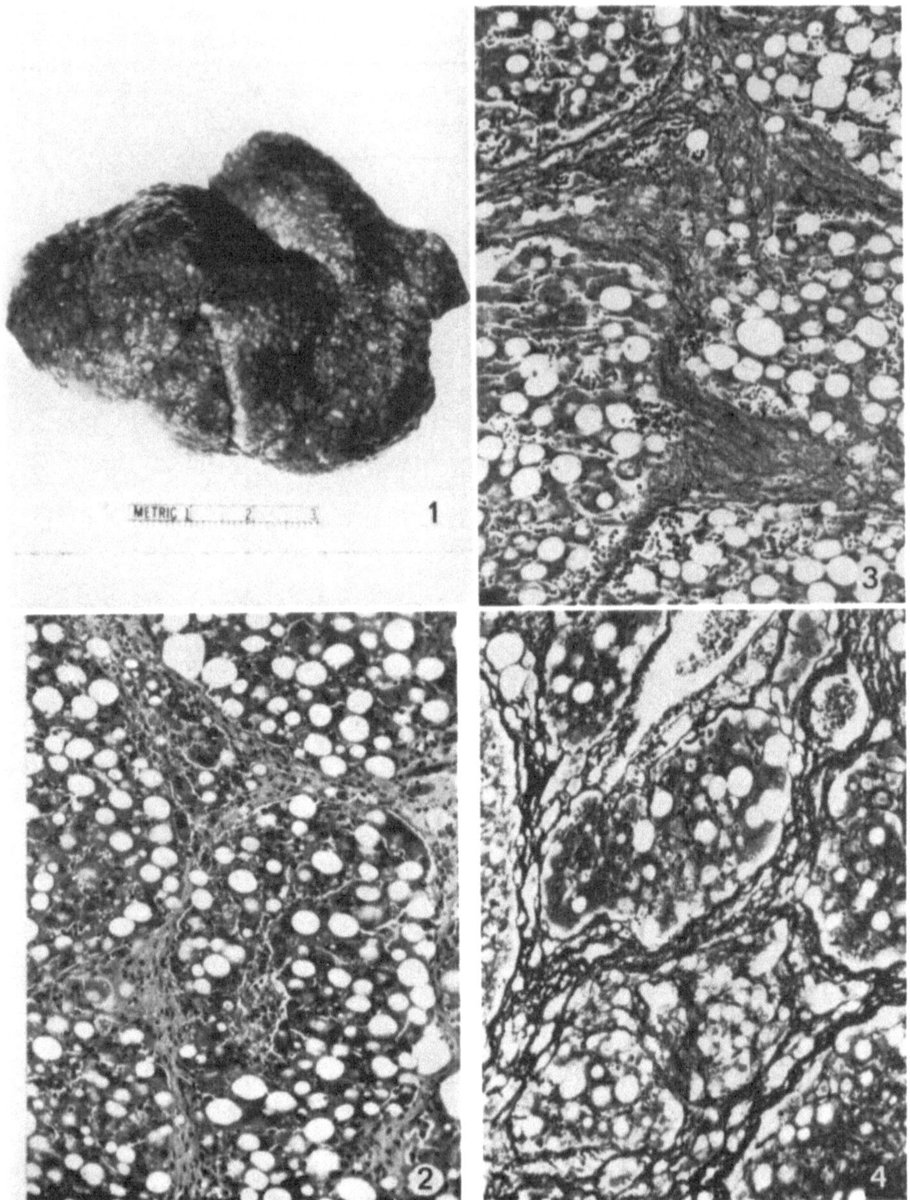

Fig. 14a and b. Prevention of choline-deficient liver cirrhosis in rats by antibiotics. **a** 1–4, Rat liver after 304 days of choline-deficient diet. The organ is nodular in the gross, the sections show fibrosis with formation of nodules and distortion of architecture. Fatty changes 3 +. ×360

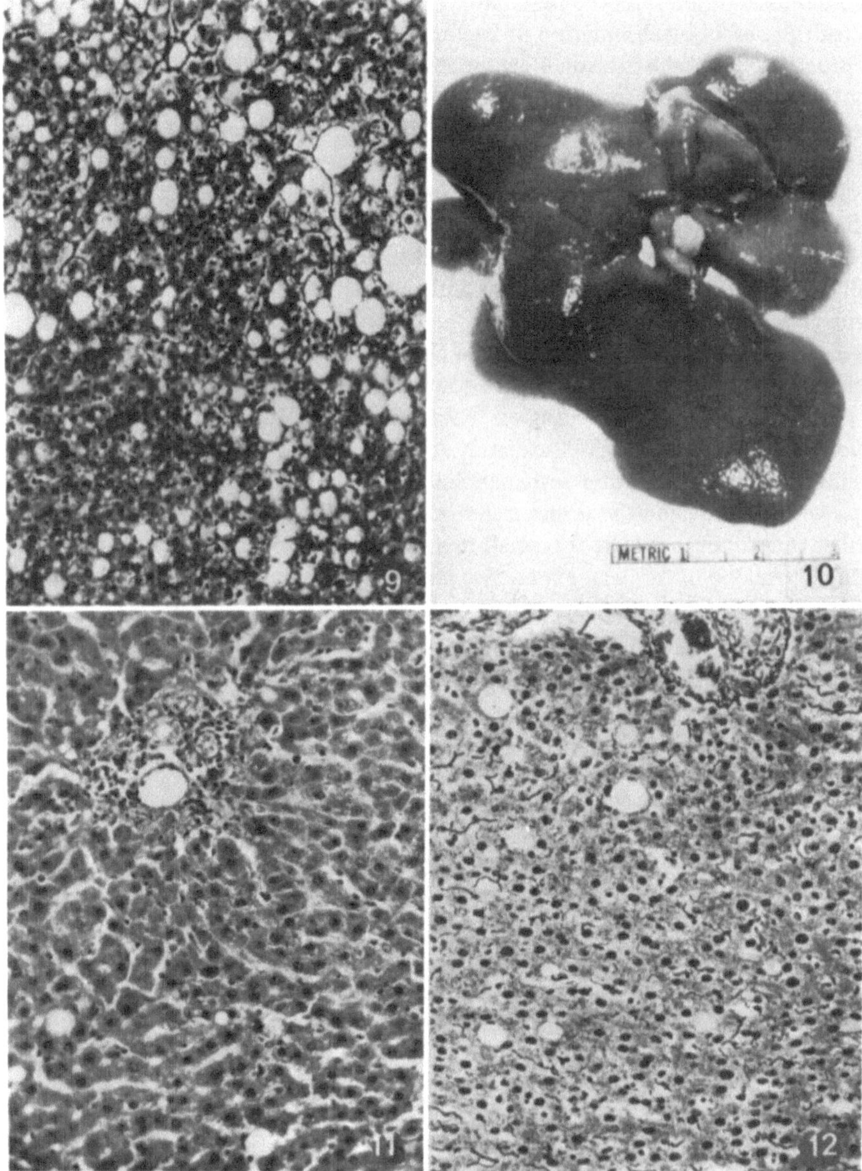

Fig. 14b. 9, Liver after 750 days of choline-deficient diet supplemented by bacitracin and polymyxin. Note minimal increase in reticulum; 10–12, Liver after 490 days of choline-deficient diet supplemented by bacitracin and neomycin. No fatty change, no increase in fibrous tissue. × 360. (*Rutenberg* et al. 1957)

teria, and discussed, therefore, the possibility that the nonadsorbable antibiotics compensate for this defect by elimination of bacterial activity of their absorbable intraintestinal products. Thus, the intestinal bacterial flora, by whatever detailed mechanism, were considered responsible for the cirrhosis in rats on a choline-deficient diet. Along with this suggestion a more penetrating view of the problem was provided by *Broitman* et al. (1964), who demonstrated that the protection of nonadsorbable antibiotics against cirrhosis in choline-deficient states was reversed if bacterial endotoxins were fed in the drinking water in addition to the antibiotic. It became evident, therefore, that not the intestinal bacteria themselves, but their toxic products are the substances responsible for the development of fibrosis and cirrhosis, at least in the establishment of choline deficiency.

It seems reasonable to speculate that the chain of events initiated by the action of endotoxin on macrophages, which was shown to result in connective tissue formation (see earlier), might have a bearing on the development of this type of cirrhosis.

Nolan and *Ali* (1968) studied the sensitivity to the lethal and sublethal effects of endotoxins on rats supplemented with a choline-deficient diet. A marked reduction of the LD_{50} was observed and the serum transaminase levels of these animals were raised by doses of endotoxin that were too small to affect the enzyme levels in controls. Thus, animals treated in this way experience tissue necrosis from amounts of endotoxin that are ordinarily rendered harmless.

So increased susceptibility to endotoxin toxicity, supposedly because of decreased RE system function, contributes further to the cirrhotogenic process. It seems reasonable to assume that such a mechanism may also operate in man in conditions other than given by experimental design.

The following conclusions are drawn from the discussion of endotoxemia in liver cirrhosis:

1) Endotoxemia in liver cirrhosis is a frequent event, depends on the grade of the portacaval collaterals, and occurs episodically
2) There is strong evidence that the extrahepatic symptomatology of liver cirrhosis is more likely to be due to endotoxin action than to the liver disease itself
3) The responsibility of endotoxins as factors modifying the pathology of the liver is still undetermined from a clinical point of view, but has to be considered as possible on the basis of experimental data.

7.2.5 In Cholestatic Jaundice, Cholecystitis, and Cholangitis

In 1974 *Wardle* described endotoxemia in patients with biliary obstruction due to gallstones, carcinoma of the pancreas, or liver metastases, and in patients with cholangitis. In the patients with obstruction the preoperative frequency of endotoxemia was 25%, but the frequency increased to 73% in the postoperative state. These differences may be due to the influence of the surgery. In cholangitis endotoxemia was found in all four patients. The pathogenetic role of these findings was attributed to a trigger mechanism for increased intravascular consumption of clotting factors, as frequently found in these patients. A depressed functional state of the RES was thought to be responsible for the endotoxemia, and this assumption was proven later (*Drivas* et al. 1976). *Fossard* and *Kakkar* (1974) observed endotoxemia in patients with clinical and bacteriologic infection because of cholecystitis. In these patients the endotoxemia disappeared after cholecystectomy was performed. Within a group of 25 patients with various surgically treatable diseases 9 patients with gallstones or chronic cholecystitis were investigated for endotoxemia, and 4 patients had a positive Limulus test. No definite interpretation of the latter finding was given by the authors. *Wilkinson* et al. (1976) investigated endotoxemia in obstructive jaundice with the purpose of evaluating whether the renal failure in these patients was linked to endotoxin action. Six of the 12 patients investigated had both endotoxemia and renal failure. In 4 of these patients bacteriologic evidence of gram-negative infections was also present, which was thought to be the source of endotoxemia in these patients. The type of the renal failure in the patients with obstructive jaundice and endotoxemia was commonly acute tubular necrosis. *Wardle* (1975a) has reported intraglomerular and peritubular capillary fibrin deposits accompanying this lesion, and the explanation given was that the presence of fiberinolytic inhibition in obstructive jaundice (*Jedrychowski* et al. 1973) causes endotoxin-triggered, intravascular coagulation within the renal vasculature.

In comparison with renal disorders in endotoxemia in liver cirrhosis the renal impairment in biliary obstruction seems to be more severe. We have no real explanation, not knowing whether the patients are more sensitive to endotoxin action or whether the amount of circulating endotoxin is enhanced. *Wardle* and *Wright* (1970) produced a Shwartzman–Sanarelli reaction by means of a single injection of endotoxin in rats that had been operated on for bile duct ligation. This makes an endotoxin-sensitizing effect of biliary obstruction seem likely. Otherwise bile salts prevent endotoxin absorption in the gut (*Kocsar* et al. 1969), and an antiendotoxin action of these substances was assumed on the basis of in vitro studies (Table 2) (*Liehr* et al. 1976). Since in biliary obstruction bile salt excretion into the intestine is decreased or even absent, greater amounts of intraluminar endotoxins are able to escape into the circulation.

These observations taken together show that endotoxemia is a frequent complication in various diseases of the biliary tract. Apart from its overall clinical relevance, the recognition that endotoxemia as often present provides more insight into the pathogenesis of renal disorders in obstructive jaundice.

7.2.6 In Crohn's Disease

In a considerably high frequency endotoxemia was observed in Crohn's disease (Table 5), and it seems reasonable to suggest that the diseased intestine promotes endotoxin escape. *Schüßler* et al. (1976) detected lipid A antibodies in high titers in all the 18 patients they investigated. The significance of the finding is still undetermined and the question remains open as to whether the endotoxemia contributes to the disease itself or also to the clinical symptoms. *Auer* et al. (1979) investigated in such patients whether there was a correlation between the observed B lymphocytosis (*Auer* et al. 1978, 1979) in previously untreated patients with disease of short duration and the observed endotoxemia. The results were not conclusive, however.

Colin et al. (1979) observed endotoxemia in 13 of 19 patients with M. Crohn especially in active states of disease. The authors suggest that the endotoxemia may be responsible for at least extrahepatic manifestations, such as hepatic lesions and thrombembolic complications, but no conclusive data were given.

7.2.7 In Ulcerative Colitis

Data on endotoxemia in ulcerative colitis (Table 2) are scanty. It should be noted, however, that the two patients with endotoxemia were in a stage of toxic colon, and one wonders whether the clinical symptomatology of toxic colon, which resembles a septic situation, may be caused by the endotoxemia. Figure 10 illustrates the observation that antiendotoxin treatment resulted in an improvement of the hyperdynamic circulation and thus the low arterial blood pressure. The presence of lipid A antibodies in patients with ulcerative colitis is usual, but the titers were low, and significantly so compared with Crohn's disease, and did not range significantly above healthy control subjects (*Schüßler* et al. 1976). Accordingly, *Colin* et al. (1979) observed endotoxemia in all of six investigated patients with active ulcerative colitis, but only in one of five patients who were in a chronic stage or during remission.

This is of interest inasmuch as portal endotoxemia, as evaluated by *Jacob* et al. (1977), usually seems to be present but without systemic endotoxemia. Provided that the liver RES is not stimulated in these patients we may accent that only small amounts of endotoxins are liberated from the colon. Whether this is the result of the frequent application of antibacterial treatment is open; another explanation could be that the patient's RES is stimulated, thus clearing more endotoxin from the portal blood.

In any case, patients with ulcerative colitis are at high risk for endotoxin action.

7.2.8 In Acute Pancreatitis

In 1974 *Fossard* and *Kakkar* reported on endotoxemia in four patients with acute pancreatitis and generalized peritonitis, and *Fine* (1975a) also observed the occurrence of endotoxemia in acute pancreatitis. Prompted by this finding he suggested "...dead and live bacteria cross the gut wall....from the transverse colon. The victum, therefore, has an endotoxemia which promptly weakens the resources for defence, and initiates vascular collapse and increasing pulmonary insufficiency, disseminated intravascular coagulation, and hemorrhagic ulceration."

His argument can be supported by the data in Table 9. Most of the disorders itemized were associated with systemic endotoxemia. The data also show that endotoxemia in pancreatitis involves a poor prognosis, since all patients in whom endotoxemia had developed died. Thus, endotoxemia in acute pancreatitis significantly determines the clinical picture and the final outcome of the disease (*Liehr* et al. 1978c, 1980b). Since

Table 9. Endotoxemia in acute pancreatitis (*Liehr* et al. 1978c)

	Limulus gelation test	
	Positive	Negative
Patients (n = 33)	22 (66%)	11 (33%)
Renal failure	5	1
DIC	10	3
Pulmonary disorders	2	0
Need for intensive care	15	3
Death	9	0

endotoxins activate the complement system via the C_3 pathway (*Götze* and *Müller-Eberhard* 1971), and an activated complement system was considered a mediator of acute pancreatitis (*Seelig* and *Seelig* 1975), the complement system in the group of patients detailed in Table 8 was investigated (*Liehr* et al. 1978c; see also *Liehr* 1979a). Evidence was provided that a decrease in the third complement component to 50% of normal was present only in endotoxin-positive patients with the CH_{50} activity decreasing to the same extent. We cannot decide whether as cytolytic activity generated in this way also aggravates the pancreatitis, which would resemble an experimental intrapancreatic Shwartzman reaction, i.e., a hemorrhagic necrotizing pancreatitis (*Korn* 1963; *Thal* and *Brackney* 1954). On the other hand, there were no such profound alterations in the complement system in severely ill patients with endotoxemia who had undergone surgery (*Liehr* et al. 1979; see also *Liehr* 1980b) in whose complement system decreases in the third component to a maximum of 80% of normal were recorded. The problem of pancreatitis and systemic endotoxemia therefore needs further evaluation.

7.2.9 In Peritonitis and Miscellaneous Diseases of the Abdomen

The first evidence that the antitoxic function of the liver is of importance in wound healing was given by *Pawlow* in 1893 (*The Lancet* 1893). He demonstrated the very slow healing of artificial wounds in animals in which the portal vein was beerted. We can only speculate that this observation was connected with endotoxemia, which develops consequent to such an operation, as demonstrated e.g., by *Olcay* et al. (1974). We do not know whether such experiments have ever been repeated to ascertain whether wound healing is also dependent upon RE function. On the other hand, it is well known that macrophages play a role in the second phase of wound healing (for review see *Mitschke* 1980).

The observation that irritation of the gut wall from the peritoneal site is followed by the escape of both bacteria and endotoxins was the basis on which Fine's principle was established (*Fine* et al. 1959; *Fine* 1965, 1975b, 1980; *Palmerio* and *Fine* 1969). In essence, it is not the escape of viable bacteria that determines the final outcome for the subject, but whether or not systemic endotoxemia develops.

Very soon after the Limulus assay for detecting endotoxin in human blood became available, *Fossard* and *Kakkar* (1974) published data concerning endotoxemia in patients who had undergone surgery. They wished to determine whether the Limulus test for detection of endotoxins would be a useful clinical tool. Endotoxemia was found in patients with and without clinical and bacteriologic infection. The diagnosis for patients with bacteriologic infection and endotoxemia comprised appendicitis, diverticulitis, acute cholecystitis, pericolic abscess, and obstructive jaundice. Endotoxemia in the absence of infection was observed in reversed ileac loop before surgery, bile duct hematoma, gallstones, and colonic cancer. In patients with peritonitis following perforated duodenal ulcer, acute pancreatitis, or mesenteric infarction, endotoxemia was present in 16 of the 22 blood samples examined. The clinical results for 33 patients with a positive Limulus test were recovery in 29 patients, only 4 of whom had a positive test after surgery. Four patients in whom endotoxemia persisted after surgical treatment finally died. The authors argued that early and vigorous treatment in such patients might reduce the mortality due to endotoxemia.

Beger et al. (to be published) examined 25 patients with bacterial peritonitis subsequent upon perforated duodenal ulcer, perforation of the colon or the appendix, or liver, retroperitoneal, and pancreatic abscesses for the occurrence of endotoxin in either the peritoneum or the systemic blood. The lethality was 16.6% in patients in whom endotoxin was only detected in the peritoneal fluid, but was 46.1% in patients in whom endotoxin was also found circulating in the peripheral blood. On the basis of these findings lavage of the peritoneal cavity until no endotoxins were detectable in the irrigation fluid was proposed.

Certainly more data are necessary to establish the efficiency of such a therapeutic regime, but at least these observations show that diffuse peritonitis of varying causes may be followed or accompanied by systemic endotoxemia. On the other hand, laparotomy is often done in such diseased patients. In such a case the surgeon should be aware of the fact that the trauma caused by the therapy weakens the body's biologic defence further, i.e., RES defence against endotoxin action.

In conclusion, peritonitis does not result exclusively from bacterial infection, but is also a problem of systemic endotoxemia stemming from the diseased gut.

8 Treatment

Evidence is therefore accumulating that gut-derived endotoxins play a significant role in the pathogenesis of a variety of gastrointestinal and liver diseases. It was demonstrated that the endotoxemia is due to two predominent mechanisms (1) the liberation process of endotoxins from the gut; and (2) their insufficient clearance by the RES. These mechanisms form a possible basis for therapy. Attempts to influence the intestinal pool size of endotoxins and to abolish the endotoxin toxicity systemically are alternatives.

At present unfortunately no definite recommendations for therapeutic practice in clinical medicine can be given; nevertheless perspectives can be offered that have emerged from experimental work.

8.1 Influencing the Intestinal Endotoxin Pool Size

Since systemically circulating endotoxins have their source in the gut, it is logical to diminish the intestinal endotoxin pool either by inhibition of endotoxin production, i.e., antibacterial treatment, or by oral administration of substances with antiendotoxin properties. Historically, the use of nonresorbable, orally fed antibiotics was the beginning of experimental and clinical work to achieve better insight into the physiopathology of endogenous endotoxemia. These efforts first originated in research into experimental hepatology, but later precipitated research on the phenomenon of irreversible shock to find appropriate treatment. *Jacob Fine* and his colleagues accomplished most in this field; his *Reflections* (1975b) and his review on the problem of nutritional cirrhosis and intestinal flora (*Fine* 1980) are encouraging articles, summarizing the steps and intricacies of current biomedical concepts pertaining to the endotoxin story.

About the same time as *György* (1954) published his observation that antibiotics delay the onset of cirrhosis in choline-deficient rats until the intestinal flora become resistant to the antibiotic, Fine's group demonstrated that nonadsorbable antibiotics yield a high survival rate with little or no pathology in the lungs or gut in shock states. Experiments like these have never been repeated with reference to the question as to whether frequency and grade of endotoxemia, the extrahepatic symptoms of experimental liver injury, or the liver pathology itself might be influenced by the treatment. From a biomedical point of view these experiments are of a prophylactic nature, but do support the idea that endotoxins are involved within the pathogenesis of the liver pathology.

The intestinal endotoxin pool is also eliminated if colectomy is performed. This surgery was shown to prevent liver necrosis and hepatic inflammatory response virtually totally after galactosamine challenge (*Grün* et al. 1977; *Liehr* et al. 1978b), and decreases the lethality of an LD_{100} of frog virus 3 given to mice to only 19% (*Gut* et al. 1980). This provides further evidence that prophylactic exclusion of endotoxin absorption is a significant measure in protecting the liver against endotoxin action.

Once liver impairment has developed, such measure will only be of value in influencing further perpetuation of endotoxin-mediated pathology. The use of nonabsorbable antibiotics may also have a place, for example, if further gut-derived endotoxemia is suspected in a case of advanced liver disease. In such cases one has to take into account that the action of a potent antibiotic can cause a huge amount of endotoxins to be liberated because of the death of numerous endotoxin-producing bacteria, and the victum will thus became positive for systemic endotoxemia. We observed such an effect by using polymyxin B as an oral antibiotic (*Sautter* 1979). Neomycin is frequently used in hepatology, predominantly to prevent portosystemic encephalopathy. *Neter* et al. (1958) have shown that this drug also has mild antiendotoxin properties when compared with polymyxin B. This observation raises the question as to whether the beneficial effect of the drug in liver disease is also due to this latter particular effect.

An intraluminal influence on the endotoxin pool may also be achieved by the administration of drugs which act on the endotoxin itself. *Nolan* and *Ali* (1972) produced evidence that cholestyramine has an effect of this kind and protects against severe, endotoxin-induced liver injury. They used a cholestyramine–endotoxin suspension, and the absorption of the suspension through the everted gut sac was compared with that of a similar Dowex I-X8 suspension. The results showed that cholestyramine when placed into the peritoneal cavity significantly reduced the toxicity of endotoxin, and that it effectively inhibited the passage of ^{51}Cr-labeled endotoxin through the intestinal wall.

Lactulose is a synthetic disaccharide (*Conn* and *Lieberthal* 1979) frequently used to diminish intestinal ammonia production and thus influence the hepatic coma syndrome. It was found by chance that 6.7 mg lactulose abolishes the gelation activity of 0.01 mg endotoxin on Limulus amebocyte lysate (*Liehr* et al. 1979). If the sugar was fed to rats 4 days before galactosamine challenge, the liver damage normally suspected was mitigated or even prevented. Since decreases in the stool pH during the short period of lactulose pretreatment were absent a significant change in the gut flora on account of endotoxin-producing strains was excluded, and the antiendotoxin property of lactulose was given as the explanation of the endotoxemia-preventing effect (*Liehr* et al. 1980a).

Magliulo et al. (1979) used lactulose and lactulose with paromomycin in treating patients with viral hepatitis and observed decreases in plasma levels of endotoxin as soon as on day 3 of treatment. The effect was more pronounced in the patients treated with lactulose alone. The authors proposed that changes in the gut flora were responsible, but this seems unlikely because such changes are present only in moderate form, if at all, (decrease of two log numbers) (*Conn* and *Lieberthal* 1979).

Since the lactulose has virtually no toxic properties and can also be administered by enema, lactulose treatment in cases of actual or suspected endotoxemia offers interesting perspectives still to be proven.

8.2 Influencing the Transmural Escape

It was demonstrated by *Cuevas* and *Fine* (1973) that such vasoactive substances as histamine prepare the colon for transmural endotoxin escape. The prevention of such mechanisms would be to abolish histamine action. Biologically histamine is inactivated enzymatically by methyltransferase activity and by the action of the diaminoxydase (histaminase) (*Schayer* 1959, 1966). *Hansson* (1973) demonstrated the liberation of this latter enzyme from liver and small intestine by heparin.

If it is considered that gut-derived endotoxemia has an additional aggravating effect on liver damage caused in some other way, heparin treatment should mitigate the liver impairment, supposedly because of the influence of histamine-mediated endotoxin liberation. *Bartsokas* et al. (1974) demonstrated that heparinoid treatment in thioacetamide-poisoned rats mitigates the grade of the necrotic process, which may be further support for this proposal. Since heparin is predominantly used as an anticoagulant to prevent thrombosis or to depress accelerated intravascular coagulation, the view presented offers a further aspect of heparin's therapeutic action (*Gäng* et al. 1978).

8.3 Systemic Administration of Antiendotoxin Drugs

Once systemic endotoxemia has developed the administration of antiendotoxin drugs seems rational.

Neter et al. (1958) found that polymyxin B has antiendotoxin properties. The mode of action was shown by *Lopes* and *Inniss* (1969), who demonstrated by electron microscopy that polymyxin B disaggregated the endotoxin molecule, thus explaining the prevention of the lethal endotoxic activity of endotoxin in mice (*Rifkind* 1966). *Corrigan* and *Bell* (1971) used the generalized Shwartzman reaction as an experimental model to investigate the effect of polymyxin B on endotoxin-induced, disseminated intravascular coagulation in rabbits. If polymyxin B was administered simultaneously with the second endotoxin injection the endotoxicity was suppressed, as shown by the failure of the animals to develop the changes in the coagulation system that characterize both disseminated intravascular coagulation and renal cortical necrosis. The protection was absent when polymyxin B was administered 15 min after the endotoxin.

Palmer and *Rifkind* (1974) determined whether polymyxin B influences the hemodynamic manifestations of endotoxin in the dog. Dogs treated with endotoxin mixed with polymyxin B were able to sustain systemic blood pressure through elevation of the systemic vascular resistance similarly to control animals.

Nolan and *Leibowitz* (1978) investigated the modification of acute carbon tetrachloride injury by polymyxin B, because of existing evidence that endotoxin tolerance modifies the biochemical and histologic consequences of tetrachloride (*Nolan* and *Ali* 1973). In groups of rats pretreated with either polymyxin B or gentamicin, the LD_{100} of an oral dose of CCl_4 was reduced by polymyxin B to the level of LD_{50}. Increases in transaminase activities were significantly lower in the polymyxin B-treated animals that was concomitant with a striking lack of histologic liver necrosis. The incidence of endotoxemia was also reduced by polymycin B pretreatment.

Studies based on polymyxin B in liver cirrhosis in man were performed with a similar purpose (*Liehr* et al. 1975a). Although polymyxin B did not produce an overall satisfactory response, there seemed to be an improvement in the coagulation disorders. A more detailed, openly randomized study on the problem of polymyxin B effectiveness on endotoxemia in liver cirrhosis was conducted by *Sautter* et al. (1977) and *Sautter* (1979). The drug was administered in a dose of 1.1 mg/kg/day over a period of 3 days. Beginning with the end of day 2 of the treatment neomycin was administered orally to diminish the intraintestinal endotoxin pool size as well. In comparison with a group of patients given levulose instead of polymyxin B, a significantly lower frequency of endotoxemia in the polymyxin B-treated group of patients was considered, and also a significant improvement in disorders of the coagulation system was observed. A more striking effect was observed with functional renal failure, which was present in two patients of the control group treated with levulose, and in four patients treated by polymyxin B. Renal function improved exclusively in the latter group. An example of this effect is given in Fig. 15. The patient was treated twice, each time with a positive effect. These results on renal function are in accordance with the observations of *Wilkinson* et al. (1976), who reported similar experiences. Although polymyxin B offers a possibility of combating the systemic endotoxemia against toxic action, yet no general recommendation can be given for clinical use because the substance is extremely toxic, limiting its administration to a few days. Hitherto experiences with polymyxin B treatment for endotoxicosis at least "support the contention that endotoxins from the gut may be an important final pathway for the liver injury by a variety of unrelated toxins" (*Nolan* and *Leibowitz* 1978).

Literature on the treatment and prevention of endotoxin shock mentions corticosteroids as being beneficial. *Bennett* and *Beeson* (1953) investigated the influence of ACTH and cortisone upon reactions to bacterial endotoxins. Although a certain effectiveness was noted, no overall, beneficial effect was mentioned. *Cook* and *DiLuzio* (1973) investigated the protective effect of methylprednisolone together with reduced impairment in BSP removal and reduction of transaminases and alkaline phosphatase.

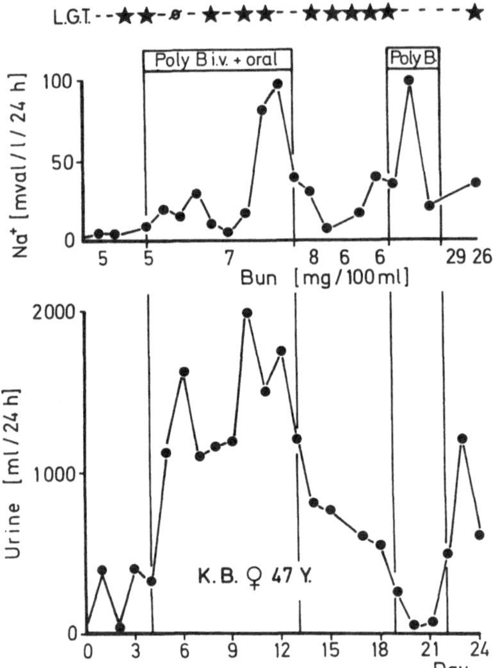

Fig. 15. Influence of polymyxin B on renal failure in a patient with advanced liver cirrhosis

Woodruff et al. (1973) observed a significantly reduced circulating titer of endotoxin in methylprednisolone-treated rabbits in endotoxin shock, superior mesenteric artery occlusion shock, and rabbits with 25% burn in comparison with animals that had not received such treatment. Methylprednisolone effected a significant decrease in the mortality rate. *Latour* and *Leger* (1975) used dexamethasone to prevent disseminated intravascular coagulation induced by endotoxin. Large doses of the steroid given prior to endotoxin challenge prevented the coagulation disorders as well as causing a decrease in platelet count. *Emerson* and *Bryan* (1977) demonstrated that methylprednisolone infused shortly before endotoxin is administered provides some days' protection against cerebral circulation disorders during endotoxin shock. *Smith* and *Norman* (1977), who used methylprednisolone to treat refractor hemorrhagic shock, reported that the therapy restored oxygen balance and returned the cardiodynamic condition close to the resting state. Since refractor shock is thought to be due to liberated endogenous endotoxins from the gut (*Palmerio* and *Fine* 1969) the observed effect may be attributed to the action on endotoxins. We favor such an interpretation, since we observed in vitro that 4.0 mg of methylprednisolone suppresses the gelating activity of 0.1 mg endotoxin (*E. coli*) on the Limulus lysate (*Liehr* 1979b). Whether the compound mentioned also has antiendotoxin properties when given in large doses to man is a matter for future investigation.

Goodrum et al. (1978) observed that indomethacin prolonged the survival of mice sensitized to endotoxin administered with lead acetate. A blocking effect of the drug on the suppression of the glucocorticoid-antagonizing factor (GAF; see earlier) was found to be responsible.

Saba et al. (1978a) recently referred to the importance of maintaining the level of the opsonic α_2-surface-binding glycoprotein to assure host defense against a variety of pathologic states including sepsis.

All these measures may serve as a treatment for systemic endotoxemia, but their clinical importance has not yet been established.

8.4 Influencing the Functional State of the RE System

Since endotoxin toxicity is finally determined by the actual functional state of the RES, systemic endotoxemia may also be treated by stimulation of the clearance system.

Experimentally, such a possibility was shown by *Nolan* and *Ali* (173), who investigated the hepatotoxicity of orally fed CCl_4 to rats made tolerant to endotoxin either by repeated administration of *E. coli* lipolysaccharides or by zymosan pretreatment. In both settings the hepatotoxicity of CCl_4, as measured by transaminase levels and by histology, was markedly less severe in the pretreated group than in the group of animals that were not pretreated. Whereas in the endotoxin-pretreated animals an increased RE functional state was found, the authors failed to find RE stimulation after zymosan treatment at least by means of plasma clearance rates of microaggregated albumin. *Saba* (1970), however, includes zymosan into the group of potent RE stimulants because of related observations in the literature. Despite this discrepancy, a state of endotoxin tolerance significantly ameliorates CCl_4 hepatotoxicity (*Nolan* and *Ali* 1973), which was indicated at an early stage by the work of *DiLuzio* (1962) and *Stenger* et al. (1969).

The observation that RE stimulation makes rats resistant to galactosamine-induced liver damage (*Grün* et al. 1974b) remained unexplained until the pathogenetic role of endogenous endotoxemia became evident in this model (*Grün* et al. 1977; *Liehr* et al. 1978b).

Further studies of this model elucidated the complexity between RE function and the systemic effect of endotoxin. Methylpalmitate depresses RE phagocytic capacity, but rats pretreated in this way are also resistant to galactosamine-induced liver injury (*Al-Tuwaijri* et al. 1980). The authors proposed thatthe substance may have antiendotoxin properties. Lactulose was demonstrated to have such a property, at least on the gelation activity of endotoxin on the Limulus amebocyte lysate, and the predicted prevention of galactosamine-induced liver injury by orally fed lactulose was demonstrated. The treatment itself caused a decrease in RE function subsequent to a reduced intestinal stimulus on the RES (*Liehr* et al. 1979). So the biologic significance of RE function at least in this model was not thought to be superior to other pathogenetic functions such as endotoxemia as long as there is a tolerable balance between them (*Liehr* 1980a).

Yeast glucan has been proposed as a potential modifier of the sequelae of bacterial disease (*Song* and *DiLuzio* 1979) and neoplasia (*DiLuzio* 1979). *DiLuzio* and *Williams* (1980b) investigated whether the administration of glucan could enhance resistance to an experimentally induced viral hepatitis. The authors used Mouse hepatitis virus (MHV) since macrophages have been shown to play a crucial role in resistance to this infection (*Ruebner* and *Miyai* 1962; *Ruebner* 1980). Pretreatment of mice with glucan every second day, beginning with day 10 before viral challenge, delayed the median survival time in the glucan-treated group to 8.5 days. The control group showed a median survival time of 3.5 days. Pathology of the liver showed a marked inhibition of hepatic necrosis in the mice treated with glucan. Since in this model the pathogenesis of endotoxin has not yet been established as was shown in frog virus hepatitis in mice, no conclusion has been reached about the observed effect in relation to endotoxin action or the probable influence on the natural immunity.

The severity of another experimental viral hepatitis, frog virus 3 (FV3) hepatitis, in mice is linked to the behavior of endogenous endotoxins (*Gut* et al. 1980), whereby Kupffer's cell destruction by the virus is the primary event (*Gendrault* et al. 1977, 1980). *Gendrault* et al. (1979) demonstrated prevention of hepatic necrosis and protection against the lethal effect of FV3 infection when mice were pretreated with silymarin dihemisuccinate sodium salt. Since in mice protected in this way sinusoidal cells with phagocytic ability continue to function intact the authors concluded that a possible stimulating effect of the drug on Kupffer's cells is the key function for the protection of mice against FV3-induced experimental hepatitis.

This possibility of stimulating the RES to improve endotoxin clearance implies that any action that will depress the functional state of the RES is to be avoided.

Lemperle (1971) investigated the depressant effect of various drugs on RE function. The authors observed in rats that a single dose of tetracycline or chloramphenicol resulted in depression of phagocytic activity for about 48 h, whereas pencicillin and gentamycin did not impair phagocytosis. Plasma expanders were tested in mice, resulting in the finding that *dextran 40* effected only a brief RE function depression, while *dextran 60* and gelatin solution depressed RE phagocytic activity markedly. Anesthetics can be harmful too. A marked depression of RE function after Fluothane narcosis was confirmed in patients, whereas Pentrane, ether, and nitrous oxide did not effect RE function. In mice, a single dose of pentobarbital caused a strong depression in RE function 6 h after IV administration.

This research is in line with that of *Schildt* et al. (1974), who stressed the RE depression factor of certain artificial plasma substitutes on phagocytic activity, which is counteracted by phagocytic activity suppressing the RE depressant effect in various shock states.

We can not assume yet that these findings will be significant for the treatment of gastrointestinal and liver diseases, because relevant data are lacking this information, however, be considered before the treatment of shock states in such diseases is undertaken. We have also indicated that RE depression may be offset by sufficient concomitant antiendotoxin therapy.

The basis on which clinical trials may be established is still a matter of experimentation. The first clinical trials were carried out by *Aron* (1977), who used aluminium hydroxide in human viral hepatitis because of its stimulating effect on Kupffer's cells. A more rapid decline in bilirubin and transaminases was observed in the treated patients. Other investigators (*Wewalka* et al. 1980) did not feel that the treatment was entirely promising, although in some hepatitis B patients an earlier normalization of the plasma bilirubin concentration was noted.

9 Perspective

The Limulus assay made it possible to demonstrate that endotoxemia occurs frequently in a variety of gastrointestinal and liver diseases. Numerous experimental studies demonstrate that if circulating in the blood, endotoxins produce disorders that fit into the extrahepatic symptomatology of both gastrointestinal and liver diseases.

Whatever escape mechanisms may be responsible for allowing the intestinal endotoxins to reach the systemic circulation, the phagocytic capacity of the reticuloendothelial system will finally determine the extent of endotoxicosis. The situation then closely resembles the Shwartzman reaction from a biomedical point of view.

With regard to various forms of Shwartzman reactions, the attempts to evaluate whether endotoxins from the gut have a significant role the pathogenesis of gastrointestinal and liver diseases are of relevance. During the interpretation of related experimental and clinical data observations were frequently quoted that were originally thought to provide more insight into the pathogenesis of shock and its irreversibility. But, such experimental designs, e.g., the portacaval collateral circulation, galactosamine hepatitis, and frog virus 3 hepatitis, all models that originally were thought to allow a better insight into the physiopathology of liver diseases, became interpreted as states of endotoxin shock when endotoxins became part of the experimental design.

From such a point of view the differentiation of gastrointestinal and liver diseases from different states of shock is not sharp.

Acknowledgement. The author acknowledges with thanks the help of Priv.-Doz. Dr. med. I.O. Auer in reviewing the manuscript and for his critical remarks; the secretarial assistance of Ms. K. Blaim, Mrs. R. Dietrich, and Mrs. T. Karl is gratefully appreciated.

References

Agarwal MK (1975) An integrative analysis of endotoxin reactions. Naturwissenschaften 62:

Ali MV, Nolan JP (1967) Alcohol induced depression of reticuloendothelial function in the rat. J Lab Clin Med 70:295–301

Al-Tuwaijri A, Akdamar K, Godiwala T, DiLuzio N (1980) Inhibition of galactosamine (Galn) induced hepatitis by methyl palmitate induced macrophage suppression. In: Liehr H, Grün M (eds) The reticuloendothelial system and the pathogenesis of liver disease. Elsevier North Holland Biomedical Press, Amsterdam New York Oxford

Andersson J, Melchers F, Galanos C, Lüderitz O (1973) the mitogenic effect of lipopolysaccharides in bone marrow-derived mouse lymphocytes. Lipid A as the mitogenic part of the molecule. J Exp Med 137:943–953

Andersson J, Möller G, Sjöberg O (1972) Selective induction of DNA synthesis in T and B lymphocytes. Cell Immunol 4:381

Ankel WE (1958) Begegnung mit Limulus. Natur und Volk 88:101–111

Aron E (1977) L'activation küpfferienne – Application au traitment des hepatides virales. Med Chir Dig 6:483–485

Apitz K (1934) Die Wirkung bakterieller Kulturfiltrate nach Umstimmung des gesamten Endothels beim Kaninchen. Virchows Arch (Path Anat) 293:1–33

Arieff AJ, Dorner H, Zelig H, Massry SG (1974) Mechanism of seizure and coma in hypoglycemia. J Clin Invest 54:654–663
Atkins E (1960) Pathogenesis of fever. Physiol Rev 40:580
Atkins E, Bodel P (1972) Fever. N Engl J Med 286:27–34
Auer IO, Wechsler W, Ziemer E, Malchow H, Sommer H (1978) Immunstatus in Crohns' disease. I. Leucocyte and lymphocyte subpopulations in periferal blood. Scand J Gastroenterol 13:561–571
Auer IO, Götz S, Ziemer E, Malchow H, Ehms H (1979) Immunstatus in Crohn's disease. III Periferal blood B lymphocytes, enumerated by means of F(ab) 2 antibody fragments, Null and T Lymphocytes. Gut 261–268
Bailey ME (1976) Endotoxin, bile salts and renal function in obstructive jaundice. Br J Surg 63:774–778
Baltzer G (1971) Ausmaß der pulmonalen und peripheren arterio-venösen Kurzschlußverbindungen bei Patienten mit Leberzirrhose und deren Beeinflußbarkeit durch vasoaktive Substanzen (Histamin). Habilitationsschrift, Marburg
Bang FB (1956) A bacterial disease of Limulus polyphemus. Bull J Hop Hosp 98:325–338
Bartsokas SK, Papadimitrio DG, Papacharalampous NX, Katapoti Z, Kaimas D (1974) Heparinoids – a new inhibitor of experimental liver necrosis in rats. Acta Hepato-gastroenterol (Stuttg) 21:253–260
Beesön PB (1947) Tolerance to bacterial pyrogens. J Exp Med 86:39–44
Beger HG, Stopik D, Bittner K, Kraas E, Roscher R (1975) Der Einfluß der Leber auf die Plasmahistaminkonzentration. Messungen im prä- und posthepatischen Blut vor und nach abdominellen Operationen. Z Gastroenterol 13:474–478
Beger HG, Gögler H, Kraas E, Bittner R (1981) Endotoxin bei bakterieller Peritonitis. Chirurg 52:81–88
Bennet IL, Beeson PB (1953) The effect of cortisone upon reactions of rabbits to bacterial endotoxins with particular reference to aquired resistance. Bull J Hop Hosp 93:290–308
Bennet IL, Cluff LE (1957) Bacterial pyrogens. Pharmacol Rev 9:427
Berenyi MR, Straus B, Cruz D (1974) In vitro and in vivo studies of cellular immunity in alcoholic cirrhosis. Dig Dis 19:199–205
Berg G, Brichzy W, Braunhofer J, Schricker KT (1956) Vorläufige Erfahrungen mit pyrogenen Lipopoysacchariden. Dtsch Med Wochenschr 81:1156–1160
Berry LJ (1977) Bacterial toxins. CRC Rev Toxicol
Berry LJ, Goodrum KJ, Resnick G, Ford CW (1980) Endotoxins, liver enzymes and liver disease. In: Liehr H, Grün M (eds) The reticuloendothelial system and the pathogenesis of liver disease. Elsevier North Holland Biomedical Press, Amsterdam New York Oxford, pp 257–266
Biozzi G, Stiffel C (1965) The physiopathology of the reticulo-endothelial cells of the liver and spleen. In: Popper H, Schaffner F (eds) Progr Liver Dis, Vol I. Grune & Stratton, New York London
Bjørneboe M (1971) Anti-salmonella aglutinins in chronic active liver diseases. Lancet II:484–485
Bjørneboe M, Prytz H, Ørskov E (1972) Antibodies to intestinal microbes in serum of patients with cirrhosis of the liver. Lancer I:58–60
Blaschke TF, Elin RJ, Berk PD, Song CS, Wolff SM (1973) Effect of induced fever on sulfobromophthalein kinetics in man. Ann Intern Med 78:221–226
Blumenstock FA, Saba TM, Weber P (1978) Purification of alpha-2-opsonic protein from human serum and its measurement by immunoassay. J Reticuloendothel Soc 23:119–134
Bode JC, Heidelbach R, Bode C, Mannheim W, Dürr KH, Martini GA (1979) Bakterienbesiedlung des Dünndarmes bei chronischen Alkoholikern im Vergleich zu Nichtalkoholikern (Abstr). Z Gastroenterologie 17:652–653
Bogendörfer L (1928) Über intestinale Autointoxikation. Berl Klinik 35:1–24
Bog-Hansen TC, Krug HH, Back U (1978) Plasma lipoprotein-associated arylesterase is induced by bacterial lipopolysaccharide. FEBS Lett 93:86–90

Bohle A, Sitte H, Miller F (1958) Elektronenmikroskopische Untersuchungen am Glomerulum des Kaninchens beim generalisierten Shwartzman-Phänomen. Verh Dtsch Ges Pathol 41:326–332

Boler RK, Bibighaus AJ (1967) Ultrastructural alterations of dog livers during endotoxin shock. Lab Invest 17:537–561

Bonameaux Y (1961) L'accolement des plaquettes aux fibres sous-endotheliales. Thromb Haemost (Stuttg) 6:504–516

Bradfield JWB (1974) Control of spillover. The importance of Kupffer cell function in clinical medicine. Lancet II:883–886

Bradfield JWB (1980) Can we measure Kupffer cell function in man? In: Liehr H, Grün M (eds) The reticuloendothelial system and the pathogenesis of liver disease. Elsevier North Holland Biomedical Press, Amsterdam New York Oxford, pp 309–316

Bradfield JWB, Souhami RL (1980) Hepatoxyte damage secondary to Kupffer cell phagocytosis. In: Liehr H, Grün M (eds) The reticuloendothelial system and the pathogenesis of liver disease. Elsevier North Holland Biomedical Press, Amsterdam New York Oxford, pp 165–171

Bradley SE, Conan NJ (1947) Estimated hepatic blood flow and bromsulfalein extraction in normal man during the pyrogenic reaction. J Clin Invest 26:1175

Braude AI, Carey FJ, Zalesky M (1955) Studies with radioactive endotoxin. II. Correlation of physiologic effects with distribution of radioactivity in rabbits injected with lethal doses of E. coli endotoxin labelled with radioactive sodium chromate. J Clin Invest 34:858–866

Brauer RW (1958) Blood flow distribution in the liver and circulatory control of liver function. In: Brauer RW (ed) Liver function. Waverly Press, Baltimore, p 113

Brauer RW, Leong GF, McElroy RF (1956) Circulatory pathways in the rat liver as revealed by P^{32} chromic phosphate colloid uptake in the isolated perfused liver preparation. Am J Physiol 184:593

Brobmann GF, Ulano HB, Hinshaw L, Jacobson ED (1970) Mesenteric vascular response to endotoxin in the monkey and dog. Am J Physiol 219:1464–1467

Broitman SA, Gottlieb LS, Zamcheck N (1964) Influence of neomycin and ingested endotoxin in the pathogenesis of choline deficiency cirrhosis in the adult rat. J Exp Med 119:633–640

Brunning RA, Woolfrey BF, Schrader Wh (1964) Studies with tridiated endotoxin. II. Endotoxin localization in the formed elements of the blood. Am J Pathol 44:401–409

Brunswig D (1980) The factor VIII related protein – An indicator of Kupffer cell dysfunction. In: Liehr H, Grün M (eds) The reticuloendothelial system and the pathogenesis of liver disease. Elsevier North Holland Biomedical Press, Amsterdam New York Oxford, pp 295–300

Buchanan BJ, Filkins JP (1976) Insulin secretion and sensitization to endotoxin shock. Circ Shock 3:223–230

Capps JA, Coleman GH (1923) Influence of alcohol on the prognosis of pneunomia in Cook County hospital. A statistical report. JAMA 80:750–752

Caridis DT, Woodruff PWH, Reinhold RB, Fine J (1972) Endotoxaemia in man. Lancet I:1381–1386

Caridis DT, Ishiyama M, Woodruff PW (1973) Role of the intestinal flora in clearance and detoxification of circulating endotoxin. J Reticuloendothel Soc 14:513–521

Cavanagh D, Rao PS, Sutton DMC, Bhagat D, Bachmann F (1970) Pathophysiology of endotoxin shock in the primate. Am J Obstet Gynecol 108:705–719

Clemente C, Bosch J, Rodes J, Arroyo V, Mas A, Maragall S (1977) Functional renal failure and haemorrhagic gastritis associated with endotoxaemia in cirrhosis. Gut 18:556–560

Clowes GHA, O'Donnell TF, Tyan NT (1975) Abnormalities of energy metabolism in sepsis and endotoxaemia. In: Urbaschek B, Urbaschek R, Neter E (eds) Gram negative bacterial infections. Springer Verlag, Wien New York, pp 248–253

Cluff LE (1956) A study of the effect of serum on the immunological reaction of a bacterial endotoxin. J Exp Med 103:439–452

Cohen E (1979) Biomedical applications of the horseshoe crab (Limulus polyphemus). Alan R Liss Inc, Ne York

Colin R, Graucher T, Lemeland JF, Hecketsweiler P, Galmiche JP, Le Grix A, Geffroy Y (1979) Recherche d'une endotoxinemie dans le entero-colites inflammatoires crytogenetiques. Gastroenterol Clin Biol 3:15–19

Conn HO, Fessel JM (1971) Sponatneous bacterial peritonitis in cirrhosis. Variations on a theme. Medicine 50:161–197

Conn HO, Lieberthal MM (1979) The hepatic coma syndromes and lactulose. Williams and Wilkins Co, Baltimore

Cook JA, DiLuzio NR (1973) Protective effect of cysteine of methylprednisolone in lead acetate-endotoxin induced shock. Exp Mol Pathol 19:127–138

Cooksley WGE, Powell LW, Halliday JW (1973) Reticuloendothelial phagocytic function in human liver diseases and its relationship to haemolysis. Br J Haematol 25: 147–164

Cooperstock MS, Tucher RP, Baublis JV (1975) Possible pathogenetic role of endotoxin in Reye's syndrome. Lancet I:1272

Correia JP, Conn HO (1975) Spontaneous bacterial periotnitis in cirrhosis: Endemic or epidemic? Med Clin North Am 59:963–981

Corrigan JJ, Bell BM (1971) Endotoxin-induced intravascular coagulation: Prevention with Polymyxin B sulfate. J Lab Clin Med 77:802–810

Cuevas P, Fine J (1972) Route of absorption of endotoxin from the intestine in non-septic shock. J Reticuloendothel Soc 11:535–538

Cuevas P, Fine J (1973) Production of fatal endotoxic shock by vasoactive substances. Gastroenterology 64:285–291

Cuevas P, Kuafman AE, Fine J (1973/74) A vasoactive agent in burns which produces fatal endotoxic shock. Surg Forum 24/25:39–41

Daniele R, Singh H, Appert HE, Pairent FW, Howard JM (1970) Lymphatic absorption of intraperitoneal endotoxin in the dog. Surgery 67:484–487

Das J, Schwartz AA, Folkman J (1973) Clearance of endotoxin by platelets: Role in increasing the accuracy of the limulus gelation test in combating experimental endotoxemia. Surgery 74:235–240

Di Luzio NR (1962) Triglyceride alterations in normal and reticuloendothelial stimulated rats following CCl_4. J Am Oil Chem Soc 39:194–196

Di Luzio NR (1979) Lysozyme, Glucan-activated macrophages and neoplasia. J Reticuloendothel Soc 26:67–81

Di Luzio NR, Williams DL (1980a) Macrophage-mediated modification of the increased suceptibility of chronic ethanol-treated mice to S. aureus infection. In: Liehr H, Grün M (eds) The reticuloendothelial system and the pathogenesis of liver disease. Elsevier North Holland Biomedical Press, Amsterdam New York Oxford, pp 137–148

Di Luzio NR, Williams DL (1980b) Modification of experimental viral hepatitis by glucan induced macrophage activation. In: Liehr H, Grün M (eds) The reticuloendothelial system and the pathogenesis of liver disease. Elsevier North Holland Biomedical Press, Amsterdam New York Oxford, pp 363–368

Dobson EL (1957) Factors controlling phagocytosis. In: Halpern BN (ed) Physiopathology of the reticuloendothelial system. Charles C. Thomas, Springfield, Ill, p 88

Drivas G, James O, Wardle N (1976) Study of reticuloendothelial phagocytic capacity in patients with cholestasis. Br J Med 1:1568–1569

Dubczak JA, Cotter R, Dastoli FR (1979) Quantitative detection of endotoxin by nephelometry. In: Cohen E (ed) Biomedical applications of the horseshoe crab (Limilidae). Alan R Liss, New York, pp 403–414

Du Bose DA, Lemaire M, Basamania K, Rowlands J (1980) Comparison of plasma extraction of samples for endotoxin testing by the limulus amoebocyte lysate test. J Clin Microbiol 11:68–72
Dumont F (1975) Effect of stimulation with bacterial lipopolysaccharide on the surface-charge of mouse B-lymphocytes. Ann Immunol (Paris) 126 C:453
El Mofty SK, Scrutton MC, Serroni A, Nocolini C, Farber JL (1975) Early, reversible plasma membrane injury in galactosamine-induced liver cell death. Am J Pathol 79: 579–595
Emerson TE jr, Bryan WJ (1977) Regional cerebral blood flows in endotoxin shock with methylprednisolone treatment. Proc Soc Exp Biol Med 156:378–381
Erdös EG, Massion WH, Downs DR, Gecse A (1974) Effect of the inhibition of angiotensin I converting enzyme in endotoxin and hemorrhagic shock. Proc Soc Exp Biol Med 145:948–951
Farber JL, El Mofty S (1975) The biochemical pathology of liver cell necrosis. Am J Pathol 81:237–250
Filkins JP (1970) Bioassay of endotoxin inactivation in the lead-sensitized rat. Proc Soc Exp Biol Med 134:610–612
Filkins JP (1977) Depression of RES function and sensitization to endotoxin shock and hypoglycemia. J Reticuloendothel Soc 22:461–467
Filkins JP, Cornell RP (1974) Depression of hepatic gluconeogenesis and the hypoglycemia of endotoxin shock. Am J Physiol 227:778–781
Filkins JP, Yelich MR (1980) RES function and glucoregulation in endotoxicosis. In: Liehr H, Grün M (eds) The reticuloendothelial system and the pathogenesis of liver disease. Elsevier North Holland Biomedical Press, Amsterdam New York Oxford, pp 89–98
Fine J (1958) The liver in traumatic shock. Symposium on liver function. Am Inst Biol Sci Nr 4, Washington, pp 585–598
Fine J (1965) Current status of the problem of traumatic shock. Surg Gynecol Obstet 120:537–544
Fine J (1975a) Acute pancreatitis. Lancet I:1092
Fine J (1975b) Reflections. Contemp Surgery 7:48–56
Fine J (1980) Nutritional cirrhosis and intestinal flora. In: Liehr H, Grün M (eds) The reticuloendothelial system and the pathogenesis of liver disease. Elsevier North Holland Biomedical Press, Amsterdam New York Oxford, pp 247:255
Fine J, Frank ED, Ravin HA, Rutenberg SH, Schweinburg FB (1959) The bacterial factor in traumatic shock. N Engl J Med 214–220
Fink PC, Lehr L, Urbaschek RM, Kozak J (1981) Limulus amoebocyte lysate test for endotoxemia: Investigations with a fentogramm sensitiv spectophotometric assay. Klin Wochenschr 59:213–218
Finkelstein RA (1964) Observations of mode of action of endotoxin in chick embryos. Proc Soc Exp Med 115:702–707
Fischler F (1925) Physiologie und Pathologie der Leber. 2 Aufl. Springer, Berlin
Flenker H, Liehr H (1978) Schockmanifestationen in Magen, Darm, Pankreas und Leber. Verh Deutsch Ges Pathol 62:127–146
Fossard DP, Kakkar VV (1974) The Limulus test in experimental and clinical endotoxemia. Br J Surg 61:798–804
Franke WG, Johannsen B, Henning K, Woller P (1972) Funktionsdiagnostik der RES mit kurzlebigen Radionukliden. Z Inn Med 27:1029–1034
French SW, Burbige EG (1979) Alcoholic hepatitis: clinical, morphologic, pathogenic, and therapeutic aspects. Liver Dis 5:557–579
French JE, Macfarlane RG, Saunders AG (1964) The structure of haemostatic plugs and experimental thrombi in small arteries. Br J Exp Pathol 45:467–474
Freudenberg MA, Bog-Hansen TC, Back U, Girillo E, Galanos C (1980) Interaction of lipopolysaccharides with plasma high density lipoprotein in rats. In: Eaker D, Waldstrøm T (eds) Natural Toxins. Pergamon Press, Oxford New York, pp 349–354

Freudenberg MA, Galanos C (1978) Interaction of lipopolysaccharides and lipid A with complement in rats and its relation to endotoxicity. Infection and Immunity 19:875–882

Fritz H (1973) A cytotoxic effect on monkey kidney cells, induced by sera from patients with acute renal failure and suggesting endotoxemia. Acta Med Scand 193: 79–88

Fritze E, Doering P (1959) Der Transport eines markierten Endotoxins im Blut. Z Exp Med 132:334–336

Fulenwider JT, Sibley C, Stein SF, Evatt B, Nordlinger BM, Ivey GL (1980) Endotoxemia in cirrhosis: an observation not substantiated. Gastroenterology 78:1001–1004

Fumarola D, Jirillo E (1976) Limulus test, parenteral drugs and biological products: an approach. Giornale di Batteriologia, Virologia et Immunologia LXIX, N 1–6

Fumarola D, Jirillo E (1979) Endotoxin contamination of some commercial preparations used in experimental research. In: Cohen E (ed) Biomedical applications of the horseshoe crap (Limulidae). Alan R Liss, New York, pp 379–385

Gates GA, Henley KS, Pollard HM, Schmidt E, Arbor A (1961) The cell population of human liver. J Lab Clin Med 57:182–184

Gäng V, Baldus M, Kadereit M (1976) Serum level changes of endogenous and postheparin diamine oxidase (histaminase) in clinical and experimental hepatitis. Acta Hepatogastroenterol (Stuttg) 23:104–109

Gäng V. Brunswig D, Liehr H (1978) Aktivierung der Diaminooxydase (Histaminase) durch Heparin. Ein Hinweis auf den Einfluß von Heparin auf die Hämostagnation. Verh Dtsch Ges Inn Med 84:1388–1391

Galambos JT (1974) Alcoholic hepatitis. In: Schaffner F, Sherlock S, Leevy CM (eds) The liver and its diseases. Thieme, Stuttgart, pp 255–267

Galanos C (1975) Physical state and biological activity of lipopolysaccharides. Toxicity and immunogeneicity of the lipid A component. Z Immunol Forsch 149:214–229

Galanos C, Lüderitz O (1976) The role of the physical state of lipopolysaccharides in their interaction with complement. Eur J Biochem 65:403–408

Galanos C, Freudenberg MA, Lüderitz O, Rietschel ET, Westphal O (1979) Chemical, physiochemical and biological properties of bacterial lipopolysaccharides. In: Cohen E (ed) Biomedical applications of the horseshow crab (Limulidae). Alan R Liss, New York, pp 321–332

Gans H (1964) Study of fibrinogen turnover rates after total hepatoektomy in dogs. Surgery 55:544–550

Gans H, Matsumoto K (1975) On the escape of endotoxin from the intestine. In: Urbaschek B, Urbaschek R, Neter E (eds) Gram negative bacterial infections. Springer, Wien New York, pp 429–435

Gans H, Matsumoto K, Mori K (1972) Antibodies and intravascular clotting in liver cirrhosis. Lancet I:1181–1182

Gaynor E, Bouvier C, Spaet TH (1970) Vascular lesions: Possible pathogenetic basis of the generalized Shwartzmann reaction. Science 170:986–988

Geller LJ, Kozlova ZP (1976) Some features in histamine metabolism of liver disease. VOP Med Klin 16:122–128

Gendrault JL, Steffan AM, Bingen A, Kirn A (1977) Interaction of frog virus 3(FV3) with sinusoidal cells. In: Wisse E, Knook DL (eds) Kupffer cells and other liver sinusoidal cells. Elsevier North Holland Biomedical Press, Amsterdam New York Oxford, pp 223–232

Gendrault JL, Steffan AM, Bingen A, Kirn A (1980) Uptake of frog virus 3 by Kupffer cells in vivo and in vitro. In: Liehr H, Grün M (eds) The reticuloendothelial system and the pathogenesis of liver disease. Elsevier North Holland Biomedical Press, Amsterdam New York Oxford, pp 221–228

Gendrault JL, Steffan AM, Elharrar M, Kirn A (1979) Wirkung eines wasserlöslichen Derivates von Silymarin auf die durch Frog-virus 3 an Mäusehepatozyten hervorgerufenen morphologischen und funktionellen Veränderungen. Arzneim Forsch/ Drug Res 29:786–791

Golbert VE, Braude AI (1962) Reduction of serum complement in rabbits after injection of endotoxin. J Exp Med 116:477

Gillenwater GY, Dooley ES, Frohlich ED (1963) Effects of endotoxin on renal function and hemodynamics. Am J Physiol 205:293–297

Glass K, Palmerio C, Fine J (1969) Further evidence of the role of the reticuloendothelial system in the maintenance of vascular integrity. Surgery 66:709–714

Goodale F, Snell ES, Wendt F, Cranston WI (1956) Inactivation of a bacterial pyrogen by human serum and plasma. Clin Sci 15:491–495

Gormus BJ, Shands JW (1976) Endotoxin-stimulated spleen cells: dissociation between DNA synthesis and IgM production at the cellular level. Proc Soc Exp Biol 152:489–492

Goodrum KJ, Moore RN, Berry LJ (1978) Effect of Indomethacin on the response of mice to endotoxin. J Reticuloendothel Soc 23:213–221

Gorodischer R, Krasner J, Mc Devitt JJ, Nolan J, Yaffee SJ (1976) Short communications. Hepatic microsomal drug metabolism after administration of endotoxin in rats. Biochem Pharm 25:351–353

Götze O, Müller-Eberhard HJ (1970) Lysis of erythrocytes by complement in the absence of antibody. J Exp Med 132:898–915

Götze O, Müller-Eberhard HJ (1971) The C3-activator system: an alternative pathway of complement activation. J Exp Med 134:90–108

Greisman SE, Hornick RB (1969) Comparative pyrogenic reactivity of rabbit and man to bacterial endotoxin. Proc Soc Exp Biol Med 131:1154

Grün M, Brölsch E, Wolter J (1980) Influence of portal hepatic blood flow on RES function. In: Liehr H, Grün M (eds) The reticuloendothelial system and the pathogenesis of liver disease. Elsevier North Holland Biomedical Press, Amsterdam New York Oxford, pp 149–158

Grün M, Liehr H (1977) Biological significance of altered von Kupffer cell function in experimental liver disease. In: Wisse E, Knook DL (eds) Kupffer cells and other sinusoidal cells. Elsevier North Holland Biomedical Press, Amsterdam New York Oxford, pp 437–446

Grün M, Liehr H, Rasenack U (1977) Significance of endotoxemia in experimental "galactosamine-hepatitis" in the rat. Acta Hepatogastroenterol (Stuttg) 24:64–81

Grün M, Brunswig D, Mersch-Baumert K, Conrath M, Hörder MH, Laun A, Liehr H, Richter E (1972) Gerinnungsstörungen bei der Galaktosamin-Hepatitis der Ratte. Acta Hepatogastroenterol (Stuttg) 19:103–108

Grün M, Liehr H, Brunswig D, Thiel H (1974a) Regulation of fibrinogen synthesis in portal hypertension. Thrombos Haemost 32:292–305

Grün M, Liehr H, Grün W, Rasenack U, Brunswig D (1974b) Influence of liver RES on toxic liver damage due to galactosamine. Acta Hepatogastroenterol (Stuttg) 21:5–15

Grün M, Liehr H, Thiel H, Rasenack U (1976) Effekt einer Endotoxinämie auf die renale und intrarenale Hämodynamic bei Ratten mit und ohne portakavale Anastomose. Z Gastroenterol 14:285–297

Gut JP, Steffan AM, Anton M, Kirn A (1980) Kupffer cell function and frog virus 3 hepatitis in mice and rats. In: Liehr H, Grün M (eds) The reticuloendothelial system and the pathogenesis of liver disease. Elsevier North Holland Biomedical Press, Amsterdam New York Oxford, pp 211–219

György P (1954) Antibiotics and liver disease. Ann NY Acad Sci 57:925–931

Hadbavney AM, Buchanan BJ, Filkins JP (1978) Insulin and the glucoregulatory alterations of RES depression. J Reticuloendothel Soc 24:57–62

Hall RC, Hodge RL (1971) Vasoactive hormones in endotoxin shock: A comparative study in cats and dogs. J Physiol 213:69–84

Hansson R (1973) Heparin-induced increase of diamine oxydase (histaminase) in blood and lymph. Scand J Clin Lab Invest (Suppl) 31:7–21

Hegemann F (1954) Zur Bedeutung des Blutserums für die Entstehung und das Wirksamwerden bakterieller Reizstoffe beim Menschen. Z Immunitätsforsch 111:213–225

Hegemann F (1956) Studien über die Natur des fieberstoffneutralisierenden Faktors im normalen menschlichen Blut. Z Immunitätsforsch 113:386–395

Heene DL, Lasch HR (1977) Klinische Aspekte der Mikrozirkulationsstörung unter besonderer Berücksichtigung des Schocks. In: Handbuch der Allgemeinen Pathologie, III/7. Springer, Berlin Heidelberg New York, pp 889–995

Hegglin R, Rutishauser W (1962) Kreislaufdiagnostik mit der Farbstoffverdünnungsmethode. Thieme, Stuttgart

Heine WD, Liehr H, Grün M (1978) Intestinale Histaminfreisetzung und ihre Bedeutung für die Entstehung der sogenannten Galactosamin-Hepatitis. Verh Dtsch Ges Pathol 62:252–255

Hicks MH, Holt HP, Guerrant JL (1948) The effect of spontaneous and artificially induced fever on liver function. J Clin Invest 27:580–587

Hinshaw LB (1971) Release of vasoactive agents and the vascular effects of endotoxin. In: Kadis S, Weinbaum G, Ajl SJ (eds) Microbial toxins, vol V. Academic Press, New York London, pp 209–260

Hjort PF, Rapaport SI (1965) The Shwartzman reaction: Pathogenetic mechanisms and clinical manifestations. Annu Rev Med 16:135–168

Ho M, Kass EH (1957) Protectiv effect of components of normal blood against the lethal action of endotoxin. J Lab Clin Med 51:297–311

Hoffmann MK, Weiss O, Koenig S, Hirst JA, Oettgen HF (1975) Suppression and enhancement of the T cell-dependent production of antibody to SRBC in vitro by bacterial lipopolysaccharide. J Immunol 114:738–741

Hörder MH, Kickhöfen B (1957) Vergleichende Untersuchungen über den Nachweis der Fibrinolyse nach Injektion eines bakteriellen Lipopolysaccharids (Pyrexal). Acta Haematol 17:321–332

Huth K, Ruwisch H, Schmahl FW, Blümel G, Urbaschek B (1970) Histamin als Mediator der endotoxininduzierten und der posttraumatischen Hyperlipoproteinämie. Verh Dtsch Ges Kreislaufforsch 36:319

Huth K, Schmahl FW, Oehler G, Hassinger R, Heckers H, Blumenthal J (1975) Endotoxin-bedingte Stoffwechselstörungen. Fortschr Med 93:1664–1668

Iwasaki M, Marugama J, Ikeziri N (1980) Endotoxin in severe liver disease. Jpn J Gastroenterol 77:386–394

Jacob AI, Goldberg PK, Bloom N, Degenshein GA, Kozinn PJ (1977) Endotoxin and bacteria in portal blood. Gastroenterology 72:1268–1270

Jedrychowski A, Hillenbrand P, Ajduklewicz AB (1973) Fibrinolysis in cholestatic jaundice. Br Med J I:640–642

Kadis S, Weinbaum G, Ajl SJ (1971) Microbial toxins. A comprehensive treatise, vol V. Bacterial endotoxins. Academic Press, New York London

Kagnoff MF, Billings P, Cohn M (1974) Functional characteristics of Peyer's patch lymphoid cells. II. Lipopolysaccharide is thymus dependent. J Exp Med 139:407–413

Kampschmidt RF, Upchurch HF (1970) A comparison of the effect of rabgit endogenous pyrogen on the body temperature of the rabbit and lowering of plasma iron in the rat. Proc Soc Exp Biol Med 133:128–130

Kaplan JE (1980) Physiological and pathophysiological factors determining phagocytosis. In: Liehr H, Grün M (eds) The reticuloendothelial system and the pathogenesis of liver disease. Elsevier North Holland Biomedical Press, Amsterdam New York Oxford, pp 55–67

Kelly MG, Smith NH, Rall DP (1957) Effect of incubation with rabbit serum on toxicity and tumor-necrotizing action of polysaccharide from S. marcescens. Am J Physiol 188:563–567

Keraan M, Meyers OL, Engelbrecht GHC, Hickman R, Saunders SJ, Terblanche J (1974) Increased serum immunglobulin levels following portacaval shunt in the normal rat. Gut 15:468–472

Kocšar LT, Bertóc L, Varterész V (1969) Effect of bile acids on the intestinal absorption of endotoxin in rats. J Bacteriol 100:220–223

Kohno K, Suzuki N, Ohnishi K, Musha H, Kotoda K, Okuda K (1980) Mechanism for development of systemic endotoxemia in patients with cirrhosis and portal endotoxemia. Acta Hepatol Jpn 21:1322–1329

Korn KJ (1963) Hämorrhagisch-nekrotisierende Pankreatitis durch lokales Shwartzman-Phänomen. Ihre Abgrenzung von der tryptischen Pankreatitis. Frankf Z f Pathol 73:203–227

Kühn HA (1947) Die formale Pathogenese der Hepatitis epidemica nach Untersuchungen an Leberpunktaten. Beitr Pathol Anat Allg Pathol 109:589–649

Kühn HA (1980) Implications of Kupffer cell activation in virus hepatitis in man. In: Liehr H, Grün M (eds) The reticuloendothelial system and the pathogenesis of liver disease. Elsevier North Holland Biomedical Press, Amsterdam New York Oxford, pp 303–307

Kuida H, Gilbert RP, Hinshaw LB, Brunson JG, Visscher MB (1961) Species differences in effect of gram-negative endotoxin on circulation. Am J Physiol 200:1197–1202

Kurahori T, Koda T, Ichikawa M, Watanabe Y (1979) Phagocytic activity of reticuloendothelial system of patients with chronic liver disease. Kanzo 20, 27:249–38: 260

Lagrange PH, Mackaness GB (1975) Effect of bacterial lipopolysaccharide on the induction and expression of cell-mediated immunity. II. Stimulation of the efferent arc. J Immunol 114:447–451

Lagrange PH, Mackaness GB, Miller TE, Pardon P (1975) Effects of bacterial lipopolysaccharide on the induction and expression of cell-mediated immunity. I. Depression of the afferent arc. J Immunol 114:442–446

Lambert PB, Si-Chun Ming, Palmerio C (1969) Vasomotor factors in the Shwartzman phenomenon. Am J Pathol 57:559–580

The Lancet 1893, Paris correspondent: The antiendotoxic function of the liver. Lancet II:1092

Landy M, Skarnes RC, Rosen FS, Traponi RJ, Shear MG (1957) Inactivation of biologically active ("Endotoxic") polysaccharides by fresh human serum. Proc Soc Exp Biol Med 96:744–747

Lathem W (1956) The urinary excretion of sodium and potassium during the pyrogenic reaction in man. J Clin Invest 35:947–953

Latour JG, Leger C (1975) Prevention by glucocorticoids of disseminated intravascular coagulation induced by endotoxin mechanisms. J Lab Clin Med 85:934–949

Leevy CM, Chem T, Luisada-Opper A, Kanagasundaram N, Zetterman R (1976) Liver disease of the alcoholic-role of immunologic abnormalities in pathogenesis recognization and treatment. Liver 5:516–530

Leibowitz AI, Nolan JP (1979) Immunoradiometric assay of endotoxin in serum. Clin Chem 25:68–70

Lemperle G, Herdter F, Gospos F (1971) The stimulating or depressing effect of various drugs on the phagocytic function of the RES. In: Di Luzio NR (ed) The reticuloendothelial system and immune phenomena. Plenum Press, New York

Levin J (1979a) The reaction between bacterial endotoxin and amebocyte lysate. In: Cohen E (ed) Biomedical applications of the horseshoe crab (Limulidae). Alan R Liss, New York, pp 131–146

Levin J (1979b) The Limulus test: a status report. In: Cohen E (ed) Biomedical applications of the horseshoe crab (Limulidae). Alan R Liss, New York, pp 235–244

Levin J, Bang FB (1964) The role of endotoxin in the extracellular coagulation of Limulus blood. Bull J Hop Hosp 115:265–274

Levin J, Bang FB (1968) Clottable protein in limulus: its localization and kinetics of its coagulation by endotoxin. Thromb Haemost 19:186–197

Levin J, Tomasola PA, Oser RS (1970) Detection of endotoxin in human blood and demonstration of an inhibitor. J Lab Clin Med 25:903–911

Levin J, Poore TE, Zauber NP, Oser RS (1970) Detection of endotoxin in the blood of patients with sepsis due to gram-negative bacteria. N Engl J Med 283:1313–1316

Levin J, Poore TE, Young NS, Margolis S, Zauber NP, Townes AS, Bell WR (1972) Gram-negative sepsis: detection of endotoxemia with the Limulus test. Ann Intern Med 76:1–7

Lévy VG, Buffet C, Conard J (1973) Troubles de la coagulation au cours de réinjections continues du liquide d'ascite. Fibrinolyse au coagulation intra-vasculaire. Nouv Presse Med 2:446

Levy E, Slusser RJ, Ruebner BH (1968) Hepatic changes produced by a single dose of endotoxin in the mouse. Am J Pathol 52:477–502

Liehr H (1979a) The Limulus assay for endotoxemia, as applied in gastroenterology. In: Cohen E (ed) Biomedical applications of the horseshoe crab (Limulidae). Alan R Liss, New York, pp 303–307

Liehr H (1979b) Endotoxine and Schock. In: Wiemann K (ed) Schock und Schockbekämpfung. Medizinische Verlagsgesellschaft Marburg/Lahn, pp 81–101

Liehr H (1980a) Biological significance of RES function in galactosamine hepatitis. In: Liehr H, Grün M (eds) The reticuloendothelial system and the pathogenesis of liver disease. Elsevier North Holland Biomedical Press, Amsterdam New York Oxford, pp 185–194

Liehr H (1980b) Endotoxemia in liver disease. In: Liehr H, Grün M (eds) The reticuloendothelial system and the pathogenesis of liver disease. Elsevier North Holland Biomedical Press, Amsterdam New York Oxford, pp 325–336

Liehr H, Grün M (1977) Clinical aspects of kupffer cell failure in liver diseases. In: Wisse E, Knook DL (eds) Kupffer cells and other liver sinusoidal cells. Elsevier North Holland Biomedical Press, Amsterdam New York Oxford, pp 427–436

Liehr H, Grün M (1978a) Ruolo delle endotossine nelle alterazioni renali in corso di epatopatia. Min Med 69:3231–3242

Liehr H, Grün M (1978b) Endotoxinämie und Enzephalopathie – ein pathogenetischer Zusammenhang? In: Wewalka F, Dragosics B (eds) Aminosäuren, Ammoniak und hepatische Enzephalopathie. Fischer, Stuttgart New York, pp 22–32

Liehr H, Grün M (1979a) Endotoxins in liver disease. Progr Liver Dis 6:313–326

Liehr H, Grün M (1979b) Funktionsstörungen des retikulo-endothelialen Systems (RES). In: Kühn HA, Wernze H (eds) Klinische Hepatologie. Thieme, Stuttgart, pp 3151–3162

Liehr H, Jacobs AJ (1981) Endotoxin and renal failure in liver disease. In: Epstein M (ed) The kindey in liver disease. Elsevier North Holland, New York

Liehr H, Grün M, Brunswig D (1976a) Endotoxaemia in acute hepatic failure. Acta Hepatogastroenterol (Stuttg) 23:235–240

Liehr H, Grün M, Thiel H (1976b) Systemische Zirkulation by portaler Hypertension. Verh Dtsch Ges Inn Med 82:159–169

Liehr H, Englisch G, Rasenack U (1979) The interference of lactulose with RES function and endotoxemia in galactosamine hepatitis. J Reticuloendothel Soc 25:48a

Liehr H, Grün M, Brunswig D, Sautter T (1975a) Endotoxinaemia in liver cirrhosis: treatment with polymyxin B. Lancet I:810–811

Liehr H, Grün M, Thiel H, Brunswig D, Rasenack U (1975b) Endotoxin-induced liver necrosis and intravascular coagulation in rats enhanced by porta caval collateral circulation. Gut 16:429–436

Liehr H, Grün M, Brunswig D, Sautter T (1976) Endotoxinämie bei Leberzirrhose. Z Gastroenterologie 14:14–23

Liehr H, Grün M, Seelig HP, Seelig R, Rasenack U (1978a) Synergistic action of hepatocyte membrane defect and activated complement system in liver cell death. Acta Hepatogastroenterol (Stuttg) 25:105–110

Liehr H, Grün M, Seelig HP, Seelig R, Reutter W, Heine WD (1978b) On the pathogenesis of galactosamine hepatitis. Indications of extrahepatocellular mechanisms responsible for liver cell death. Virch Arch (Cell Path) 26:331–344

Liehr H, Seelig R, Grün M, Seelig HP (1979a) Endotoxemia and complement activation in acute pancreatitis. Gastroenterol Clin Biol 3289–3290

Liehr H, Rietbrock J, Seelig R, Seelig HP (1979) Endotoxinämie oder Endotoxikose bei intensivmedizinisch behandelten Patienten. 11. Tagung Dtsch Ges Internist Intensivmed Berlin

Liehr H, Englisch G, Rasenack U (1980a) Lactulose – a drug with antiendotoxin effect. Hepatogastroenterol (Stuttg) 27:356–360

Liehr H, Grün M, Seelig R, Seelig HP (1980b) Endotoxinämie bei akuter Panreatitis. Leber, Magen, Darm 10:259–264

Liu YK (1979) Phagocytic capacity of reticuloendothelial system in alcoholics. J Reticuloendothelial Soc 25:605–613

Liu TY, Seid RC, Rai JY, Liang SM, Sakmar TP, Robbins JB (1979) Studies on Limulus lysate coagulating system. In: Cohen E (ed) Allan R Liss, New York, pp 147–158

Londe SP, Massie H, Monafo WW, Bernard HR (1967) Resistance of the isolated canine heart to endotoxin. Surgery 61:466–470

Lopes J, Inniss WE (1969) Electron microscopy of effect of polymyxin on Escherichia coli lipopolysaccharide. J Bacteriol 100:1128–1130

Louis JA, Lambert PH (1979) Lipopolysaccharides from immunostimulation to autoimmunity. Springer Semin Immunopathol 2:215–228

Lovejoy WP, Morris TQ, Preisig R (1965) Biliary excretion of sulfobromophthalein (BSP) by the unanesthetized dog during the pyrogen reaction. Fed Proc 24:167

Luckey TD, Reyniers JA, György P, Forbes M (1954) Germ free animals and liver necrosis. Ann N Y Acad Sci 57:932–935

Lüderitz O, Westphal O, Staub AM, Nikaido H (1971) Isolation and chemical and immunological characterization of bacterial lipopolysaccharides. In: Weinbaum G, Kadis S, Ajl SJ (eds) Microbial toxins, vol IV. Academic Press, New York, pp 145–233

Lüscher EF (1975) Die Aktivierung des Gerinnungssystems im Verlauf gramnegativer Infektionen und Endotoxinämien. Fortschr Med 93:1037–1082

Magliulo E, Dietz A, Torre D, Portelli V, Scevola D (1979) Endotoxin spillover in viral hepatitis. Infection 7:155–156

Magnus-Alsleben E (1920) Handbuch der normalen und pathologischen Physiologie, III, p 1027

Majno G, Shea SH, Leventhal M (1969) Endothelial contraction induced by histamine-type mediators: An electron microscopic study. J Cell Biol 42:647

Margaretten W, McKay DG (1971) Thrombotic ulcerations of the gastrointestinal tract. Arch Intern Med 127:250–253

Martini GA, Baltzer G, Arndt H (1972) Some aspects of circulatory disturbances in cirrhosis of the liver. Progr Liver Dis 3:231–250

Martini GA, Phear EA, Ruebner B, Sherlock S (1957) The bacterial content of the small intestine in normal and cirrhotic subjects: relation to methionine toxicity. Clin Science 16:35–51

Mayer MM (1976) On the mechanism of cytolysis by complement. Experimental studies of the transmembrane channel hypothesis. In: The nature and significance of complement activation. Ortho Research Institute of Med Sciences, Raritan, New Jersey, pp 29–41

McDonald R, Weise V, Peterson R (1956) Effect of aspirin and reserpin on adrenocortical response to Piromen in man. Proc Soc Exp Biol Med 93:343–348

McDougall BRD, Williams R (in press) Gut

McGrath JM, Stewart GJ (1969) The effects of endotoxin on vascular endothelium. J Exp Med 129:833–848

McKay DG (1973) Vessel wall and thrombogenesis – Endotoxin. Thromb Haemost 29:11–26

Mela L (1975) Mitochondrial metabolic alterations in experimental circulatory shock. In: Urbaschek B, Urbaschek R, Neter E (eds) Gram-negative bacterial infections. Springer, Wien New York, pp 288–293

Mela L, Bacalzo LV, Miller LD (1971) Defective oxidation metabolism of rat liver mitochondria in hemorrhagic and endotoxin shock. Am J Physiol 220:571–577

Melby J, Egdahl R, Spink W (1960) Secretion and metabolism of cortisol after injection of endotoxin. J Lab Clin Med 56:50–62

Mergenhagen SE, Wahl SM, Wahl LM (1980) Regulation of fibroblast function by soluble mediators from lymphoreticular cells. In: Liehr H, Grün M (eds) The reticuloendothelial system and the pathogenesis of liver disease. Elsevier North Holland Biomedical Press, Amsterdam New York Oxford, pp 69–78

Meyer zum Büschenfelde KH, Hopf U, Manus M (1979) Experimentelle Modelle immunpathologischer Erkrankungen des Menschen- Lebererkrankungen. Verh Dtsch Ges Inn Med 85:1443–1447

Mitschke H (1980) Primäre und sekundäre Wundheilung. Symposium Saarbrücker Gespräche „Wundheilung". Thieme, Stuttgart

Moberg GP (1971) Site of action of endotoxins on hypothalamic-pituitary-adrenal axis. Am J Physiol 220:397–400

Moore RN, Berry LJ (1976) Inhibited hormonal induction of hepatic phosphoenolpyruvate carboxykinase in poly I. poly C treated mice, an endotoxin-like glucocorticoid antagonism. Experientia 32:1566–1568

Moore RN, Goodrum KJ, Berry LJ, McGhee JR (1977) Correction of an abnormal response of nude mice to endotoxin with a cell-derived mediator. J Reticuloendothel Soc 21:271–278

Morrison DC, Ulevitch RJ (1978) The effects of bacterial endotoxins on host meditions systems. Am J Pathol 93:527–617

Müller-Berghaus G (1969) Pathophysiology of disseminated intravascular coagulation. In: Mammen EF, Anderson GF, Barnhart MI (eds) Disseminated intravascular coagulation. Thromb Haemost (Suppl) 36:45–61

Müller-Berghaus G, Lasch HG (1963) Untersuchungen über Beziehungen zwischen Gefäß- und Gerinnungsfaktoren beim Sanarelli-Shwartzman-Phänomen. Thromb Haemost 9:335–346

Müller-Berghaus G, Lasch HG (1975) Microcirculatory disturbances induced by generalized intravascular coagulation. In: Schmier J, Eichler O (eds) Handbuch der experimentellen Pharmakologie. Springer, Berlin Heidelberg New York, pp 429–514

Müller-Berghaus G, Reuter C (1972) Disseminated intravascular coagulation in galactosamine-induced experimental hepatitis. Thromb Res 1:473–486

Müller-Berghaus G, Schneberger R (1971) Hageman factor activation in the generalized Shwartzman reaction induced by endotoxin. Br J Haematol 21:513–527

Nagler AL, Levenson SM (1971) Experimental hemorrhagic and endotoxic shock. In: Kadis S, Weinbaum G, Ajl SJ (eds) Microbial toxins, vol V, Academic Press, New York London, pp 341–398

Neale G, Caughey DL, Mollin DL (1966) Effect of intrahepatic and extrahepatic infection on liver function. Br Med J I:382–387

Neter E, Gorzynski AE, Westphal O, Lüderitz O (1958) The effect of antibiotics on enterobacterial lipopoly-saccharides (endotoxins), hemagglutination and hemolysis. J Immunol 80:66–72

Nikolow N, Jerew S, Koetschewa N, Ribarowa F (1979) Untersuchungen der Gallensekretion bei weißen Ratten nach Endotoxineinwirkung. Z Med Lab Diagn 20:63–67

Nolan JP (1965) Alcohol as a factor in the illness of university service paitents. Am J Med Sc 249:135–142

Nolan JP (1965) The role of endotoxin in liver injury. Gastroenterology 69:1346–1356

Nolan JP, Ali MV (1968) Endotoxin and the liver. I. Toxicity in rats with choline deficient fatty livers. Proc Soc Exp Biol Med 129:29–31

Nolan JP, Ali MV (1972) Effect of cholestyramine on endotoxin toxicity and absorption. Am J Digest Dis 17:161–166

Nolan JP, Ali MV (1973) Endotoxin and the liver. II. Effect of tolerance on carbon tetrachloride induced injury. J Med 4:28–38

Nolan JP, Leibowitz AJ (1978) Endotoxin and the liver III. Modification of acute carbon tetrachloride injury by polymyxin B – an antiendotoxin. Gastroenterology 75: 445–449

Nolan JP, Leibowitz AI, Vladutiu O (1980) Influence of alcohol on Kupffer cell function and possible significance in liver injury. In: Liehr H, Grün M (eds) The reticuloendothelial system and the pathogenesis of liver disease. Elsevier North Holland Biomedical Press, Amsterdam New York Oxford, pp 125–136

Nolan JP, O'Connell CJ (1965) Vascular response in the isolated rat liver. I. Endotoxin, firect effect. J Exp Med 122:1063–1073

Nolan JP, Hare DK, McDevitt JJ, Ali MV (1977) In vitro sutides of intestinal endotoxin absorption. I. Kinetics of absorption in the isolated everted gut sac. Gastroenterology 72:434–439

Nowotny A (1966) Molecular biology of gram-negative bacterial lipopolysaccharides. Ann NY Acad Sci 133:277–286

Oberdisse K, Schaltenbrand G (1943/44) Hirnschäden durch stumme Hypoglykämien bei pankreaslosen Hunden. Z Gesamte Exp Med 114:209–234

Oklahoma Shock Tour Symposium (1966) J Okla State Med Assoc 59:407–410

Olcay J, Kitahama A, Miller RH, Drapanas RT, Trejo RA, Di Luzio NR (1974) Reticuloendothelial dysfunction and endotoxemia following portal rein occlusion. Surgery 75:64–70

Ollodart RM, Hawthone J, Attar S (1967) Studies in experimental endotoxemia in man. Am J Surg 113:599–607

Palmer JD, Rifkind D (1974) Neutralization of the hemodynamic effects of endotoxin. by polymyxin B. Surg Gynecol Obstet 138:755–759

Palmerio C (1963) Denervation of the abdominal viscera for the treatment of traumatic shock. N Engl J Med 269:709–716

Palmerio C, Fine J (1969) The nature of resistance to shock. Arch Surg 98:679–684

Paumgartner G, Longueville J, Leevy CM (1967) Determination of phagocytosis in liver injury. In: De Groote J (ed) Liver research. St. Catherine Press Ltd, Brügge, pp 469–477

Piai G, Sollazo R, Giglio S, D'Argenio G, Sabbatini F, Mazzaca G (1980) Endotoxins in plasma and ascutic fluid: A correlation with peritoneoscopic evidence of intraabdominal vein abnormalities. In: Abstracts of the IV. Eur Cong Gastrointest Endoscopy. Thieme, Stuttgart New York

Pillemer L, Schönberg M, Blum L, Wurz L (1955) Properdin system and immunity. Science 122:545

Protell RL, Soloway RD, Martin WJ, Schoenefield LJ, Summerskill WHJ (1971) Antisalmonella agglutinins in chronic active liver disease. Lancet II:330–331

Prytz H (1979) Hyperimmunoglobulinaemia ved Leversyndromme. FADL's forlag, Kϕbenhaven Arhus Odense

Prytz H, Bjϕrneboe M, Stoehr Johansen T, Ørskov F (1974) The influence of portosystemic shunt operation on immunoglobulins and Escherichia coli antibodies in patients with cirrhosis of the liver. Acta Med Scand 196:109–112

Prytz H, Holst-Christenssen J, Korner B, Liehr H (1976) Portal venous and systemic endotoxaemia in patients without liver disease and systemic endotoxemia in patients with cirrhosis. Scand J Gastroenterol 11:857–863

Rake MO, Flute PT, Pannell G, Williams R (1970) Intravascular coagulation in acute hepatic failure. Lancet I:533–537

Rake MO, Flute PT, Pannell G, Shilkin KB, Williams R (1973) Experimental hepatic necrosis: studies on coagulation abnormalities, plasma clearance, and organ distribution of ^{125}J-labelled fibrinogen. Gut 14:574–580

Ramadori G, Hopf U (1979) Die klinische Bedeutung von Endotoxin. Inn Med 6:99–108

Rapp HJ, Borsos T (1970) Molecular basis of complement action. Appleton Century Crofts, Mededith Corp

Rappaport AM (1973) The microcirculatory hepatic unit. Microvasc Res 6:212

Rasenack J, Koch KH, Nowack J, Lesch R, Decker K (1980) Hepatotoxicity of D-galactosamine in the isolated perfused rat liver. Exp Mol Pathol 32:264–275

Ravin HA, Rowley D, Jenkins c, Fine J (1960) On the absorption of bacterial endotoxin from the gastro-intestinal tract of the normal and shocked animal. J Exp Med 112:783–792

Reinhold RB, Rine J (1971) A technique for quantitative measurement of endotoxin in human plasma. Proc Soc Exp Biol Med 137:334–340

Richardson RS, Norton LW, Sales JEL, Eisemann B (1973) Gastric blood flow in endotoxin-induced stress ulcer. Arch Surg 106:191–195

Rifkind D (1967) Prevention by polymyxin B of endotoxin lethality in mice. J Bacteriol 93:1463

Rifkind D, Palmer JD (1966) Neutralization of endotoxin toxicity in chick embryos by antibiotics. J Bacteriol 92:815–819

Ring-Larsen H, Tømesen K, Hohn-Bentzen M, Christiansen LA (1979) Renal blood flow and cerebral blood flow in experimental liver failure. Scand J Gastroenterol 14:91–96

Rodriguez-Erdmann F (19664a) Blood clotting system in the pathogenesis of the Sanarelli-Shwartzman reaction of the rabbit. Experientia (Basel) 20:223

Rodriguez-Erdmann F (1964b) Studies on the pathogenesis generalized Shwartzman reaction. I. Alterations in the coagulation system during the generalized Shwartzman reaction of the pregnant rabbit. Thromb Haemost 12:452–461

Rodriguez-Erdmann F (1964c) Studies on the pathogenesis of the generalized Shwartzman reaction. II. Role played by experimentally induced fibrinolysis. Thromb Haemost 12:462–470

Rodriguez-Erdmann F (1964d) Studies on the pathogenesis of the generalized Shwartzman reaction. III. Trigger mechanism for the activation of the prothrombin molecule. Thromb Haemost 12:471–483

Rodriguez-Erdmann F (1973) Intravascular coagulation as a clinical problem: consumption – coagulopathies. In: Wells R (ed) The microcirculation in clinical medicine. Academic Press, New York London, pp 253–274

Ruebner B (1980) The Kupffer cell and viral hepatitis in mice. In: Liehr H, Grün M (eds) The reticuloendothelial system and the pathogenesis of liver disease. Elsevier North Holland Biomedical Press, Amsterdam New York Oxford, pp 229–244

Ruebner B, Miyai K (1962) The Kupffer cell reaction in murine and human viral hepatitis, with particular reference to the origin of acidophilic bodies. Am J Pathol 40: 425–435

Rutenberg A, Sonnenblick E, Koven I, Aprahamian HA, Reiner L, Fine J (1957) The role of intestinal bacteria in the development of dietary cirrhosis in rats. J Exp Med 106:1–13

Rutenberg SH, Schweinburg FB, Fine J (1960) In vitro detoxification of bacterial endotoxin by macrophages. J Exp Med 112:801–807

Rutenberg S, Skarnes R, Palmerio C, Fine J (1967) Detoxification of endotoxin by perfusion of liver and spleen. Proc Soc Exp Mol 125:455–459

Rutherford RB, Balis JV, Trow RS, Graves GM (1976) Comparison of hemodynamic and regional blood flow changes at equivalent stages of endotoxin and hemorrhagic shock. J Trauma 16:886–897

Saba TM (1970) Physiology and physiopathology of the reticuloendothelial system. Arch Intern Med 126:1031–1052

Saba TM, Blumenstock FA, Scovill WA, Bernard H (1978a) Opsonic α_2-SB glycoprotein therapy by cryoprecipitate infusion to reverse host defense failure in septic surgical and trauma patients. Fed Proc 37:551

Saba TM, Blumenstock FA, Weber P, Kaplan JE (1978b) Physiologic role of cold-insoluble globulin in systemic host defense. Implications of its characterization as the opsonic α_2-surface-binding glycoprotein. Ann NY Acad Sci 312:43–55

Samson RJ, Trey C, Timme AH, Saunders SJ (1967) Fulminating hepatitis with recurrent hypoglycemia and hemorrhage. Gastroenterology 53:291–300

Sautter T (1979) Endotoxinämie bei Leberzirrhose. Behandlung mit Polymyxin B. Medical dissertation, Würzburg

Sautter T, Liehr H, Grün M, Brunswig D (1977) Die Behandlung der Endotoxinämie bei Leberzirrhose mit Polymyxin B. Verh Dtsch Ges Inn Med 83:1148–1150

Seelig HP, Rohnacher R, Seelig R (1977) Tissue lesions induced by antibody independent activation. In: Monogr Allergy 12:111–114

Seelig R, Seelig HP (1975) The possible role of serum complement system in the formal pathogenesis of acute pancreatitis. Acta Hepatogastroenterol (Stuttg) 22:263–268 and 335–346

Sevitt S (1967) Duodenal and gastric ulceration after burning. Br J Surgery 54:32–41

Shute H (1977) Effect of intraluminal oxygen on endotoxin absorption in experimental occulsion of the superior mesenteric artery. Gut 18:567–570

Siegert R, Philipp-Dormston WK, Radsak K, Menzel H (1976) Mechanism of fever induction in rabbits. Infect Immunol 14:1130–1137

Siegel JH (1965) Modifying the myocardial response to endotoxin. Clin Res 13:220

Skarnes RC, Rosen FS (1971) Host-dependent detoxification of bacterial endotoxin. In: Kadis S, Weinbaum G, Ajl SJ (eds) Microbial toxins, vol V. Academic Press, New York London, pp 151–164

Skidmore BJ, Chiller JM, Morrison DC, Weigle WO (1975) Immunologic properties of bacterial lipopolysaccahride (LPS): correlation between the mitogenic, adjuvant, and immunogenic activities. J Immunol 114:770–775

Sleeman HK, Jennings PB, Hardaway RM (1967) Evaluation of biochemical changes associated with experimental endotoxemia. Surgery 61:945–950

Smith JAR, Norman JN (1977) Glucocorticoids in refractory shock. Intensive Care Med 3:3

Song M, Di Luzio NR (1979) Yeast glucan and immunotherapy of infections disease. In: Dingele JT, Jacques PJ, Shaw JH (eds) Lysosomes in biology and pathology, vol 48. Elsevier North Holland Biomedical Press, Amsterdam New York, pp 533–547

Spitzer JJ, Wagner GG, Blackard WG (1976) The effect of glucose infusion on selected hemodynamic and metabolic variables and on plasma insulin concentration in dogs after E. coli endotoxin administration. Circ Shock 3:31

Springer GF, Adye JC (1975) Endotoxin-binding substances from human leukocytes and platelets. Infect Immunol 12:978

Springer GF, Adye JC, Bezkorovainy B, Jörgensons B (1974) Properties and activity of the lipopolysaccharide receptor from human erythrocytes. Biochemistry 13:1379–1389

Springer GF, Huprikar SV, Neter E (1970) Specific inhibition of endotoxin coating of red cells by a human erythrocyte membrane component. Infect Immunol 1:98

Sullivan GD, Valois FW, Watson SW (1976) Endotoxins: The limulus amoebocyte lysate system. In: Bernheimer AW (ed) Mechanisms in bacterial toxinology. Wiley

Schauer A (1974) Initial liberation of biogenic amines and effect of further mediators following application of endotoxins. In: Urbaschek B, Urbaschek R, Neter E (eds) Gram negative bacterial infections. Springer, Wien New York, pp 315–322

Schayer RW (1966) Catabolism of histamine in vivo. In: Handbook of experimental Pharmacology, vol 18. Springer, Berlin Heidelberg New York, pp 672

Schayer RW (1959) Catabolism of physiological quantities of histamine in vivo. Physiol Rev 39:116

Schildt B, Gertz J, Wide L (1974) Differentiated reticuloendothelial system (RES) function in some critical surgical conditions. Acta Chir Scand 140:611–617

Schmahl FW (1975) Some aspects of the effects of endotoxin on the central nervous system. In: Urbaschek B, Urbaschek R, Neter E (eds) Gram negative bacterial infections. Springer, Wien New York, pp 338–345

Schmahl FW, Schlote W, Reinhard U, Heckers H, Huth K, Schmid B, Betz E (1976) Experimental investigations on the role of the central nervous system in shock induced by intravenous and intracisternal injection of endotoxin. Current topics in crtical care med. 3rd Int Symp Rio de Janeiro. Karger, Basel, pp 171–178

Schumer W, Das Gupta TK, Moss GS, Nyhus LM (1970) Effect of endotoxemia on liver cell mitochondria in man. Ann Surg 171:875–882

Schüßler P, Kruis W, Marget W (1976) Lipoid-A-Antikörpertiter and O-Antikörpertiter bei Enterocolitis Crohn, Colitis ulcerosa und akuter Enteritis. Med Klin 71:1898–1902

Schüßler P, Eisenburg J, Kruis W, Marget W (1978) Neuere Aspekte zur Bedeutung von Endotoxinen bei einigen gastrointestinalen Erkrankungen. Fortschr Med 96:2059–2064

Schweinburg F, Heimberg F (1949) Effect of chemical irrigation of the peritoneum on transmural migration of intestinal organisms. Proc Soc Exp Biol Med 71:146–150

Schweinburg F, Frank HA, Frank ED, Heimberg F, Fine J (1949) Transmural migration of intestinal bacteria during pritoneal irrigation in uremic dogs. Proc Soc Exp Biol Med 71:150–153

Stauch JE, Johnson AG (1959) The alteration of bacterial endotoxins by human and rabbit serum. J Immunol 82:252–563

Stenger RJ, Petrelli M, Seger A, Williamson JN, Johnson EA (1969) Modification of carbon tetrachloride hepatotoxicity by prior loading of the reticuloendothelial system with carbon particles. Am J Pathol 57:689–706

Tai JY, Liu TY (1977) Studies on limulus amebocyte lysate. Isolation of pro-clotting enzyme. J Biol Med 252:2178–2181

Tarao K, Endo O, Ikeudi T, So K, Moroi T, Fukushima K (1976) Endotoxin in ascitic fluid of liver cirrhosis in man. Jpn J Gastroenterol 37:1366–1372

Tarao K, Moroi T, Ikeuchi T, Suyama T, Endo O, Fukushima K (1977) Detection of endotoxin in plasma and ascitic fluid of patients with cirrhosis its clinical significance. Gastroenterology 73:539–542

Tarao K, Moroi T, Nagakura Y, Ikeuchi T, Suyama T, Endo O, Fukushima K (1979) Relationship between endotoxaemia and protein concentration of ascites in cirrhotic patients. Gut 20:205–210

Thal A, Brackney E (1954) Acute hemorrhagic pancreatic necrosis produced by local Shwartzman-reaction. JAMA 155:569–574

Thomas HC, McSween RNM, White RG (1973) Role of the liver in controlling the immunogenicity of commensal bacteria in the gut. Lancet I:1286–1291

Thomas HC, Ryan CJ, Benjamin IS, Blumgart LH, McSween RNM (1976) The immune response of tolerance to orally administered protein antigens. Gastroenterology 71: 114–117

Thomas L, Good RA (1952) Studies on the generalized Shwartzman reaction. I. General observations concerning the phenomenon. J Exp Med 96:605–623

Tomasola PA (1979) Correlation of Limulus amebocyte lysate assay with accepted endotoxin assays. In: Cohen E (ed) Biomedical applications of the horseshoe crap (Limulidae). Alan R. Liss, New York, pp 293–302

Tomasola PA, Levin J, Murphy JA, Winkelstein JA (1977) Biological activities of tritiated endotoxins: correlation of the Limulus lysate assay with rabbit pyrogen and complement-activation assays for endotoxin. J Lab Clin Med 89:308–315

Triger DR (1976) The liver as an immunological organ. Gastroenterology 71:162–168
Triger DR, Alp MH, Wright R (1972) Bacterial and dietary antibodies in liver disease. Lancet I:60–63
Triger DR, Boyer TD, Levin J (1978) Portal and systemic bacteraemia and endotoxaemia in liver disease. Gut 19:935–939
Triger DR, Cynamon MH, Wright R (1973) Studies on hepatic uptake of antigen. I. Comparison of inferior vena cava and portal vein routes of immunization. Immunology 25:941–950
Tsuji K, Harrison SJ (1979) Limulus amebocyte lysate – a means to monitor inactivation of lipopolysaccharide. In: Cohen E (ed) Biomedical application of the horseshoe crap (Limulidae). Alan R. Liss, New York, pp 367–378
Ulevitch RJ, Johnston AR, Weinstein DB (1979) New Function for high density lipoproteine: Their participation in intravascular reactions of bacterial lipopolysaccharide. J Clin Invest 64:1516–1524
United States Pharmacopeia XIX (1975) United States Pharmacopeial Convention Inc. Rockville, Md
Urbaschek B (1967) Die Bedeutung der histaminsensibilisierenden Wirkung von Endotoxinen aus gram-negativen Keimen auf die Zirkulation. Verh Dtsch Ges Inn Med 72:752–753
Urbaschek B (1971) The effects of endotoxin in the microcirculation. In: Kadis S, Weinbaum G, Ajil J (eds) Microbial toxins, vol V. Academic Press, New York, pp 261–275
Urbaschek B (1975) Zur pathophysiologischen Bedeutung der Endotoxine. Forschr Med 93:1037–1082
Urbaschek B, Urbaschek R (1975) Some aspects of the effects of endotoxin, endotoxoid, and biogen amines. In: Urbaschek B, Urbaschek R, Neter E (eds) Gram negative bacterial infections. Springer, Wien New York, pp 323–327
Urbaschek B, Urbaschek R, Neter E (eds) (1975) Gram-negative bacterial infections. Springer, Wien New York
Urbaschek B, Versteyl R (1965) Increase of the effect of histamine by E. coli endotoxin on the smooth muscle. Nature 207:763–764
Urbaschek B, Versteyl R, Götte D (1966) Die histamin-sensibilisierende Wirkung von Endotoxinen aus gramnegativen Keimen. Naturwissenschaften 53:278–279
Utili R, Abernathy CO, Zimmerman HJ (1976) Cholestatic effects of escherichia coli endotoxin on the isolated perfused rat liver. Gastroenterology 70:248–253
Utili R, Abernathy CO, Zimmermann HJ (1977) Studies on the effects of E. coli endotoxin on canalicular bile formation in the isolated perfused rat liver. J Lab Clin Med 89:471–482
Valois FW (1979) Quantitative method for determining less than a PG/ML of LPS. In: Cohen E (ed) Biomedical applications of the horseshoe crab (Limulidae). Alan R. Liss, New York, pp 425–422
Vesin P (1962) Late functional renal failure in cirrhosis with ascites: pathophysiology, diagnosis and treatment. In: Martini GA, Sherlock S (eds) Aktuelle Probleme der Hepatologie. Thieme, Stuttgart, pp 98–109
Vick JA, Mehlman B, Heiffer MH (1971) Early histamine release and death due to endotoxin. Proc Soc Biol Med 137:902–906
van Vliet ACM, Maas HCM, Wilson JHP (1980) The effect of portasystemic shunting and RES function on endotoxemia in human liver disease. In: Liehr H, Grün M (eds) The reticuloendothelial system and the pathogenesis of liver disease. Elsevier North Holland Biomedical Press, Amsterdam New York Oxford, pp 159–164
Wahl SM, Wilton JMA, Rosenstreich DL, Oppenheim JJ (1975) The role of macrophages in the production of lymphokines by T and B lymphocytes. J Immunol 114: 1296–1301

Wapnick S, Grosberg SL, Evans MI (1979) Randomized prospective matched pair study comparing peritoneovenous shunt and conventional therapy in massiv ascites. Br J Surg 66:667–670
Wardle EN (1974) Fibrinogen in liver disease. Am J Surg 109:741–746
Wardle NE (1975) Endotoxemia and the pathogenesis of acute renal failure. Q J Med 194:389–398
Wardle EN (1975a) Renal failure in obstructive jaundice – pathogenetic factors. Postgr Med J 51:512–514
Wardle EN (1975b) Endotoxin and acute renal failure. Nephron 14:321–332
Wardle EN, Wright NA (1970) Endotoxin and acute renal failure in obstructive jaundice. Br Med J 4:472–474
Weil MH, Shubin H (1971) Hemodynamic mechanisms of septic shock. In: Hershey SG, del Guerico CRM, McConn R (eds) Septic shock in man. Little, Brown & Co, Boston, pp 219–230
Wernze H, Weiß H (1979) Plasma renin, renin substrate, and angiotensin II changes following experimental endotoxinaemia. Horm Metab Res 11:372–375
Westphal O, Sommer T (1977) The history of pyrogen research. In: Schlessinger D (ed) Microbiology. Am Soc Microbiol DC
Wewalka F, Dragosics B, Ferenci P, Pamperl H, Pesendorfer F (1980) Stimulation of RES-function by aluminium hydroxide in hepatitis in man? In: Liehr H, Grün M (eds) The reticuloendothelial system and the pathogenesis of liver disease. Elsevier North Holland Biomedical Press, Amsterdam New York Oxford, pp 377–383
Wexler B, Dolgin A, Tryczynski E (1957) Effects of a bacterial polysaccharide (Piromen) on the pituitary-adrenal axis: further aspects of hypophyseal-mediated control of response. Endocrinology 61:488–499
White FN, Gold EM, Vaughn DL (1966) Renin-aldosterone system in endotoxin shock in the dog. Am J Physiol 212:1195–1198
Wilkinson SP (1977) Nierenversagen bei Lebererkrankungen – Die Bedeutung von Endotoxinen. Z Gastroenterol 15:663–669
Wilkinson SP, Canalese J, Williams R (1980) Consequences of Kupffer cell failure in fulminant hepatic failure and cirrhosis: with particular reference to endotoxaemia. In: Liehr H, Grün G (eds) The reticuloendothelial system and the pathogenesis of liver disease. Elsevier North Holland Biomedical Press, Amsterdam New York Oxford, pp 337–340
Wilkinson SP, Williams R (1978) Renal failure in cirrhosis: current views and speculations. Adv Nephrol 7:15–32
Wilkinson SP, Gazzard BG, Arroyo V, Moodie H, Williams R (1974) Relation of renal impairment and haemorrhagic diathesis to endotoxemia in fulminant hepatic failure. Lancet I:521–524
Wilkinson SP, Henderson J, Davidson AR, Williams R (1975) Ascites reinfusion using the rhodiascit apparatus – clinical experience and coagulation abnormalities. Postgrad Med J 51:583–587
Wilkinson SP, Moodie H, Stammatakis JD, Kakkar VV, Williams R (1976) Endotoxaemia and renal failure in cirrhosis and obstructive jaundice. Br Med J II:1415–1418
Wiznitzer T, Better N, Rachlin W, Atkins N, Frank ED, Fine J (1960a) In vivo detoxification of endotoxin by the reticuloendothelial system. J Exp Med 112:1157–1166
Wiznitzer T, Schweinburg FB, Atkins N, Fine J (1960b) On the relation of the size of the intraintestinal pool of endotoxin to the development of irreversibility in hemorrhagic shock. J Exp Med 112:1167–1171
Wolter J, Liehr H, Grün M (1978) Hepatic clearance of endotoxins: differences in arterial and portal venous infusion. J Reticuloendothel Soc 23:145–152
Wolter J, Vieweger G, Grün M, Liehr H (1977) Angiographische Untersuchungen zum Nierenversagen bei Endotoxinämie. Langenbecks Archiv Chir (Suppl) 151–156

Woodruff P, Caridis D, Cuevas P, Hoizumi S, Fine J (1973) Corticosteroid treatment of major trauma. Arch Surg 107:613–615

Yin ET (1975) Endotoxin, thrombin, and the Limulus amebocyte lysate. J Lab Clin Med 86:430–434

Yoshino M (1980) Effect of Shigella flexneri endotoxin on ureagenesis and liver ultrastructure in rabbits. Exp Mol Pathol 32:253–263

Young NS, Levin J, Prendergast RA (1972) An intervertebrate coagulation system activated by endotoxin: evidence for enzymatic mediation. J Clin Invest 51:1790–1797

Zeckwer IT, Goodell M (1925) Blood sugar studies. II. Blood sugar changes in fatal bacterial anaphylaxis in the rabbit. J Exp Med 42:57–67

Zieve L (1958) Jaundice, hyperlipemia, and hemolytic anemia: a heretofore unrecognized syndrome associated with alcoholic fatty liver and cirrhosis. Arch Intern Med 48:471–496

Zucker MB, Borelli J (1962) Platelet clumping produced by connective tissue suspension and by collagen. Proc Soc Exp Biol Med 109:779–787

Zweifach BW, Janoff A (1965) Bacterial endotoxemia. Annu Rev Med 16:201–220